高等职业教育"十四五"规划教材

21世纪高职高专规划教材

# 药品储存与养护技术

舒　炼　桑　林　杨玉平　主　编

鲁群岷　李勇辉　李　飞　张嘉杨　副主编

U0264118

中国石化出版社

## 内 容 提 要

本书涵盖了药品储存与养护概述、药品物流管理与仓储管理、药品温湿度与质量变质、药品的出入库管理、药品霉变的危害及防治、中药的储存与养护、常见剂型的储存与养护、生物药的储存与养护、特殊管理药品的储存与养护等内容。为拓展学生的知识能力，本书结合课程内容，加入了相对应的知识拓展；为检测学生掌握能力，本书加入了相对应的目标检测及实训项目，以突显本书的特色性、科学性、先进性及实用性。

本书可供高职高专药学类、药品经营与管理方向、中药类等专业使用。

**图书在版编目（CIP）数据**

药品储存与养护技术/舒炼，桑林，杨玉平主编. —北京：
中国石化出版社，2021.7
ISBN 978 - 7 - 5114 - 6362 - 3

Ⅰ.①药…　Ⅱ.①舒…②桑…③杨…　Ⅲ.①药物贮
藏 - 高等职业教育 - 教材②药品管理 - 高等职业教育 -
教材　Ⅳ.①R954

中国版本图书馆 CIP 数据核字（2021）第 123493 号

**中国石化出版社出版发行**

地址:北京市东城区安定门外大街 58 号
邮编:100011　电话:(010)57512500
发行部电话:(010)57512575
http://www. sinopec-press. com
E-mail:press@ sinopec. com
北京柏力行彩印有限公司印刷
全国各地新华书店经销

\*

710×1000 毫米 16 开本 16.5 印张 292 千字
2021 年 8 月第 1 版　2021 年 8 月第 1 次印刷
定价:48.00 元

# 《药品储存与养护技术》编委会

主　编：舒　炼　桑　林　杨玉平

副主编：鲁群岷　李勇辉　李　飞　张嘉杨

参　编：明智强(重庆能源职业学院)

　　　　冉启文(重庆医药高等专科学校)

　　　　张　姣(重庆能源职业学院)

　　　　姜　雪(重庆能源职业学院)

　　　　钟明兴(重庆能源职业学院)

　　　　贺　勇(重庆能源职业学院)

　　　　李明琼(重庆城市管理职业学院)

　　　　李艳艳(重庆医药高等专科学校)

　　　　祝　悦(重庆轻工职业学院)

　　　　冯国鑫(重庆能院石工食品检测中心有限公司)

　　　　冉隆福(西南药业股份有限公司)

# 前　言

　　"药品的储存与养护"是高职高专教育药品类专业的一门核心专业课程。近几年，我国高等职业教育取得了突飞猛进的发展，高等职业教育理念也发生了很大的转变。以培养高素质技能型人才为核心，以就业为导向、能力为本位、学生为主体，成为目前高等职业教育的指导思想和原则。

　　本教材在编写过程中，认真贯彻落实全国高职高专药品类专业教育改革和发展的指导思想和教学大纲的要求，可供高职高专药学类、药品经营与管理方向及中药类等专业使用，亦可作为药学、中药学等职业岗位群和医药专业技术职业资格培训教材。本书由重庆能源职业学院舒炼、桑林担任主编，具体分工如下：重庆能源职业学院鲁群岷负责拟定本书的编写方案并编写了项目八的内容；舒炼负责编写了项目四、项目五、项目七的内容；桑林负责编写了项目一、项目二、项目三的内容；重庆电子工程职业学院杨玉平负责编写了项目六、项目九、项目十的内容；宜宾职业技术学院李勇辉负责编写课后实训及习题；舒炼、桑林负责全书的统稿工作。

　　项目一为药品储存与养护概述，主要介绍药品储存与养护知识的重要性。项目二为药品物流管理与仓储管理，主要介绍物流发展、药品仓库的类型、管理要求及相关经济指标。项目三为药品温湿度与质量变质，主要介绍假药与劣药区别，温湿度变化及药品质量变质及其防治方法。项目四为药品出入库管理，主要介绍药品验收入库、药品在库养护及出库管理。项目五为药品仓虫危害及防治，主要介绍仓库害虫分类、危害及防治方法。项目六为药品霉变危害与防治，主要介绍霉菌的危害与防治方法。项目七为中药的储存与养护，主要介绍中药的质量变异与养护技术。项目八为常见剂型的储存与养护，主要介绍常见常用剂型的存储方法。项目九为生物药的存储与养护，主要介绍生物药品的分类及特殊存储养护管理方法。项目十为特殊管理药品的存储与养护，主要介绍特殊药品的种类及其管理措施。为使教材具有特色性、科学性、先进性及实用性，教材内容与2020版《中华人民共和国药典》、新版GSP、国家职业标准、2020版最新国家考试大纲等密切衔接，注重培养学生的实践能力、动手能力、综合职业能力。

　　本教材在编写过程中，得到了重庆能院石工食品检测中心有限公司、西南药业股份有限公司及各相关院校的大力支持和帮助，参考了《中华人民共和国药典》2020版、新版《药品经营质量管理规范》(GSP)及相关药品储存与养护方面的书刊和资料，借鉴吸收了部分专家、学者的成果，在此表示衷心的感谢。

　　由于编写时间仓促，编写水平不足，错漏之处在所难免，敬请各校师生及广大读者在使用过程中提出宝贵意见。

编　者

# 目　　录

# 项目一　药品的储存与养护概述

★ 学习目标 ★

了解药品储存与养护的含义；

熟悉药品储存与养护的基本要求；

了解药品储存与养护的重要地位和作用；

了解药品储存与养护对仓库环境、场地、设备及用具的要求；

加强药品保管质量；

了解药品仓库安全管理。

## 任务一　药品储存与养护的概述

随着人们生活水平和保健意识的提高以及科学技术的发展，药品流通行业销售规模呈逐年增加趋势。目前我国药品年销售量总额上万亿元。药品作为特殊商品，其结构复杂、成分多样、剂型各异。药品的质量关系到人民的生命健康安全。2019 年 7 月，健康中国行动推进委员会通过《健康中国行动（2019—2030年）》，实施一批重大行动，建立健康教育体系。无论是医药生产企业必须执行的《药品生产质量管理规范》（GMP），还是医药流通企业必须遵循的《药品经营质量管理规范》（GSP），对药品的储存与养护都提出了严格的要求。药品的储存养护与药品质量具有重大关联性，通过学习，掌握药品储存与养护的技术含义、基本要求、基本任务等，深刻体会储存与养护工作在药品生产与流通过程中的重要性。

### 一、药品储存与养护的含义

《药品管理法》规定，药品是指"用于预防、治疗、诊断人的疾病，有目的地调节人的生理机能并规定有适应证或者功能主治、用法和用量的物质，包括中药、化学药和生物制品等"。

"储"，表示收存、保管、交付使用的意思，也称为"储存"。

药品储存是指药品从生产到消费领域的流通过程中，经过多次停留而形成的储备，是药品生产与流通过程中必不可少的重要环节。

"养护"，是对储存药品所进行的"保养"和质量"维护"。

药品在离开生产领域且未进入消费领域前，在生产和消费之间存在着一定时间和空间的间隔过程，在此过程中，为了保证药品的质量，要对在仓库的药品进行储存与养护。药品储存与养护是指运用现代科学技术与方法，研究药品储存养护技术和储存药品质量变化规律，防止或延缓药品变质，保证药品质量，确保用药安全、有效的一门实用性技术。

## 二、药品储存与养护的基本要求

药品功能是由药品本身性质所决定的。每种药物的内在成分与其他物质一样，时刻在不断运动和变化着，这就构成了它在储存期间引起变化的内在因素；另外还有自然条件的影响，比如发生物理、化学、生物学等变化。

药品在储存期间的稳定性，除了与生产工艺、包装方式及药品本身的性质有关外，还与其储存条件和保管方法有密切的关系。如果储存保管技术与检查养护措施不当，同样会使药品变质，失去疗效，贻误病情，甚至危及生命；有些还可能引起药品爆炸或者燃烧，造成人身伤亡和财产损失。因此，研究药品的稳定性，了解影响稳定性的各种因素，掌握药品质量变化的规律，采取相应的储存与养护措施，是搞好药品储存与养护的关键。

药品养护是一项涉及质量管理、仓储保管、业务经营等多方面的综合性工作。按照工作性质与质量职责的不同，要求各岗位人员资质必须达到一定要求，各相关岗位必须相互协调与配合，保证药品养护工作的正常有效开展。

### （一）对人员的基本要求

#### 1. 法律规定

《中华人民共和国药品管理法》规定，开办药品生产企业，必须具有依法经过资格认定的药学技术人员、工程技术人员及相应的技术工人；开办药品经营企业必须具有依法经过资格认定的药学技术人员；医疗机构必须配备依法经过资格认定的药学技术人员。非药学技术人员不得直接从事药学技术工作。

2. 法规规定

《中华人民共和国药品管理法实施条例》规定，经营处方药、甲类非处方药的药品零售企业，应当配备执业药师或者其他依法经过资格认定的药学技术人员；医疗机构审核和调配处方的药剂人员必须是依法经过资格认定的药学技术人员。

3. 有关规章、规范性文件的规定

1)《处方管理办法》规定

取得药学专业技术职务任职资格的人员方可从事处方调剂工作。药师在执业的医疗机构取得处方调剂资格。药师签名或者专用签章式样应当在本机构留样备查。具有药师以上专业技术职务任职资格的人员负责处方审核、评估、核对、发药以及安全用药指导；药师从事处方调配工作。

2)《药品生产质量管理规范》(2020 年版)规定

生产管理负责人应当至少具有药学或相关专业本科学历(或中级专业技术职称或执业药师资格)，具有至少三年从事药品生产和质量管理的实践经验，其中至少有一年的药品生产管理经验，接受过所生产产品相关的专业知识培训。质量管理负责人应当至少具有药学或相关专业本科学历(或中级专业技术职称或执业药师资格)，具有至少五年从事药品生产和质量管理的实践经验，其中至少有一年的药品质量管理经验，接受过与所生产产品相关的专业知识培训。质量授权人应当至少具有药学或相关专业本科学历(或中级专业技术职称或执业药师资格)，具有至少五年从事药品生产和质量管理的实践经验，从事过药品生产过程控制和质量检验工作。

3)《药品经营质量管理规范》(2016 年修订)规定

药品批发企业的负责人应当具有大学专科以上学历或中级以上专业技术职称，经过基本的药学专业知识培训，熟悉有关药品管理的法律法规及本规范。企业质量负责人应当具有大学本科以上学历、执业药师资格和 3 年以上药品经营质量管理工作经历，在质量管理工作中具备正确判断和保障实施的能力。企业质量管理部门负责人应当具有执业药师资格和三年以上药品经营质量管理工作经历，能独立解决经营过程中的质量问题。药品零售企业法定代表人或企业负责人应当具备执业药师资格。企业应当按照国家有关规定配备执业药师，负责处方审核，指导合理用药。

4)人员数量要求

药品批发企业从事质量管理、检验、验收、养护及计量等工作的专职人员数量不少于企业职工总数的 4%，且最低不应少于 3 人；药品零售连锁企业从事质量管理、检验、验收、养护及计量等工作的专职人员数量应不少于该企业职工总数的 2%，且最低不应少于 3 人，并保持相对稳定。经营疫苗的企业还应当配备 2 名以上专业技术人员专门负责疫苗质量管理和验收工作，专业技术人员应当具有预防医学、药学、微生物学或者医学等专业本科以上学历及中级以上专业技术职称，并有 3 年以上从事疫苗管理或者技术工作经历。从事质量管理、验收工作的人员应当在职在岗，不得兼职其他业务工作。

5）人员健康状况要求

药品批发和零售连锁企业在质量管理、药品检验、验收、养护、保管等直接接触药品岗位工作的人员，每年应进行健康检查并建立档案。患有传染病或者其他可能污染药品疾病的人员不得直接从事接触药品的工作。

**（二）对设施和设备的要求**

1. 仓库面积与温湿度要求

药品批发和零售连锁企业应按其经营规模设置相应的仓库。大、中、小型企业的建筑面积应分别不低于 1500m²、1000m² 和 500m²。药品批发和零售连锁企业应根据所经营药品的不同储存要求，设置不同温度、湿度条件的仓库，包括冷库、阴凉库、常温库。其中，冷库的温度应保持在 2～10℃，阴凉库温度控制在不高于20℃，常温库温度为 10～30℃，各库房之间相对湿度均应保持在 35%～75% 之间。防止出现药品的污染、交叉污染、混淆和差错。

2. 库房条件

库房规模及条件应当满足药品的安全储存，便于开展储存作业。库房内外应环境整洁，无污染源，库区地面应硬化或绿化；库房内墙、房顶光洁，地面平整，门窗结构严密；库房应当有可靠的安全防护措施，能防止无关人员进入、货物被盗或者被混入假药；应当有防止室外装卸、搬运、接收、发运等作业受异常天气影响的措施。

3. **库房设施设备**

药品与地面之间有效隔离的设备；避光、通风、防潮、防虫、防鼠等措施；有效调控温湿度及室内外空气交换的设备；自动检测、记录库房温湿度的设备；符合储存作业要求的照明设备；用于零货拣选、拼箱发货操作及复核的作业区域和设备；包装物料的存放场所；验收、发货、脱货的专用场所；不合格药品专用存放场所；经营特殊管理的药品有符合国家规定的储存设施。

经营中药材、中药饮片的，应当有专用库房和养护工作场所，直接收购地产中药的应当设置中药样品室或样品柜。

经营冷藏及冷冻药品的，应当配备与其经营规模和品种相适应的冷库，经营疫苗的应当配备两个以上独立冷库；冷库应配备制冷设备的备用发电机组或双回路供电系统及用于冷库温度自动检测、显示、记录、调控、报警的设备；冷库制冷设备的备用发电机组或双回路供电系统对有特殊温度要求的药品，应当配备符合其储存要求的设施设备，如冷藏车及车载冷藏箱或保温箱等设备。

4. 药品检验室

药品批发零售连锁大、中、小型企业药品检验室面积应分别大于 $150m^2$、$100m^2$、$50m^2$。药品检验室应开展化学测定、仪器分析等检测项目，并配备与企业规模和经营品种相适应的仪器设备。

中小型企业应配置恒温水浴锅、片剂崩解仪、澄明度检测仪、万分之一分析天平、酸度计、恒温干燥箱、自动旋光仪、高压灭菌锅、高温锅、紫外分光光度计、生化培养箱、超净化工作台、高倍显微镜。经营中药材和中药饮片的，应配置水分测定仪、紫外荧光灯和生物显微镜等。

大型企业还应增加片剂溶出度测定仪、真空干燥箱、恒温恒湿培养箱。

5. 验收养护室

药品批发和零售连锁企业应在仓库设置验收养护室，大、中、小型企业面积应分别不小于 $50m^2$、$40m^2$、$20m^2$。验收养护室应有防潮、防尘设备。如果所在仓库未设置药品检验室或不能与检验室共用仪器设备的，应配置分析天平、澄明度检测仪、标准比色液等。企业经营中药材、中药饮片的还应配置水分测定仪、紫外荧光灯、显微镜等。

### （三）职责与分工

药品储存与养护是一项涉及质量管理、仓储保管、业务经营等方面的综合性工作，按照工作性质及质量职责不同，要求各相关岗位和相关人员必须相互协调、相互配合，保证药品养护工作的有效开展。

质量管理人员负责对药品养护人员进行业务指导，审定药品养护工作计划，确定重点养护品种，对药品养护人员上报的质量问题进行分析并确定处理措施，对养护工作的开展情况实施监督考核。

仓储保管员负责对库存药品进行合理储存，对不同库房的温湿度储存条件进行管理，并按月填写"近效期药品催销表"（见表 1.1.1），协助养护人员实施药品养护的具体操作。

**表 1.1.1  近效期药品催销表**

×××× 年 ×× 月 ×× 日

部门：_____                                              编号：_____

| 药品名称 | 规格 | 生产企业 | 数量 | 单位 | 生产批号 | 有效期 | 存放地点 | 业务部门 | | 备注 |
|---|---|---|---|---|---|---|---|---|---|---|
| | | | | | | | | 催销措施 | 催销结果 | |
| | | | | | | | | | | |

仓储养护人员负责指导保管人员对药品进行合理储存，定期检查在库药品储存条件和库存药品的质量，针对药品的储存特性采取科学有效的养护方法，定期汇总、分析和上报养护质量信息，负责验收养护储存仪器设备的管理工作，并建立药品养护档案。

### (四)重点养护品种

药品的储存质量是受储存环境和药品性质的制约和影响的。在实际工作中，应根据经营药品的品种结构、药品储存条件的要求、自然环境的变化和监督管理的要求等，在确保日常工作有效开展的基础上，将部分药品确定为重点养护品种，采取有针对性的养护工作。

重点养护品种范围一般包括主营品种、首营品种、质量性状不稳定的品种、有特殊要求的品种、储存时间较长的品种、近期内发生过质量问题的品种及药监部门重点监控的品种。重点养护品种应由养护组按年度制定及调整，应填写重点养护药品品种确定表，报质量管理机构审核后实施。

 **知识拓展**

**1. 药品经营企业规模的划分**

(1)批发企业：大型企业每年药品销售额在两亿元以上，中型企业每年药品销售额在五千万元至两亿元之间，小型企业每年药品销售额在五千万元以下。

(2)零售企业：大型零售企业每年药品销售额在一千万元以上，中型零售企业每年药品销售额在五百万元至一千万元之间，小型零售企业每年药品销售额在五百万元以下。

**2. 首营品种、自营企业和首营审批**

(1)首营品种指第一次经营的品种、新药及已经经营的药品更改进货渠道，包括更改厂牌或更改供货企业的品种。

(2)首营企业指与本企业首次发生供货关系的药品生产或经营企业。

（3）首营审批指为确保从具有合法资格的企业购进合法和质量可靠的药品，依据 GSP 的有关规定，对首营品种和首营企业进行审批。

# 任务二　药品储存与养护的目的和意义

## 一、药品储存与养护的目的

化学药品成分、结构繁杂，中药大都含有淀粉、糖类、蛋白质、脂肪、纤维素、黏液质等成分，在储存过程中，受内在和外在因素影响，必然发生物理、化学以及生物学等变化，如变色、氧化、风化、变味；中药发生霉烂、虫蛀、走油及变色等变质现象，其中尤以霉烂和虫蛀对中药材的危害最大，不仅在经济上会造成损失，更严重的是使中药疗效降低，甚至完全丧失药用价值，或产生毒副作用。因此，对药品进行严格的科学管理，才能够完成药品的流通过程，实现药品经营企业的"储备"（"桥梁"）与"纽带"（"再分配"）作用。其目的是保证医疗用药的安全、有效，减少药品损耗，满足人们防病治病、康复保健的需要。

### （一）保证药品安全有效

"养护"是指药品在储存期间所采取的必要的保护措施，以确保药品的安全有效。药品的来源广泛，性能复杂，所含的成分各不相同，有的怕热、怕冻、怕潮、怕干燥，有的成分是仓库害虫——鼠类、微生物的食料和养料，因而易发生虫蛀、鼠食、霉变等现象。有些鲜活药品变质速度更快，有的药品在一定条件下还会"自燃"。因此，药品仓库的业务不单纯是进出、存放，还必须重视保管养护，才能避免因保养不善而造成各种损失。

### （二）确保药品储存安全

确保药品安全是指在药品储存过程中，必须采取一定的养护技术，确保药品不发生质量变化，不发生燃烧、爆炸、倒塌、污损等现象。《中华人民共和国药品管理法》指出，药品仓库必须制定药品保管制度，采取必要的养护措施，强调变质的或被污染的药品不能用药，以保持药品的质量和纯洁度。由此可见，药品养护是一项必要的措施，只有采取"预防为主"的原则，精心养护，才能确保药品的储存安全。

### （三）降低损耗

降低损耗是指药品在储存过程中要切实防止霉烂、变质、虫蛀、鼠咬、泛油、挥发、风化、潮解等现象的发生，还要防止药品过期，减少损耗，节省保管费用。

### (四)保证市场供应

药品储存，一方面有利于购进业务活动；另一方面又有利于批发、零售业务活动，可将药品源源不断地收进、发出，持续不断地供应市场，满足人们医疗保健需要。

### (五)促进流通顺畅迅速

药品的生产与消费在地区间和地区上往往出现差异。进行必要的药品储存可以调节这种差异，灵活地调剂余缺，使药品的流通顺畅迅速。

### (六)监督药品质量

药品进入流通领域的第一关口就是药品的储存。一方面不合格的药品不允许入库；另一方面不符合出库要求的药品不允许放行。严格执行药品储存保管制度，可最大限度地保证药品进入流通领域的质量。

### (七)提高应急能力

药品的生产与消费在时间上存在着差异。有的是常年生产，季节消费；有的是季节生产，常年消费；有的是这季生产，其他季消费。因此，进行药品储存可使药品经营企业具有在疫病流行和自然灾害等各种非常情况下，具备应急供应能力。

### (八)消除地区差异

药品的生产与消费在地区间存在着差异。进行药品储存，可将药品从产地运往销地，进行地区间的调剂。

## 二、药品储存与养护的意义

### (一)确保药品在储存过程中的安全，保证药品的使用价值

医药商业仓库保管着大量的药品，其基本职能是保存药品，保证药品在库不丢失、不损坏、数量准确、质量完好。同时，仓库还具有一定条件和设备，加强药品的养护，确保药品的安全，减少药品破损、变质，避免各种损失，以保证药品的使用价值。

### (二)加强药品的流通，满足人民防治疾病的需要

药品流通是连接生产和消费的桥梁。加强药品流通，既要疏通药品渠道，采

取灵活多样的购销形式，积极组织药品的收购和推销；又必须组织好药品的储存，加强药品的养护，以保证药品流通的顺利进行。流通领域中的仓储设施不足、技术设备条件落后、仓储管理不善、仓储能力过小等，都会限制药品流通的速度和规模，阻碍药品流通的发展，进而影响市场供应，不能满足人民防治疾病的需要。药品是特殊商品，为了预防突发的疫情和灾情，就要有一定数量的药品储存，以备急需时使用。而且，药品流通在促进药品工业生产的发展、保证药品市场供应和满足药品用户需要方面，都起着重要作用。

### (三)降低流通费用，加速资金周转，提高企业的经济效益

药品的储存不同于一般药品的购销业务。药品储存中的劳动是生产劳动在流通领域的继续，它虽不创造新的产品，但能在原有产品上追加价值，因而为社会创造新的价值。药品储存部门通过加强储存管理，改善仓储保管条件，提高仓库和设备的使用效率，就能节约药品储存过程中的劳动消耗，降低储存费用；同时，做好药品养护工作，避免和减少药品损耗，以及加快吞吐业务，加速资金周转，提高工作效率，扩大服务范围，从而可以节约开支、增加收益，提高企业的经济效益。

医药商业负责组织药品的流通，它需要完成药品的购进、药品调运、药品储存和药品销售四个环节的任务。这在医药行业工作的实践中被简称为购、运、存、销。

购：指药品从生产领域进入流通过程的开端。

销：指药品从流通领域进入消费领域的最终环节。

药品从购进到销售，都要经过运输和储存过程。也就是说，药品流通的起点是购进，终点是销售，而运输和储存是药品流通的中间环节。这四个环节相互依存、相互制约、相互促进，缺一不可。

# 任务三 药品储存与养护的基本任务

## 一、药品储存与养护的基本任务

药品储存与养护的基本任务是根据药品流通规律和购销需要，进行药品的合理储存，迅速准确地做好药品收发业务；根据药品性质，做好药品的保管养护，防止药品变质，保证药品质量；提高仓储使用效率，降低储存费用，更好地为药

品流通服务。具体任务包括：

### (一)加强药品储存量管理

药品的合理库存量是指药品经营企业保持与正常经营相适应的，具有先进性和可行性的药品库存量。也就是说，药品库存的数量既能保证销售业务的需要，又能避免积压，保持药品周转的连续性。这就要根据药品的性质和药品的流转计划、储存计划，结合药品的产、购、销的流通规律以及仓库容量，充分考虑库存结构的合理性，密切配合药品购销部门，保持合理的药品库存量，坚持先进先出、先产先出、易变先出和近期先出的原则，对久储、积压及异状药品建立必要的催销、催调制度，保证库存不断更新。

### (二)加强药品仓库设备、设施和库房安全管理

药品仓库设备是药品仓储作业系统中的物质基础，也是仓库系统规划的重要内容，关系到其建设成本和运营经费以及生产效益。仓库设施、设备状况不仅直接影响药品仓库的货流量、作业效率，而且会影响药品企业的仓储成本、仓储速度、仓库安全及仓储作业的生产秩序等诸多方面。因此药品仓库管理要根据 GSP要求，正确确定仓库的建筑地址、库区布局，合理设计仓库的建设设施；加强仓库设备的购置、使用与维护的管理，充分发挥设备的效能，适合药品流通不断发展的需要；运用安全管理的科学知识和工程技术研究，分析、评价、控制以及消除药品储存过程中的危险因素，有效防止灾害事故发生，避免经济损失。

### (三)加强药品收货、保管、发货业务的管理

建立健全收货、保管、发货的规章制度，加强仓储业务动态管理，严格验收，加强在库药品的管理和养护，认真组织发货，保证经营药品的收发和储存安全、合理、规范、高效，不断提高仓储工作质量。

### (四)研究药品保管养护新技术，保证药品的质量和数量

药品的储存与养护是防止药品发生变化、保证药品的质量和数量的一个重要环节。忽视或轻视这一环节，会使药品质量下降并影响疗效，造成巨大的经济损失。

近年来，我国经济不断发展，各项民生政策的出台使我国医药事业蓬勃发展，药品种类之多、数量之大、需求之旺盛前所未有。由于广大人民防病治病和卫生保健的需要，对药品流通周转的要求也越来越高。因此，面对这些复杂而繁重的储存与养护任务，我们必须做到认真研究、开发新技术，提高工作效率，做好安全储存，有效保证药品的质量和数量。

## (五)做好药品的接货、验收、入库、拣货、出库复核等工作

药品的接货、验收、入库、在库储存、拣货、出库复核是构成仓储的重要环节,环环相扣。要保证药品的质量,我们必须重视每一个环节,提高工作效率,增强责任感,保证每一个环节安全、有序、有条不紊地进行。

## 二、药品储存与养护的地位

药品储存时药品离开生产过程处于流通领域内形成的一种暂时停留,医药行业仓库专门承担药品流通过程中的储存业务,药品储存在流通过程中的必要性体现在:

(1)药品从生产到消费存在一定的时间间隔。

(2)某些药品销售前需要进行挑选整理、分类编排、拆整分装等。

(3)各个企业为了保证药品供应的不间断,必须留有适当的储备。

### ☆ 目标检测 ★

**一、单项选择题**

1. 下列岗位人员必须具有执业药师资格的是( )。
   A. 药品批发企业负责人　　　　　　B. 药品批发企业从事养护工作的人员
   C. 药品批发企业质量负责人　　　　D. 药品零售企业采购人员

2. 不符合药品批发企业从事验收、养护工作的人员资历要求的是( )。
   A. 药学专业中专(含)以上学历　　B. 生物专业中专(含)以上学历
   C. 高中文化程度　　　　　　　　　D. 药学初级以上专业技术职称

3. 要求必须具有大学本科以上学历、执业药师资格和3年以上药品经营质量管理工作经历,在质量管理工作中具备正确判断和保障实施能力的人员是( )。
   A. 药品批发企业负责人　　　　　　B. 药品批发企业质量管理部门负责人
   C. 药品批发企业质量负责人　　　　D. 药品批发企业验收人员

4. 药品批发企业从事中药材、中药饮片验收工作的人员须( )。
   A. 具有中药学专业中专以上学历或者具有中药学中级以上专业技术职称
   B. 具有中药学专业中专以上学历或者具有中药学初级以上专业技术职称
   C. 具有药学专业中专以上学历或者具有药学中级以上专业技术职称
   D. 具有药学专业中专以上学历或者具有药学初级以上专业技术职称

5. 药品批发企业从事质量管理、验收、检验、养护等工作的专职人员数量,不少于企业职工总数的( )。
   A. 4%(最低不应少于3人)　　　　B. 3%(最低不应少于3人)

C. 5%（最低不应少于3人）　　　　　D. 6%（最低不应少于3人）

6. 企业直接接触药品的工作人员（　　）。

A. 每3个月应进行健康检查并建立档案

B. 每半年应进行健康检查并建立档案

C. 每1年应进行健康检查并建立档案

D. 每2年应进行健康检查并建立档案

7. 患有（　　）疾病的人不得从事直接接触药品工作。

A. 胃炎　　　　　　　　　　　　　B. 乙肝

C. 糖尿病　　　　　　　　　　　　D. 高血压

8. 下列不属于重点养护品种的是（　　）。

A. 主营品种　　　　　　　　　　　B. 首营品种

C. 储存时间较长的品种　　　　　　D. 性质稳定的品种

9. GSP对库房的要求不包括（　　）。

A. 库房内外环境整洁　　　　　　　B. 库房内墙、顶光洁，地面平整

C. 通道宽敞，人员、车辆可以随便出入　D. 门窗结构严密

10. 不属于药品储存与养护的目的是（　　）。

A. 保证药品安全有效　　　　　　　B. 促使药品增值

C. 保证市场供应　　　　　　　　　D. 降低损耗

二、多项选择题

1. 必须具有执业药师资格的人员包括（　　）。

A. 药品批发企业的负责人　　　　　B. 药品零售企业的法定代表人

C. 药品批发企业的质量负责人　　　D. 药品批发企业的质量管理部门负责人

E. 药品批发企业的验收人员

2. 质量管理人员的职责包括（　　）。

A. 对药品养护人员进行业务指导

B. 审定药品养护工作计划

C. 确定重点养护品种

D. 对药品养护人员上报的质量问题进行分析并确定处理措施

E. 对养护工作的开展情况实施监督考核

3. 重点养护品种包括（　　）。

A. 主营品种　　　　　　　　　　　B. 首营品种

C. 近期内发生过质量问题的品种　　D. 有特殊要求的品种

E. 储存时间较长的品种

4. 库房设施包括（　　）。

A. 避光、通风、防潮、防虫、防鼠等设备

B. 自动监测、记录库房温湿度的设备

C. 有效控制温度及室内外空气交换的设备

D. 照明设备

E. 药品与地面之间有效隔离的设备

5. 药品批发企业的计算机系统应当符合下列(　　　)要求。

A. 有支持系统正常运行的服务器和终端机

B. 有安全、稳定的网络环境

C. 有固定接入互联网的方式和安全可靠的信息平台

D. 有实现部门之间、岗位之间信息传输和数据共享的局域网

E. 有符合 GSP 要求及企业管理实际需要的应用软件和相关数据库

### 三、简答题

1. 请简述药品储存的概念。

2. 请简述药品养护的概念。

3. 请简述药品储存与养护的意义。

4. 请简述药品储存与养护的目的。

5. 请简述药品储存与养护的基本任务。

6. 请简述仓库管理人员的工作任务。

# 项目二　药品的物流管理与仓储管理

 **学习目标**

*了解物流的产生与发展；*

*掌握物流概念；*

*掌握药品分类的目的和方法；*

*了解药品仓库的种类；*

*了解药品分类储存的方法；*

*了解药品仓库的选址；*

*熟悉药品仓库的库区布局；*

*熟悉药品仓库的温湿度影响及要求；*

*了解药品仓库经济指标管理；*

*熟悉药品仓库的设备管理。*

## 任务一　物流概念的产生与发展

### 一、物流概念的产生与发展

西蒙（Simon）在 1965 年指出，对于正在迅速发展的领域，应该重点介绍它的概念发展历史。根据文献研究，物流学术界对物流概念的产生和发展主要有两种观点。

第一种观点认为，物流概念是因为经济原因而产生的，即起源于人们对协调经济活动中物流及其相关活动的追求。第二种观点认为，物流概念是因为军事原因而产生的，并且第一次在军事中明确地解释物流这个概念是在 1905 年。

物流的概念最早是在美国形成的，起源于 20 世纪 30 年代，原意为"实物分配"或"货物配送"。1963 年被引入日本，日文意思是"物的流通"。20 世纪 70 年代后，日本的"物流"一词逐渐取代了"物的流通"。中国的"物流"一词是从日文资料引进来的外来词，源于日文资料中对"Logistics"一词的翻译"物流"。物流，英文名称 logistics。定义：供应链活动的一部分，是为了满足客户需要而对商品、服务消费以及相关信息从产地到消费地的高效、低成本流动和储存进行的规划、实施与控制的过程。

现代物流业属于生产性服务业，是国家重点鼓励发展行业。现代物流业作为国民经济基础产业，融合了道路运输业、仓储业和信息业等多个产业，涉及领域广，吸纳就业人数多，现代物流业的发展可以推动产业结构调整升级，其发展程度成为衡量综合国力的重要标志之一。物流行业规模与经济增长速度具有直接关系，近十几年的物流行业快速发展主要得益于国内经济的增长，但是与发达国家物流发展水平相比，我国物流业尚处于发展期向成熟期过渡的阶段。一方面，物流企业资产重组和资源整合步伐进一步加快，形成了一批所有制多元化、服务网络化和管理现代化的物流企业；另一方面，物流市场结构不断优化，以"互联网＋"带动的物流新业态增长较快；另一方面，社会物流总费用与 GDP 的比率逐渐下降，物流产业转型升级态势明显，物流运行质量和效率有所提升。我国社会物流总费用占 GDP 比重一直远高于发达国家，2016 年中国该比例为 14.9%，美国、日本、德国均不到 10%，因此我国物流产业发展还有较大空间。

2010～2017 年，全国社会物流总费用从 7.1 万亿元上升到 12.1 万亿元，年复合增长率为 7.91%，体现出我国物流行业在需求旺盛的情况下，物流总费用规模也不断扩大。在此期间，全国物流总费用与 GDP 的比例从 17.8% 下降至 14.6%，物流效率总体有所提升，但与较发达国家的物流效率水平相比，还存在较大改进空间。

## 二、物流的基本概念

根据我国国家标准《物流术语》(GB/T 18354—2006)，所谓物流(Logistics)是指物品从供应地向接收地的实体流动过程。根据实际需要，物流将运输、储存、装卸、搬运、包装、流通加工、配送、信息处理等基本功能进行实时的有机结合。

(1)物流：以仓储为中心，促进生产与市场保持同步。

(2)物流管理(Logistics Management)：是指在社会生产过程中，根据物质资料实体流动的规律，应用管理的基本原理和科学方法，对物流活动进行计划、组织、指挥、协调、控制和监督，使各项物流活动实现最佳的协调与配合，以降低物流成本，提高物流效率和经济效益。现代物流管理是建立在系统论、信息论和控制论基础上的。物流以满足一定的经济、军事、社会要求为目的，并通过创造时间价值和场所价值来实现目的。

以前，实施物流管理的目的就是要在尽可能最低的总成本条件下实现既定的客户服务水平，即寻求服务优势和成本优势的一种动态平衡，并由此创造企业在竞争中的战略优势。根据这个目标，物流管理要解决的基本问题，简单地说，就是把合适的产品以合适的数量和合适的价格在合适的时间和合适的地点提供给客户。

物流管理强调运用系统方法解决问题。现代物流通常被认为是由运输、存储、包装、装卸、流通加工、配送和信息诸环节构成。各环节原本都有各自的功能、利益和观念。系统方法就是利用现代管理方法和现代技术，使各个环节共享总体信息，把所有环节作为一个一体化的系统来进行组织和管理，以使系统能够在尽可能低的总成本条件下，提供有竞争优势的客户服务。系统方法认为，系统的效益并不是它们各个局部环节效益的简单相加。系统方法意味着，对于出现的某一个方面的问题，要对全部的影响因素进行分析和评价。从这一思想出发，物流系统并不简单地追求在各个环节上各自的最低成本，因为物流各环节的效益之间存在相互影响、相互制约的倾向，存在着交替易损的关系。比如过分强调包装材料的节约，就可能因其易于破损造成运输和装卸费用的上升。因此，系统方法强调要进行总成本分析，以及避免次佳效应和成本权衡应用的分析，以达到总成本最低，同时满足既定的客户服务水平的目的。

## 任务二　药品仓库类型和布局

药品经营企业的营业场所，尤其是用于药品储存的仓库，是药品经营企业必不可少的基础性设施，是保证药品在流通环节正常流转必不可少的基本条件，也是 GSP 认证审查的重点环节之一。仓库的条件反映了药品经营企业的经营条件水平。仓库是用于储存和养护药品的地方，药品在库期间的质量状况取决于仓库条件和保养技术及管理水平。因此药品经营企业必须重视仓库的建设。

根据 GSP 及其实施细则要求，不同规模的药品批发企业应配备与生产经营规模相适应的营业场所和药品仓库，具体要求见表 2.2.1 ~ 表 2.2.3。

表 2.2.1　药品批发企业仓库与相关场所条件

| 企业规模 | 大型企业 | 中型企业 | 小型企业 |
|---|---|---|---|
| 仓库建筑面积 | 不低于1500m² | 不低于1000m² | 不低于500m² |
| 仓库建筑面积 | 不小于50mm² | 不小于40m² | 不小于20m² |
| 中药饮片及分装场所 | 如有分装业务，应有固定分装室，面积与设备应与分装要求相适应 | | |
| 收发货场所 | 适合进行拆零与拼箱发货，装卸作业场所应有顶棚 | | |
| 物料储存场所 | 设置包装物料、储存场所和相关设备 | | |
| 营业场所 | 与经营规模相适应，明亮整洁 | | |

表 2.2.2　仓库养护设备的种类

| 类别 | | 种类 |
|---|---|---|
| 计量设备 | 称量设备 | 汽车秤(地中衡)、各种磅秤、杆秤、台秤以及自动称量装置等 |
| | 库内量具 | 直尺、折尺、卷尺、卡钳、线规(线卡)游标卡和千分卡尺等 |
| 药品保养设备 | 保管设备 | 测温湿度检测仪、除湿机、加湿器、空调、排风扇、吸潮机、擦锈机、烘干箱、温湿度计、空气调节器、红外线装置、风幕装置、电冰箱、工具和用品等 |
| | 养护设备 | 千分之一分析天平、澄明度检测仪、标准比色液等。同时经营中药材、中药饮片的企业，还应配备水分测定仪、紫外荧光灯、解剖镜或显微镜。医疗器械经营企业仓库应建立验收养护室，备有稳压装置的交直流两用电源，接触良好的接地线和操作工作台，并配备万用表、兆欧表等操作工具 |
| 检验维修设备 | | 钉锤、斧、锯、钳、开箱器、小型打包机、活络扳手、螺丝刀、电工刀、剪刀、排刷、标号打印机等 |

表 2.2.3　仓库安全设备

| 类别 | 种类 |
|---|---|
| 消防安全设备 | 灭火器、消防栓 |
| 防范系统 | 防尘、防霉、防污染、防鼠虫设备 |
| 监控系统 | 电视监控、网络视频监控系统 |
| 电器设备 | 变压器、电动机、防爆灯 |
| 防雷装置 | 避雷针、避雷器 |

仓库设备是仓库作业系统中的物质基础，也是仓库系统规划的重要内容，关

系到仓库的建设成本和运营费用，更关系到仓库的生产效率和效益。随着科学技术的发展，仓库设备不断更新升级（主要包括养护设备和安全设备），同时促进了物流业快速发展。反之，物流业的发展与进步又对仓库设备提出了更高的要求。

仓库设施设备状况不仅影响到仓库的货物流量、仓库服务质量以及作业效率，还会影响企业的仓储成本、仓储速度、仓库安全以及仓储作业的生产秩序等诸多方面。因此设备的优劣，对现代药品仓库流通企业的生存和发展有着重大影响。所以，了解仓库设备类型、特点、使用方法，对正确、合理地配置和运用仓库设备完成仓库作业技术具有重要的意义。

## 一、药品仓库管理人员的基本素质要求

（1）具有丰富的药品知识。对所经营的药品要充分熟悉，掌握其物理化学性质和保管要求，能针对性地采取管理措施。

（2）掌握现代仓储管理技术。对仓储管理技术充分掌握，并能熟练运用，特别是现代信息技术的使用。

（3）熟悉仓储设备。能合理、高效地安排使用仓储设备。

（4）办事能力强。能分清轻重缓急，有条有理地处理事务。

（5）具有一定的财务管理能力。能查阅财务报表，进行经济核算、成本分析，正确掌握仓储经济信息，进行成本管理，进行价格管理和决策。

（6）具有一定的管理素质。

## 二、药品仓库管理人员的职责

（1）认真贯彻药品保管工作的方针、政策、体制和法律法规，树立高度的责任感。忠于职守，廉洁奉公，热爱药品仓储工作，具有敬业精神；树立为客户服务、为生产服务的观点，具有合作精神；树立讲效率、讲效益的思想，关心企业的经营。

（2）严格遵守药品储存管理的规章制度和工作规范，严格履行岗位职责，及时做好药品的入库验收、保管养护和出库发运工作；严密各项手续制度，做到收有据、发有凭，及时准确登记销账，手续完备，账物相符，把好收、发、管三关。

（3）熟悉药品仓库的结构、布局、技术定额，熟悉药品仓库规划；熟悉堆码、苫垫技术，掌握堆垛作业要求；在库容使用上做到：妥善安排货位，合理高

效利用仓容，堆垛整齐、稳固，间距合理，方便作业、清数、保管、检查、收发。

（4）熟悉仓储药品的特性、保管要求，能针对性地进行保管，防止药品损坏，提高仓储质量；熟练地填写表账、制作单证，妥善处理各种单证业务；了解仓储合同的义务约定，完整地履行义务。

（5）重视仓储成本管理，不断降低仓储成本；妥善保管好剩料、废旧包装，做好回收工作。用具、苫垫、垫板等妥善保管、细心使用、促使使用寿命延长；重视研究药品仓储技术，提高仓储利用率，降低仓储物损耗率，提高仓储经济效益。

（6）加强业务学习和训练，熟能生巧地掌握计量、衡量、测试用具和仪器的使用；掌握分管药品的特性、质量标准、保管知识、作业要求和工艺流程；及时掌握仓库管理的新技术、新工艺，适应仓储自动化、现代化、信息化的发展，不断提高仓储管理水平；了解仓库设备和设施的性能和要求，对所用的设施和设备应定期进行检查、维修、保养、清洁，并建立档案。

（7）严格执行仓库安全管理的规章制度，时刻保持警惕，做好防火、防盗、防破坏、防虫鼠害等安全保卫工作，防止各种灾害和人身伤亡事故，确保人身、物资、设备的安全。

## 三、仓库的类型

### （一）GSP 对库房分类的要求

1. 按一般管理要求

为了有效地控制药品储存质量，应对药品进行分区管理。为杜绝库房存放差错，必须对在库药品实行色标管理。

库房通常分为三色五区。

三色：绿色、红色、黄色。三色的标识以底色为准，文字可用白色或黑色标识，防止出现色标混乱。

五区：待验库区、发货库区、退货库区、合格品库区、不合格品库区。另外，经营中药饮片，还应划分零货称取专库区。

对应的颜色分配是：绿色（发货库区、合格品库区）、黄色（待验库区、退货库区）、红色（不合格品库区），见图2.2.1。

图 2.2.1　库区的分区及色标

**2. 按温度管理要求**

分为冷库(2~10℃)、阴凉库(≤20℃)、常温库(10~30℃)，各类库房相对湿度均应控制在35%~75%。

**3. 按特殊管理要求**

分为麻醉药品库、一类精神药品库、医疗用毒性药品库、放射性药品库和危险品库。此类仓库为专用，建筑为砖钢混结构且无窗、无通风孔，安装钢制保险防盗门，并与附近公安派出所建立联系，以便做好重点防护的准备。

☆ 思考题 ★

根据学过的知识，你认为药品仓库按温度管理要求分为哪几类？

讨论：生物制品(疫苗、血液制品等)应该储存在哪类库房？

**(二)药品仓库的种类**

仓库储存的药品种类繁多，性能各异。根据仓库承担的任务和储存量大小的不同，结合 GSP 的规定，可将药品仓库的种类划分归纳为以下几种：

**1. 按照仓库的主要业务职能分类**

(1)采购仓库：主要职能为分批接受从生产部门收购药品，经过集中和积聚再整批或分批发运各地。

(2)批发仓库：设在药品供应区各种批发企业的仓库，地点一般设置在药品的销售地，即药品的最终消费地区，规模较小。

(3)零售仓库：指为保证药品日常销售而进行短期药品储存的仓库，地点一般设置于零售企业内或药店附近，归零售企业直接管理。

(4)加工仓库：主要职能是对某些药品进行必要的挑选、分类、整理、分装、改装、组装和简单的流通加工，以弥补生产过程加工的不足，更有效地满足用户或本企业的需要。

（5）储备仓库：业务特点是接收和发运药品的批次量较少，药品较长时期脱离周转，其主要用来调整国民经济计划过程中可能出现的重大失调以及补救大自然灾害所造成的损失或战争急需。

（6）中转仓库：设置地点一般在铁路、公路、航运等交叉汇集点，要求有齐全的装卸设备。

2. 按照仓库建筑的技术设备条件分类

（1）通用仓库：亦称普通仓库，特点为技术装备比较简单、建造比较容易、适用范围广泛。

（2）保温、冷藏、恒温恒湿仓库：在技术设备上，配备有制冷设备，并有良好的保温隔热性能以保持所需的温湿度。

（3）危险品库：是用以储存易燃、易爆、有毒和有辐射的药品仓库，它要求有一定特殊技术的装备和装卸、搬运、保管条件，并能对危险品起一定的防护作用。

（4）气调仓库：能够控制库内氧气和二氧化碳浓度的药品仓库。通常以存放有控制氧气和二氧化碳浓度要求的药品。

3. 按照仓库的建筑结构分类

（1）平房仓库：指单层建筑仓库。优点为建筑结构简单、造价较低，移仓作业方便；缺点为土地利用率低。

（2）多层楼房仓库：优点为可提高仓容量和土地利用率；缺点为建筑结构复杂，造价较高。

（3）高层货架立体仓库：亦称自动化立体仓库，是采用几层乃至几十层高的货架储存单元药品。此类仓库可以实现计算机网络管理，实现物流仓储的自动化、智能化、快捷化、网络化、信息化。优点在于提高了土地利用率、单位面积储存量，有利于提高仓库的出入库频率，提高仓库的管理水平，实现"先进先出"，有利于仓储最合理、最有效、最经济的流动，并能较好地适应黑暗、有毒等特殊场合的需要。自动化立体仓库（图2.2.2）是未来药品仓库发展的主要趋势之一。

4. 按照仓库的建筑面积规模分类

大型企业仓库内建筑面积应不低于1500m²；中型企业仓库内建筑面积应不低于1000m²；小型企业仓库内建筑面积应不低于500m²。

5. 按仓储条件划分

根据《药品经营质量管理规范》（GSP）规定，对储存的药品温湿度条件有严格规定，药品仓库可分为常温库、阴凉库和冷库三种类型。

图 2.2.2　自动化立体仓库

1）常温库

有些药品在 0℃ 以下容易结冻造成分子结构破坏失去药效，有些药品在 30℃ 以上时容易出现融化而造成药品变质，温度需要控制在 10~30℃ 之间，温度控制在此范围内的仓库称为常温库。

2）阴凉库

有些药品需要储存在阴凉干燥处，要求温度不超过 20℃，也不宜低于 2℃，超过 20℃ 易变质。温度控制在此范围内的仓库称为阴凉库。

3）冷库

有些药品的温度要求不宜超过 10℃，也不宜低于 2℃，也就是在 2~10℃ 之间储存最理想，温度控制在此范围内的仓库称为冷库。

# 任务三　药品仓库作业管理

## 一、仓库整体环境的选择

根据《药品经营质量管理规范》（GSP）要求企业应当具有与其药品经营范围、经营规模相适应的经营场所和库房。库房的选址、设计、布局、建造、改造和维护应当符合药品储存的要求，防止药品的污染、交叉污染、混淆和差错。

仓库整体环境选择包括仓库库址选择、仓库内环境要求、仓库建筑和装修要求，其具体内容见表2.3.1。

表2.3.1　仓库整体环境选择要求

| 仓库库址的选择要求 | 药品仓库宜选择在远离居民区、环境良好的地方，而且地势较高，广阔平坦干燥。<br>药品仓库应选择在交通便利、靠近交通枢纽的地方。危险品仓库应远离市区，有充足的水、电、气、热的供应能力。<br>药品仓库应远离污染源及危险物品 |
|---|---|
| 仓库内环境要求 | 库区内应全部硬化或绿化，以保持环境的优美和净化。<br>库内地面应高于库外地面，库外四周必须设置排水通道，并经常保持畅通。<br>库内环境整洁，无垃圾废弃物堆积 |
| 仓库建筑和装修要求 | 仓库采用易于清扫的结构，墙与墙、地面与墙、顶棚与墙相接处有一定的弧度，利于清扫。<br>仓库内墙面、地板面和天花板表面都应当坚硬、光滑，无裂缝和空隙，没有微粒脱落现象。<br>库房主体应采用发尘量少、不易黏附尘粒、吸湿性小的材料。<br>仓库应尽量减少窗户及其面积，门窗结构密闭，设计及造型简单、适用，易于清扫，又不易积尘，门框不得加设门槛。<br>仓库内管线、电器、给水管道和通信线路要合理布局，管道尽量争取暗装。<br>室内装修应采用尘量小、便于清扫、吸湿性小、隔热好、不开裂、不产生缝隙、不易燃、防静电、不易黏附尘粒的材料 |

## 二、库区的布局

库区的布局就是根据已经选定库址的地形现状，结合各类药品储存的要求、仓库业务的性质和规模、仓库技术设备性能和使用特点等，对仓库主要建筑物、辅助建筑物及行政生活用房等，进行全面合理的安排和配置。仓库库区布局合理与否，直接影响着仓库的作业效率、仓库工作质量、仓库费用水平。合理设计仓库的库区布局，对保证仓储业务的顺利进行、实行科学管理、提高仓库经济效益等都有着重要意义。

仓库库区布局主要包括三项内容：仓库总平面布局、仓储作业区布置、库区内部布置。

1. 仓库总平面布局

根据仓库业务活动和工作任务的不同，整个仓库可划分为三个部分：仓储作业区、辅助作业区、行政生活区。仓库总平面布局，就是根据仓库总体设计的要求，科学、合理地设计各个区域的具体布局。

仓库总平面布局应考虑以下要求：①方便仓库作业和药品的安全储存；②最大限度地利用仓库的面积；③防止重复搬运、迂回运输和避免交通阻塞；④有利于充分使用仓库设施和机械设备；⑤符合仓库安全及消防要求；⑥符合仓库目前需要与长远规划，尽可能减少将来仓库扩建对正常业务的影响。

1）仓储作业区

它是仓储的主体部分与主要业务场所，是仓库用于收发药品储存、整理、分类、加工、包装的场所，主要包括库房、货场以及整理、分类、包装等场地。仓储作业区的布置应保证药品收发迅速、装卸搬运便当、储存药品安全、仓容合理利用的要求。各个作业场所的布置，必须与仓库业务顺序相一致，使各个作业环节密切衔接，以便加速作业流程。一般将吞吐量大和出入库频繁的库房组布置在库区中央靠近出入作业区的地方；吞吐量不大和出入库不频繁或存放笨重物品的库房组布置在库区的两翼或后部；有易燃、易爆等危险品的应单独设库，并布置在全库区的下风侧；各库房之间应按规定留出一定的间隔距离。

2）辅助作业区

它是仓储作业的辅助场所，主要是为药品储存保管业务服务。一般包括验收养护室、中药标本室、中药饮片分装室以及存放苫垫用品、包装物料、搬运装卸机具等的场所。它的设置应靠近仓储作业区，如存放包装物料的场所，应设置在包装场所附近，以便材料的领用；保管苫垫用品的场所，应该设置在出入方便、距离药品保管场所较近的地方，以便及时供应。辅助作业区应与仓储作业区相隔一定距离，防止辅助作业区发生事故危及存货区域。

3）行政生活区

它是仓库的行政管理机构和生活服务设施的所在地，包括办公室、警卫室、汽车队、食堂、浴室、文体活动室、宿舍、休息室等。行政生活区一般应与库区各作业场所隔开，并有隔离设施和设置单独的出入口，以减少人员往来对仓储作业的影响和干扰，保证作业安全和药品储存安全。行政办公房应设在仓库出入口附近，便于收、发药品办理手续；验收养护室和样品陈列室应靠近办公室，便于药品质量的验收和基层选购业务的开展；警卫室应设置在库区出入口，便于履行检查手续。

药品库房应划分为待验库区、合格品库区、不合格品库区、退货库区、发货库区等专属性五大库区。经营特殊药品、危险药品、贵重药品等的药品经营企业应在仓库设立相应的专门库区。经营中药饮片的应在仓库设立零货分装的专门库区。在药品储存时，这些专门的库区都实行色标管理。其统一标准为：待验药品库区、退货药品库区为黄色；合格药品库区、零货分装库区、待发药品库区为绿色；不合格药品库区为红色。即使在同一门库区内，也应按药品分类管理的要求和防止差错的原则对不同的类别、不同品种、不同批号、不同效期的药品进行进一步的划区，做出适当的分开，悬挂醒目清楚又正确的指引标示(如图 2.3.1 )。

图 2.3.1　药品仓库布局

2. 仓储作业区布置

仓储作业区的合理布置，应以主要库房为中心，对各个作业区域加以合理的摆布。对库房布置的要求是：合理安排各个库房的位置，力求最短的作业路线，减少库内运输的距离和道路占用的面积，以提高库房面积利用率和降低仓储费用。

1) 仓储作业区布置的要求

(1) 药品分区保管。仓储作业区布置首先将仓储作业区进一步划分为各个药品储存区。其次，按不同药品的性能特点，实行分区、分类保管，防止不同性能药品之间的相互影响，保证药品的储存安全。也即是以库房或货场为单位，在仓储作业区内形成各自独立的、小的仓储作业区，不同区域用以储存某类特定药品。这不仅可以防止不同性能药品的相互影响，还可以最大限度地减少各个区域之间的相互干扰，利于提高整个仓库的作业效率。

在经营特殊管理药品的企业，应设立麻醉药品、一类精神药品、医疗用毒性药品、放射性药品等的专用仓间或专用设施；经营医疗器械的企业，应设立橡胶、乳胶制品、精密光学仪器、大型医疗设备、贵重药品等分类保管的仓间；经营化学试剂危险物品的企业，应设立符合《化学危险物品安全管理条例》和《民用爆炸物品管理条例》规定的分类专用危险品库。在储存量较小不能分库时，应有隔离储存的设施。药品零售企业的仓库应具有足够的面积，使各类性质不同的药品能分储于不同的房间。

(2)机械设备使用特征。不同库房应根据储存药品的性能和装卸、搬运要求，适当地配备各种作业机械，如运输叉车、电瓶车、吊车、装卸设备以及药品分区保管分拣自动化系统等。为了充分发挥不同机械设备的性能和效率，在进行库区布置时，就需要考虑所配备的设备特征，以适应每种设备的具体使用要求和最经济的运输半径；还要从合理使用各种设备出发，确定库房与铁路专用线的适当相对位置。

(3)作业流程的合理性。仓库业务过程有两种主要形式：一是整进整出，药品基本上按原包装入库和出库，其业务过程比较简单。二是整进零出或是零进整出。药品整批入库、拆零付货或零星入库、成批出库，其业务过程就比较复杂，除了验收、保管、发送以外，还需要进行拆包、挑选、编配和再包装等业务。为了有效地完成仓库业务，以最少的人力、物力耗费和最短的时间完成各项作业，就必须按照仓库作业环节的内在联系合理布置作业区域。

2)仓储作业区布局的形式

在仓库布局中考虑的优先原则是药品的快速移动原则。在规划仓库布局时，必须尽量缩短药品进出库每个步骤之间的移动距离，使移动过程尽可能畅通连续。通常药品在仓库中的流动有3种方式：直线形流动、U形流动、T形流动，如图2.3.2～图2.3.4所示。

图2.3.2　直线形流动

图2.3.3　U形流动

图 2.3.4　T 形流动

### 3. 库区内部布置

库区内部布置的主要目的是提高库房内作业的灵活性，有效地利用库房内部的空间。库房内部主要由药品储存区、收发货作业区及作业通道所组成。库房内部的合理布局，就是合理安排上述三方面的占地面积。库房的内部空间是一个有限的常数，如果作业区和作业通道过分地占用，必将造成储存空间的大量损失。库房内部布置应在保证药品储存需要的前提下，充分考虑到库房内作业的合理组织，根据药品码垛的方式和方法，决定作业通道的宽度和合理安排作业通道，以协调药品储存和作业的不同需要，保证合理地利用库房空间。

#### 1) 仓库储存区域划分

仓库管理人员要根据仓库作业的需要，按照仓库作业的功能特点、GSP 及 ISO9000 国际质量认证体系的要求，将仓库中可存储的区域划分成为待验区、合格商品储存区及不合格商品隔离区，以放置处于不同状态的药品，各储存区域的作用如图 2.3.5 所示。

图 2.3.5　仓库存储区域划分

2) 了解有效储存面积

在进行货位划分时，仓库管理人员首先要正确计算并规划出仓库中可以使用并能够用于保存药品的面积，见表2.3.2。

表 2.3.2　仓库面积的计算方法

| 仓库面积 | 定义 | 计算方法 |
| --- | --- | --- |
| 建筑面积 | 库房所占用的土地面积 | 库房外墙线所围的水平面积 |
| 使用面积 | 库房内可供使用的面积 | 库房内墙线所围成的面积，并除去库房内立柱、电梯、消防设施、办公室设施等所占的面积 |
| 有效面积 | 实际用来存放药品的面积，即货位和货架所占的面积 | 使用面积除去过道、垛距及进行验收备料等区域后所剩面积 |

3) 规划有效存储区域

(1) 设计仓库通道。仓库通道是除了货位储存面积外所占面积最大的部分，它的设计要求应保证药品能够有效地存取、搬运及装卸设备能够正常运行，电梯、存放设施及服务区的设备能够便于使用，见表2.3.3。

表 2.3.3　仓库内通道的类型及设置

| 通道类型 | 定义 | 设置 |
| --- | --- | --- |
| 工作通道 | 药品放入或移出的通道，可分为主要通道及交叉通道 | 主要通道通过库房中央，且尽可能直通，使其两端在出入口，同时连接主要交叉通道 |
| 电梯通道 | 提供药品出入电梯的通道 | 根据电梯位置设置，距离工作通道约 3~4.5m |
| 设施通道 | 为公共设施、防火栓等所设的进出通道 | 根据公共设施及消防设施的位置设置 |
| 人行通道 | 便于仓库管理人员及装卸人员进出特殊的区域 | 在必要的情况下，尽可能减少所占面积及其对主要通道的影响 |
| 服务通道 | 为存货或检验提供大量物品进出的通道 | 尽量维持最小数目及占地面积，减少对主要通道的影响 |

(2) 合理安排仓位。为了提高仓库的运转效率，在仓库规划中划出放置药品的区域后，仓库管理人员需要根据存放药品的特点，为其确定具体的仓位。仓位的布置方法可分为垂直式、倾斜式。

①垂直式。垂直式布置指货垛或货架的排列与库墙和通道垂直。方式可分为横列、纵列、混合式三种，见图2.3.6~图2.3.8。

图 2.3.6 横列式布置

图 2.3.7 纵列式布置

图 2.3.8 混合式布置

优点：主要通道长且宽，副通道短，整齐美观，对药品的查点存取方便；通风较好，便于机械化作业。缺点：主通道占用面积多，仓库面积利用率不高。

②倾斜式。倾斜式分为货垛倾斜式和通道倾斜式（见图 2.3.9、图 2.3.10）。倾斜式布置方式的适用条件有很大的局限性，它只适用于品种单一、批量大、用托盘单元装卸、就地码放、使用叉车搬运的货物。

图 2.3.9 货垛倾斜式布局

图 2.3.10 通道倾斜式布局

优点：叉车配合托盘进行作业，能提高装卸搬运效率。缺点：造成不少死角，仓库面积不能充分利用。

# 任务四 药品的消防安全

## 一、消防安全措施

### (一)库房首先要严格控制各种火灾因素

(1)药品仓库应设在周围建筑不相毗连的独立建筑内。

(2)药品仓库的建筑要求为1、2级耐火等级。若耐火等级低于3级时，不得存放易燃物品。

(3)药品仓库内一律严禁吸烟。

(4)药品仓库必须把安全工作列入议事日程。要建立健全安保、消防等安全制度。切实做好防火、防盗、防破坏等工作，确保药品器材和财产安全。

(5)药品仓库要制定安全工作的各项规章制度，制定作业的操作规程。经常开展安全思想教育和安全知识教育，使职工保持高度的警惕性和责任心。严格照章办事，杜绝违章作业。掌握各种安全知识和技能。

(6)药品仓库严格执行消防法规、《仓库防火安全管理规则》和《化学危险物品安全管理条例》。仓库的防火工作要实行分区管理、分级负责制度。保管员为防火负责人，对本责任区的安全负全部责任。仓库的存货区要和办公室等严格分开，以保安全。

(7)药品仓库必须严格管理火种、火源、电源、水源。严禁携带火种、危险品进入存货区。仓库电器设备必须符合安全用电要求，老旧电线要及时更新，库房照明线和路灯线须分别设置。每次作业完毕要将库房的电源切断。

(8)药品仓库必须根据建筑规模和储存药品类别的性质，配置消防设备，做到数量充足、合理摆布、专人管理、经常有效，严禁挪作他用。仓库消防通道要保持畅通。

### (二)储存要求

(1)不燃的药品或不含易燃、氧化剂等的药品不得与乙醇、丙酮、甲醇、乙醚、高锰酸钾等危险药品混放，应分间或分隔储存。

(2)苦味酸、大量的硝酸甘油片剂等药品应单独存放。

(3)高锰酸钾、重铬酸钾、过氧化氢等氧化剂不得与其他药品混放。前两者与过氧化氢也应分开存放。

(4)中药材及中药饮片库应定期翻垛散热，以防自燃。

为避免仓库发生火灾，必须对化学药品、毒品按特性分类保管，做到防光、防晒、防潮、防冻、防高温、防氧化，且应经常检查。对氧化剂、自燃品、遇水燃烧品、易燃液体、易燃固体等要严格管理，谨慎使用。要绝对避免因混放而诱发爆炸、燃烧等事故的发生。严禁室内明火，禁止在化学药品、毒性药品仓库内存放食品或吸烟。易燃、易爆、剧毒药品的存放应贴好标签，标明名称、浓度、存量、进货日期、有效期或配制日期。无标签药品，必须经鉴定合格后才能使用，否则以报废处理。有毒废物(液)的处理要符合环保要求，不得随意倾倒。

## 二、灭火方法

当药品仓库不慎发生火灾时，除按一般消防措施如切断电源、搬移可燃物品等外，还必须根据药品特性，采取相应灭火方法。

### (一)隔离灭火法

隔离灭火法是将燃烧区附近的可燃、易燃和助燃物质迅速移到安全地点，如关闭阀门，阻止气体、液体流入燃烧区；排除生产装置、设备、容器内的可燃气体或液体；设法阻拦流散的易燃、可燃液体或扩散的可燃气体；拆除与火源毗邻的易燃建筑物，形成防止火势蔓延的空间地带等方法。常用泡沫灭火剂可起到隔离灭火作用。

### (二)窒息灭火法

窒息灭火法是阻止空气流入燃烧区域，用不燃物质冲淡空气，使燃烧物质得不到足够的氧气而熄灭。通常用湿棉被、湿麻袋、石棉毯、黄沙等不燃物或难燃物覆盖在燃烧物质的表面上，以隔绝空气，使燃烧停止；采用水蒸气、惰性气体（如二氧化碳、氮气等）喷射到燃烧区内，降低空气中的含氧量；封闭正在燃烧的容器孔洞、缝隙，阻止空气流入等。常用二氧化碳、泡沫灭火剂等都可起到窒息灭火作用。

### (三)冷却灭火法

冷却灭火法是将灭火剂直接喷射到燃烧物上，以增加其散热量，降低燃烧物的温度于燃点以下，使燃烧停止；或者将灭火剂喷洒在火源附近的物体上，使其不受火焰辐射热的威胁，避免形成新的火点。最常用的冷却灭火剂是水。

### (四)抑制灭火法

抑制灭火法也叫化学中断法，即用化学方法抑制火焰，中断燃烧的连锁反应，使燃烧反应终止。目前采用的气体灭火剂"1211"和干粉灭火剂等都可起到抑制灭火作用。

## 三、常用消防安全设备

### (一)消防栓

消防栓是安装于建筑物内消防供水管道上的阀门装置，与消防水枪、水带配套放置在消防栓箱内，供给灭火用水。水的灭火作用是冷却和窒息，但不适于油类及电气着火。

### (二)灭火器

根据仓储药品的性质及业务操作情况，仓库应配备各种类型的灭火器，并置于使用便利而明显的地方。

(1)二氧化碳灭火器。适用于贵重药品、易燃药品、精密仪器、油类、电器设备等火灾；但不能用于扑灭金属钾、钠、镁、铝等物质火灾。注意：使用时，不能直接用手抓住外壁或金属连线管，以防止手被冻伤。

(2)泡沫灭火器。适用于扑救油类、易燃液体的火灾；因含水故不能扑救忌水物质和带电物质的火灾。使用手提式泡沫灭火器灭火时，应始终保持倒置状态，否则会中断喷射。

(3)四氯化碳灭火器。适用于扑灭电器设备和贵重仪器设备的火灾；不能扑救金属钾、钠、镁、铝、乙炔、乙烷、二硫化碳等的火灾。四氯化碳毒性大，使用者要站在上风口，在室内灭火最好戴上防毒面具，灭火后要及时通风。

（4）干粉灭火器。适用于扑救石油产品、有机溶液和电器设备等的火灾。

（5）1211灭火器。适用于扑救各种油类、可燃气体和电器设备等初起的火灾。

## （三）灭火沙箱

沙子一般采用细河沙，并配备必要的铁铲、水桶等消防工具置于沙箱旁。沙子适用于盖熄少量易燃液体及不能用水或液体灭火器来扑救的物质。

## 四、灭火器的选择

当药品仓库不慎发生火灾时，除按一般消防措施切断电源、搬移可燃物外，还必须根据药品的特性，采取相应的灭火方法。

用水灭火是最普通的方法，但药品不同于一般产品，不能一概用水灭火。遇水能分解、燃烧或爆炸的药品如钾、钠等着火，不能用水扑救，否则会使火势扩大、燃烧更为剧烈甚至爆炸。比水轻又不溶于水的易燃液体如乙醚、松节油等，若用水扑救时，则易燃液体浮于水面，随漂流而扩大火灾，故应用沙土或二氧化碳灭火器、泡沫灭火器等扑救。酒精虽能与水混溶，但也不宜用水扑救。贵重药品着火时，可用二氧化碳灭火器扑救，但应注意空气流通，防止窒息，以保证消防人员安全。一般情况下，对于药品仓库发生的小型火灾最好使用沙土或灭火器等扑救，这样既安全，又可避免因大量用水而影响其他药品的包装和质量。

## （一）火灾种类的划分

仓库火灾种类应根据物质及其燃烧特性划分为以下几类：

（1）A类火灾：指含碳固体可燃烧物，如木材、棉、毛、麻、纸张等燃烧的火灾。

（2）B类火灾：指甲、乙、丙类液体，如汽油、煤油、柴油、甲醇、乙醚、丙醇等燃烧的火灾。

（3）C类火灾：指可燃气体，如煤气、天然气、甲烷、丙烷、乙炔、氢气等燃烧的火灾。

（4）D类火灾：指可燃金属，如钠、钾、镁、钛、锆、锂、镁铝合金等燃烧的火灾。

（5）带电火灾：指带电物体燃烧的火灾。

## （二）灭火器的选择

灭火器的选择应主要考虑以下因素：

(1)灭火器配置场所的火灾种类。应根据配置场所的性质以及其中可燃物的种类，判断可能发生的火灾种类，然后确定选择何种灭火器，见表2.4.1。

表2.4.1 灭火器适用性

| 火灾类型 | 水型 | | 干粉 | | 泡沫型 | 卤代烷型 | | 二氧化碳 |
|---|---|---|---|---|---|---|---|---|
| | 清水 | 酸碱 | 磷酸铵盐 | 碳酸氢钠 | 化学泡沫 | 1211 | 1301 | |
| A 类火灾系指含碳固体可燃烧物，如木材、棉、毛、麻、纸张等燃烧的火灾 | 适用 | | 适用 | 不适用 | 适用 | 适用 | | 不适用 |
| | 水能冷却，并穿透燃烧物而灭火，可有效防止复燃 | | 粉剂能附着在燃烧物的表面层，起到窒息火焰作用，隔绝空气，防止复燃 | 碳酸氢钠对固体可燃物无黏附作用，只能控火不能灭燃 | 具有冷却和覆盖燃烧物表面，与空气隔绝的作用 | 经过试验证明，卤代烷具有扑灭 A 类火灾的能力 | | 灭火器的二氧化碳少，无液滴，全是气体，对 A 类火灾基本无效 |
| B 类火灾系指甲、乙、丙类液体，如汽油、煤油、柴油、甲醇、乙醚、丙酮等燃烧的火灾 | 不适用 | | 适用 | 适用 | 不适用 | 适用 | | 适用 |
| | 水流冲击油面，会激溅油火，致使火势蔓延，灭火困难 | | 干粉灭火剂能快速窒息火焰，还有中断燃烧过程的连锁反应的化学活性 | 干粉灭火剂能快速窒息火焰，还有中断燃烧过程的连锁反应的化学活性 | 覆盖燃烧物表面，与空气隔绝，可有效灭火。但由于极性溶剂破坏泡沫，故不适用 | 卤代烷灭火剂能快速窒息火焰，抵制燃烧连锁反应，而中断燃烧。灭火不污染、不损坏设备 | | 二氧化碳窒息灭火，不留残渍，不损坏设备 |

(2)灭火的有效程度。注意不同类型的灭火器对灭同一种火灾时灭火效果的差异。

(3)对保护药品的污损程度。如果被保护物品不能被污损，则应选择灭火后无污损的灭火器，如二氧化碳灭火器、1211 灭火器等。

(4)设置点的环境温度。要求灭火器设置点的环境温度必须在灭火器使用温度范围内，以确保灭火器的灭火性能和安全。

(5)使用灭火器人员的素质。考虑使用灭火器人员的性别、身体状况等方面的差异，合理确定灭火器的规格和类型。

在选择灭火器时，考虑到使用人员操作方便并有利于平时进行灭火训练，提高灭火操作熟悉程度。同时，为了方便灭火器的管理和维修，规定在同一灭火器配置场所，当选用同一类型灭火器时，宜选用操作方法相同的灭火器。

在同一灭火器配置场所，当选用两种或两种以上类型灭火器时，应采用灭火剂相容的灭火器，防止因灭火剂选用不当而降低灭火效力。

## 任务五 药品仓库经济指标与设备管理

药品仓库经济指标管理是仓储业务管理的核心。仓库为了适应经济核算的需要，制定了费用率指标、利润指标等一系列与业务和经营活动相对应的指标。

### 一、药品仓库经济指标管理

#### (一)仓库成本核算

仓库成本的计算范围一般包括仓储持有成本、订货成本、缺货成本、在途库存持有成本等几个方面。

1. 仓储持有成本

为了保持适当的库存而发生的成本，它包括资金占用成本、仓储维护成本、仓储运作成本、物品损耗成本四个方面。

2. 订货成本

企业为了实现一次订货而进行的各种活动的费用，包括处理订单的差旅费、办公费、常设机构的基本开支等支出。

3. 缺货成本

由于库存供应中断而造成的损失。

4. 在途库存持有成本

入库在途商品和出库在途商品，在途商品应是库存商品的一部分。

#### (二)仓储成本控制

仓储成本控制的目的是实现仓储成本合理化。

1. 仓储成本合理化

1)仓储低成本

确保物流总成本最小，在不影响其他环节的前提下，仓储成本最小。

2)仓储高效率

在进出库时间、装卸车时间、货物周转率、仓容利用率、破损率、差错率等指标上，做到"快进、快出、高利用、保管好"。

3）仓储优服务

用较低的成本做到仓储服务项目多、服务质量优。

2. 仓储成本不合理的表现

1）仓储时间过长

仓储时间从两方面影响：一方面是经过一定时间的储存，这些存货时间增殖；另一方面是经过一定时间的储存，存货变坏、变质等有形损失及存货的贬值、过期失效等无形损失也会随之增加。

2）仓储数量不合理

仓储数量的大小要影响仓储功能实现的效果，仓储数量应有一个最佳的经济储量，仓储数量过高或过低都不合理。

3）仓储条件不足或过剩

仓储条件不足，仓储条件不能满足仓储货物要求，往往造成存储货物的损失；仓储条件过剩，主要是仓储条件大大超过了需求，从而使仓储货物过多地负担仓储成本，造成不合理的费用。

4）仓储结构失衡

仓储结构失衡主要有三方面：①仓储货物的品种、规格等失调；②仓储物品的各个品种仓储期限、数量失调；③仓储地点选择不合理。

3. 实行库存分类管理

库存分类管理的基本方法有 ABC 分类法和 CVA 法。

1）ABC 分类法

又称帕累托分析法、主次因素分析法，是项目管理中常用的方法。由于它把被分析的对象分成 ABC 三类，所以称为 ABC 分类法。A 类存货品种数少、销售额大，对企业最为重要，需要进行严格管理和控制；C 类存货品种数多、销售额少，对企业的重要性较低，因而被视为不重要的库存；B 类存货品种数和销售额都处于中等，是企业一般重要的库存。对于这类库存的管理强度介于 A 和 C 之间，即对金额较高的 B 类存货按 A 类存货进行管理，对金额较低的 B 类存货按 C 类存货管理。

2）CVA 法

由于 ABC 分类法中的 C 类不受足够的重视，所以往往导致生产停工。为了对 ABC 分类法进行有益的补充，引入了 CVA 法，又称"关键因素分析法"。它将货物分为最高优先级、较高优先级、中等优先级、较低优先级四个等级。

（1）最高优先级：生产经营中的关键性存货，不允许缺货。

(2)较高优先级：生产经营中的基础性存货，但允许偶尔缺货。

(3)中等优先级：生产经营中比较重要的存货，允许合理范围内的缺货。

(4)较低优先级：生产经营中需要的、但可以替代的存货，允许缺货。

 案例分析

库存为何不断增多？

许多公司的存货不断增多，表面上营业额屡创新高，但获利却不见增加。到了年终看到财务报表时，就知道原因了。因为"赚的钱都堆在了存货上"。从财务的角度来看，存货是资产，但是从另一个角度来看，存货也可能是负债。因为购入的药品在库房里积压时间过长，企业就必须以现金支付所发生的原料、人工和其他费用。若企业缺乏现金，就必须向银行或使用其他渠道借款来支付。因此过多存货可以视为负债。

[分析]存货会增加的原因有很多，它是由许多功能部门经年累月造成的，常见的有以下原因：

(1)一次采购的批量太大，超出当时所需。

(2)需求的变动太大，包括预测不准，客户订单变动太大。

(3)供料商的交货期太长，必须提前准备。

(4)产品寿命周期短。

(5)仓储账不准，账物不符。

## (三)仓储效益、效率与质量分析指标

对仓储的效益、效率与质量分析指标可以从库容利用、存货周转、成本效益、作业质量等几个方面进行分析。

1. 仓容利用指标

仓容是仓库容量的简称，由仓库的面积与高度或载重量所构成。

储位容积使用率 = 平均库存总体积/储位总容积

储位面积使用率 = 储位使用面积/储位总面积

单位面积保管量 = 平均库存量/可保管面积

单位面积周转量 = (入库量 + 出库量)/可保管面积

2. 存货周转指标

仓库流量 = 入库量 + 出库量

仓库流量与存量比率 = 仓库流量/平均库存量

存货周转次数＝计算期出货量/计算期平均库存量

存货周转天数＝计算期平均库存量/计算期日均出货量

反映存货周转速度的指标有存货周转次数和存货周转天数。存货周转次数用来说明计算期内存货周转的次数，周转次数越多，则存货周转速度越快。存货周转天数用来说明存货周转一次所需的天数，周转天数越多，则存货周转速度越慢。但存货周转率过高，也说明了仓储管理方面存在其他问题，如存货水平太低，甚至经常缺货，或者采购次数过于频繁、进货批量太小等。

3. 仓储成本效益指标

仓储成本率＝仓储成本/物流总成本

仓储费用率＝仓储费用额/平均库存额

4. 仓储作业质量指标

存货完好率＝商品完好量/平均库存商品量

存货损坏率＝商品损坏量/平均库存商品量

出入库差错率＝出入库误差额/出入库总量

## (四)药品的盘点与损耗

盘损率＝盘损金额/(期初库存＋本期进货)

物品损耗率＝损耗量/入库总量

药品在储存的过程中因本身性质、自然条件的影响造成重量损失或质量下降，损耗有可以避免的人为因素，也难免有自然损耗。药品的盘点是为了能及时掌握库存的变化情况，避免发生短缺和长期积压，保证账、卡、物相符的重要手段。常用的盘点形式有：

1. 永续盘点

保管员对收发药品盘点一次，以便及时发现问题。

2. 循环盘点

根据药品性质特点分轻重缓急制定计划，然后按计划逐日盘点。

3. 定期盘点

在月末、季末、年中、年末按计划全面清查。

4. 重点盘点

根据季节变化或工作需要，为特定目的进行盘点。

商品的盘点一般都是盘损，即实际值小于账面值。但只要盘损在规定范围内即为正常。对盘点发现的问题要彻底查明原因，迅速采取措施进行防止和处理。

## 二、仓库设备管理

仓库除主体建筑外，一切进行仓储业务所使用的设备、工具、用品和仓库管理系统，统称为仓库设备。仓库合理配置各种软硬件设备，对提高劳动效率、减轻劳动强度、缩短药品进出库时间、改进药品堆码、维护药品质量、充分利用仓容和降低保管费用等，均有重要作用。

### (一)GSP 对仓库设备管理的要求

GSP 规定库房应当配备以下设施设备：

(1)药品与地面有效隔离的设备。

(2)避光、通风、防潮、防虫、防鼠等设备。

(3)有效调控温湿度及室内外空气交换的设备。

(4)自动监测、记录库房温湿度的设备。

(5)符合储存作业要求的照明设备。

(6)用于零货拣选、拼箱发货操作及复核的作业区域和设备。

(7)包装物料的存放场所。

(8)验收、发货、退货的专用场所。

(9)不合格药品专用存放场所。

(10)经营特殊管理药品符合国家规定的储存设施。

经营中药材、中药饮片的企业，应当有专用的库房和养护工作场所，直接收购地产中药材的企业，应当设置中药样品室。经营冷藏、冷冻药品的企业，应当配备以下设施设备：与其经营规模和品种相适应的冷库，经营疫苗的应当配备两个以上独立冷库；用于冷库温度自动监测、显示、记录、调控、报警的设备；冷库制冷设备的备用发电机组或者双回路供电系统；对有特殊低温要求的药品，应当配备符合其储存要求的设施设备；冷藏车及车载冷藏箱或者保温箱等设备。

### (二)仓库设备的种类

仓库设备的种类繁多，按其主要用途和特征可以分为硬件和软件两大类。

1. 硬件种类

(1)装卸搬运设备。仓库用来提升、堆码、搬运药品的机械设备。

(2)保管设备。一类是苫垫用品，货场上存放的药品，一般要上盖下垫；库房内的货垛需要垫垛，以通风隔潮。另一类是存货用具，包括货架、货橱等。

(3)计量设备。一类是称量设备，各种磅秤、杆秤、天平、台秤、自动计数机等；一类是库内量具，包括直尺、卷尺、卡钳等。

(4)储存与养护设备。检测调节温湿度的设备，如空调、除湿机、温湿度检测仪等；通风照明保暖设备；防鼠、防虫、防鸟设备；特殊管理药品、贵重药品保管设备，如铁栅栏、保险柜等。

(5)劳动防护用品。工作服、安全帽、坎肩、围裙、胶鞋、绝缘手套、口罩、防毒面具等。

(6)其他用品及工具。扳手、螺丝改锥、电工刀、剪刀等。

2. 软件种类

仓储软件包括内容有制度与记录两大类。一般而言，制度应包括规则、职责、标准、程序四个方面，而记录和凭证是用来证实制度的执行情况。其中规则是一般"能做什么"和"不能做什么"的规定，具有强制性。职责是指某项职位应完成某项任务的责任。标准是衡量事物的准则，是依据科学技术和实践经验确定的实际活动应达到的基本限度。程序规定了如何处理重复发生的例行问题的标准方法。

1)质量管理制度

仓库质量管理的制度主要有：药品保管、养护和出库复核的管理制度，有关记录和票据的管理制度，特殊药品和贵细药品管理制度，效期药品、不合格药品和退货药品的管理制度，质量事故、质量查询和质量投诉的管理制度等。

2)质量程序文件

为落实各项质量管理制度，做好仓储保管工作，仓库还应有：药品储存、养护质量的操作程序，药品出库复核质量控制程序，药品销后退回的处理程序，不合格药品的确认和处理程序，分装中药饮片的程序，药品拆零和拼装发货的程序，药品配送的程序和药品购进、退出的程序等。

3)管理记录、凭证、台账

仓库常用的质量记录有温湿度记录、养护设备使用记录、药品在库养护检查记录、药品出库复核记录；凭证包括近效期药品催调表、不合格药品申报表、药品养护档案表、退货通知单；台账包括不合格药品台账、退货退回药品台账、中药饮片分装记录等。

4)计算机管理系统

企业应当采用计算机系统对库存药品的有效期进行自动跟踪和控制，采取近效期预警及超过有效期自动锁定等措施，防止过期药品销售。有关人员应当按照操作规程，通过授权及密码登录后方可进行数据的录入、修改、保存等操作或者复核；数据的更改应当经质量管理部门审核并在其监督下进行，更改过程应当留有记录以保证数据原始、真实、准确、安全和可追溯。企业计算机系统应当符合以下要求：①有支持系统正常运行的服务器和终端机；②有安全、稳定的网络环境，有固定接入互联网的方式和安全可靠的信息平台；③有实现部门之间、岗位之间信息传输和数据共享的局域网；④有药品经营业务票据生成、打印和管理功能；⑤有符合本规范要求及企业管理实际需要的应用软件和相关数据库。

计算机系统运行中涉及企业经营和管理的数据应当采用安全、可靠的方式储存并按日备份，备份数据应当存放在安全场所，记录类数据的保存应当符合相关要求。

### (三)仓库设备的管理

仓库设备管理要求做到"有条不紊、使用方便、精心养护、检修及时、不丢不损、专人专管、职责分明、账物相符"等内容。仓库设备在使用时要注意合理地选择设备，遵守操作规程和相关规则制度；合理负荷按核定标准使用；持证上岗；做好日常维修保养，管理人员要随时了解设备的运转情况，及时做好对设备的清洁、保养、润滑、调整、防腐检查等工作。

## 实训(一)——药品质量入库验收

### 一、目的

保证入库验收数量准确，质量完好，防止不合格药品和不符合包装规定的药品入库。

### 二、程序

(一)药品到货后，由仓库保管员负责将药品存放于待验库(或区)，核实到货药品是否为所定企业药品，并核对到货药品的数量。

(二)业务购进部门或仓储部门开具入库质量验收通知单，通知质量验收人员进行质量验收。

(三)质量验收人员依据入库质量验收通知单或到货药品随货同行凭证，对药品进行抽样检查验收，在入库凭证上注明验收结论并签章。

(四)质量验收人员将药品连同入库凭证交仓库保管员，保管员对药品进行核实后，同验收员办理入库手续。

（五）质量验收人员根据药品验收实际情况，做好质量验收记录。

## 三、要求

### （一）验收的主要内容

1. 药品验收的基本要求

按照法定标准和合同规定的质量条款对购进、销售后退回药品进行逐批号验收，同时对药品包装、标签、说明书及有关要求的证明和文件进行逐一检查。

2. 检查文件

验收药品时，除对药品包装、标签、说明书内容进行验收外，还应检查其他有关药品质量、药品合法性的证明文件。

3. 药品质量检查项目

对购进药品及销售后退回药品进行质量检查时，除了包装、标签、说明书及有关证明文件外，对质量有怀疑或性质不稳定的药品应进行外观质量抽查，检查时可以《中华人民共和国药典》2020 年版附录规定的制剂性状为基本依据，同时注意制剂变质的有关性状。对内在质量有怀疑时，应送省（市）食品药品监督管理机构确定。

4. 包装质量检查

1）外包装检查内容

包装箱是否牢固、干燥；封签、封条有无破损；包装箱有无渗液、污损。外包装上应清晰注明药品名称、规格、生产批号、生产日期、有效期，储藏、包装图示标志、标准文号及运输注意事项或其他标记，如特殊管理药品、外用药品、非处方药标识等，有关特定储运图示标志的包装印刷应清晰，危险品必须符合危险品包装标志要求。

2）内包装检查内容

容器应用合理、清洁、干燥、无破损；封口严密；包装印字应清晰，瓶签粘贴牢固。

5. 包装标签和说明书检查

药品包装必须按照规定印有或者贴有标签并附有说明书。标签或者说明书上必须注明药品的通用名称、成分、规格、生产企业、批准文号、产品批号、生产日期、有效期、适应证或者功能主治、用法、用量、禁忌、不良反应和注意事项。对安瓿、注射剂瓶、滴眼剂瓶等因标签尺寸限制无法全部注明上述内容的，应至少标明品名、规格、批号三项；中药蜜丸蜡壳上须至少注明药品名称。

6. 产品合格证

药品的每个整件包装中，应有产品合格证；合格证的内容一般包括药品的通用名称、规格(含量及包装)、生产企业、生产批号、化验单号、检验依据、出厂日期、包装人、检验部门和检验人员签章。

7. 进口药品

(1)应有《进口药品注册证》或《医药产品注册证》《进口药品检验报告书》或《进口药品通关单》。

(2)进口药品包装应附有中文说明书。

(3)进口预防性生物制品、血液制品应有《生物制品进口批件》复印件。

(4)进口药材应有《进口药材批件》复印件。

(5)以上文件均加盖供货单位质量管理机构复印章。

8. 检验报告书

首营品种的首批到货药品入库验收时，应有生产企业同批号药品的检验报告书。

9. 验收

对销售后退回的药品，无论何种退货原因，均应按规定的程序逐批验收。鉴于销售后退回药品物流过程的特殊情况，为有效地发现非正常原因引起的意外质量问题，对销售后退回药品的质量验收，应重点核实退回药品是否为本公司销售出的药品、加大抽样量、必要的外观检查等。

10. 中药材

(1)中药材应有包装，并附有质量合格的标志。

(2)中药材每件包装上应标明品名、产地、发货日期、供货单位。

(3)中药饮片每件包装上应标明品名、生产企业、生产日期等。其标签必须注明品名、规格、产地、生产企业、生产日期。

(4)实施批准文号管理的中药材，在包装上应标明批准文号。

(二)验收方法

1. 抽样的原则

验收抽样的样品应具有代表性，即必须保证抽取的样品能够准确反映被验收药品的整体质量状况。企业应按科学、效益、可行的原则，结合经营单位的实际情况，制定切实可行的抽样方法，确保药品验收工作的有效开展。

2. 抽样数量

可以按照以下推荐方法进行抽样。

1）抽取件数

①不足 2 件时，应逐件检查验收；

②50 件以下抽取 2 件；

③50 件以上，每增加 50 件，增加抽取 1 件。

2）抽取最小包装数

①每件整包中抽取 3 件（至少 3 件）最小包装样品验收；

②发现外观异常时，应加倍抽样。

3. 抽样步骤和方法

1）抽样步骤

①按验收改批号药品实物总件数计算抽取件数；

②按计算抽取件数抽取样品。

2）抽样方法

①整件样品的抽取。按药品堆垛情况，以前上、中侧、后下的堆码层次相应位置随机抽取。

②最小包装药品的抽取。每件从上、中、下的不同位置随机抽取。

③开启最小包装验收时，应在养护室内进行。开启后，包装不能复原的，不能再作为正常药品销售。

④抽样验收完毕后，应将被抽样验收的药品包装箱复原、封箱并标记。

4. 特殊管理药品

5. 销售后退回药品

销售后退回药品应凭业务销售部门开具的退货凭证收货、验收。

## （三）验收结果的判定

（1）验收人员按规定验收合格的药品，可直接判定合格结论并签章。

（2）凡判定为不合格或判定有疑问时，应报质量管理机构确定。

（3）直接判定为不合格药品的情况：

①未经药品监督管理部门批准生产的药品。

②整件包装中无出厂检验合格证的药品。

③标签、说明书的内容不符合药品监督管理部门批准范围、不符合规定、没有规定标志的药品。

④购自非法药品市场或生产企业不合法的药品。

⑤外观性状与合格品有明显差异的药品。

⑥内外包装有明显破损、封口不严的药品。

## 四、记录

质量验收记录的内容应有供货单位、数量、到货日期、品名、剂型、规格、批准文号、产品批号、生产厂家、有效期、质量状况、验收结论和验收人员等项内容；销售后退回药品验收记录还应包括退货原因、处理措施等内容。

### 药品入库验收记录表

库房号：_____

| 验收日期 | 供货单位 | 开票日期 | 发票号 | 品名（剂型） | 规格 | 厂牌 | 批准文号 | 有效期 | 单位 | 数量 | 质量情况 | 验收结论 | 验收人 | 备注 |
|---|---|---|---|---|---|---|---|---|---|---|---|---|---|---|
| | | | | | | | | | | | | | | |
| | | | | | | | | | | | | | | |
| | | | | | | | | | | | | | | |
| | | | | | | | | | | | | | | |
| | | | | | | | | | | | | | | |

注：1. 厂牌不宜只填写地名。

2. 如有批准文号和注册商标，在该栏下打"√"或填写"有"或"无"即可。

3. 有效期不宜写×年，而应该写失效终止日期，有效期至×××年××月。

4. 验收无质量问题的药品，在质量情况栏填写"合格"二字即可。在药品入库验收记录上务必区分药品、非药品，单独记录。

5. 验收进口药品可在备注栏填《进口药品注册证》和《进口药品检验报告书》编号。务必另设进口药品验收记录等。

6. 验收结论填"可收"或"拒收"。

· 小组点评 ·

教师根据各组总分及操作实践活动，点评本次活动课的重点难点、成绩不足、评出小组优胜者，并记入平时实训考核技能成绩。

# 实训（二）——药品仓库设备及仓库管理

## 一、目的

熟悉药品仓库的设备管理。掌握常用温湿度计使用方法、温湿度计的设置、检查、记录及温湿度超标采取的措施。掌握药品分区分类储存的方法及仓库的色标管理。

## 二、程序

### (一)仓库设备管理

仓库设备管理要求"有条不紊、使用方便、精心养护、检修及时、不丢不损、购置有计划、领取有手续、设备专人管、职责分明、账物相符"。

### (二)温湿度的观察与调节

对药品应按其性能和温湿度要求，利用仓库现有条件和设备，采取密封、避光、通风、降温、除湿等一系列养护方法，调控温湿度，防止药品发生质量变异。

### (三)药品储存管理

能按照分区分类货位编号的方法对药品进行分类管理。掌握药品的堆垛方法。

### (四)色标管理

能根据色标判断药品区域或根据区域说出色标颜色。

## 三、要求

### (一)设备管理

在使用设备时应做到：遵守操作规程和相关的规章制度；合理负荷按额定标准使用；做好设备的清洁、润滑、调整、防腐、安全检查。

### (二)温湿度计使用方法

1. 使用方法

对常用的温湿度计(普通温度计、最高最低温度计、干湿球温度计、毛发湿度计等)能正确使用、准确读数、记录。在观测时视线与液面保持水平,不要接触温度计的感应部分;测量多个位置时,每换一个位置等 15min 左右再读数。

2. 设置

1)库房内

应该悬挂在每栋库房的中央走道(空气流通),其高度应距离地面 1.5m 左右为宜,不能把温湿度仪悬挂在门窗附近。

2)库房外

放在百叶箱内,设置在库房外比较空旷的地方,距离地面 2m,箱门应朝正北,百叶箱的内外均匀涂上白色油漆。

### (三)药品储存管理

(1)根据药品性质、剂型、储存要求对库房药品分区分类进行货位安排。

(2)药品与非药品、内服药与外用药、易串味药与其他药品、中药材、中药饮片与其他药品应分开存放;特殊管理药品与贵细药材实行专库存放,双人双锁保管,转账记录。

(3)按照安全、方便、节约、高效的原则,正确选择仓位,合理使用仓容,"六距"正确,堆码规范、合理、整齐、牢固,无倒置现象。搬运和堆垛药品应严格遵守药品外包装图示标志的要求,规范操作。

(4)学会直码法、压缝法、通风法、屋脊法的堆码方式。能按照药品外包装特点和堆垛要求码出合适的药垛,使药垛稳固,便于点数和发货。

### (四)色标管理

在库药品实行色标管理,待验药品库(区)、退回药品库(区)为黄色;合格药品库(区)、零货称取库(区)、待发药品库(区)为绿色;不合格药品库(区)为红色。或合格品区、发货区、中药零货称取区用绿色线围起来,待验区、退货区用黄色线围起来,不合格品区用红色线围起来。在实训过程中能根据货垛或货区的类别设计出色标或用相应的线围起来。

## ☆ 目标检测 ★

**一、单项选择题**

1. 下列( )属于影响药品化学稳定性的因素。

　　A. 熔化性　　　　　　　　　B. 水解性

　　C. 挥发性　　　　　　　　　D. 风化性

2. 药品验收记录应( )。

A. 保存 1 年

B. 保存 3 年

C. 保存至超过药品有效期 1 年，但不得少于 3 年

D. 保存至超过药品有效期 1 年，但不得少于 2 年

3. 对销后退回药品的验收正确的是(    )。

    A. 检查药品外包装

    B. 检查药品内包装

    C. 检查药品标签、说明书

    D. 按进货验收的规定验收，必要时抽样送检验部门检验

4. 验收进口药品时，不符合要求的是(    )。

    A. 包装和标签应以中文注明药品的名称、主要成分

    B. 包装所附的说明书为外文说明书

    C. 用中文注明"进口药品注册证书"

    D. 用中文注明"医药产品注册证号"

5. 应实行双人验收入库制度的药品是(    )。

    A. 注射剂                        B. 外用药品

    C. 内服药品                    D. 麻醉药品

6. 药品养护的基本原则是(    )。

    A. 分区分类                   B. 正确堆垛

    C. 以防为主                   D. 安全消防

## 二、多项选择题

1. 药品在库检查的内容包括(    )。

    A. 药品的外观质量             B. 库房温湿度

    C. 货垛间距                   D. 养护设备的运行状况

    E. 库房防鼠状况

2. 影响药品稳定性的因素包括(    )。

    A. 日光                          B. 空气

    C. 温度                          D. 湿度

    E. 时间

3. 下列品种宜重点养护的是(    )。

    A. 首营品种                   B. 质量形状不稳定的品种

    C. 销售量大的品种             D. 储存时间长的品种

    E. 近期内发生过质量问题的品种

4. 下列药品包装的标签必须印有规定的标识和警示说明的是(    )。

    A. 麻醉药品                   B. 精神药品

C. 医疗用毒性药品 　　　　　　D. 放射性药品

E. 外用药品

5. 医药商品经营企业药品出库发货的原则是(　　)。

A. 针剂先出 　　　　　　B. 先产先出

C. 量多先出 　　　　　　D. 近期先出

E. 按批号发货

6. 药品储存保管严格执行双人双锁管理制度的是(　　)。

A. 放射性药品 　　　　　　B. 二类精神药品

C. 麻醉药品 　　　　　　D. 不合格药品

E. 毒性药品

7. 药品的堆垛存放应符合要求,需分开存放有(　　)。

A. 不同批号的药品 　　　　　　B. 内服药与外用药

C. 易串味药品 　　　　　　D. 性质相抵触的药

E. 名称易混淆的药

## 三、简答题

1. 简述物流管理的发展。

2. 简述药品仓库的布局。

3. 简述常用的消防设备有哪些。

# 项目三　药品温湿度与质量变质

 学习目标

熟悉假药与劣药概念；

熟悉温度的测定方法及影响；

掌握湿度的控制及测定方法；

掌握温湿度的变化规律；

理解药品质量变质的影响因素；

理解不同剂型的储存条件。

## 任务一　假药与劣药

### 一、假药的界定

根据 2020 版《中华人民共和国药典》规定，有下列情形之一被认定为假药：

(1)药品所含成分与国家药品标准规定的成分不符。

(2)以非药品冒充药品或者以他种药品冒充此种药品。

(3)变质的药品。

(4)药品所标明的适应证或者功能主治超出规定范围。

### 二、劣药的界定

根据 2020 版《中华人民共和国药典》规定，有下列情形之一被认定为劣药：

(1)药品成分的含量不符合国家药品标准。

(2)被污染的药品。

(3)未标明或者更改有效期的药品。

（4）未注明或者更改产品批号的药品。

（5）超过有效期的药品。

（6）擅自添加防腐剂、辅料的药品。

（7）其他不符合药品标准的药品。

## 三、为生产、销售假劣药提供运输、保管、仓储等便利条件的主体应承担的法律责任

根据《药品管理法》规定，知道或者应当知道属于假药、劣药或者124条第一款第一项至第五项的药品，而为其提供储存、运输等便利条件，没收全部储存、运输收入，并处违法收入一倍以上五倍以下的罚款；情节严重的，并处违法收入五倍以上十五倍以下的罚款；违法收入不足五万元的，按五万元计算。

# 任务二　温湿度对药品的影响

## 一、温度的变化规律

### （一）温度的基本知识

温度是表示空气冷热程度的物理量。空气温度、库房温度是在药品储存时常见的表示冷热程度的物理量。库温会随空气温度的改变而改变。

1. 空气温度

简称气温，是表示空气冷热程度的物理量。气温来源于太阳辐射的热能。太阳通过短波辐射把热能传播到地球表面，地面接收到入射的太阳辐射后，以长波的辐射形式把热能传给近地面的空气，加热近地面的空气，使地面温度升高。反之，地面温度就逐渐降低。如此地面空气就有了冷热之分。日常生活中，我们所说的气温系指距离地面高度1.5m处的空气温度。因为这高度在人类生产活动的一般范围之内，而且在此高度的气温也基本脱离了地面温度振幅大、变化剧烈的影响。为了防止测温仪器受到太阳直接辐射和外界风沙、降水的影响，保证测得空气的真实温度，通常把仪器安置在特制的四面通风的百叶箱里。

2. 库房温度

库房温度系指库房单位体积内空气的冷热程度。库房内温度的变化通常要比气温晚1~2h，同时温度变化幅度相应减小。这是因为受到库房建筑物（如墙壁、

窗户、屋顶)的影响,影响的程度由库房建筑的结构、建筑物隔热的效果等因素决定。同时,储存商品也会影响库内温度。例如,商品所含水分的蒸发要吸收空间热量,使空间温度有下降趋势;反之,储存药品若吸收水汽就要放出热量,使空间温度有上升趋势。

### (二)常用的温度计和使用方法

#### 1. 温度计(表)

温度计的感应材料通常为水银和酒精,因此常用温度计的种类有水银温度计和酒精温度计两种。它们都是根据热胀冷缩原理制成,用于测量空气温度的仪器。水银温度计测量的最低温度为 $-36℃$。酒精温度计可以测量低于 $-36℃$ 的温度值。

(1)正确读数:测量时,视线保持与温度计毛细管内液面相平,与液面在同一平面上的刻度即为所测温度;读数时,先读小数,后读整数,精确到小数点后一位数字。例如,零上 20.8 摄氏度,记录为 20.8℃;零下 10.5 摄氏度,记录为 $-10.5℃$。我国使用的是摄氏温标,因此记录时也可省略"℃"。

(2)避免视差与外界影响:测量时,视线、温度计液面及刻线应在同一平面上;不要碰触温度计的感应球。用同一个温度计测量多个测定点的温度时,温度计每测量一个位置,都要将其放置在新测定点 15~30min 后再读数。

(3)温度计的订正、校正:在使用时,温度计要根据出厂检定证上的订正值进行订正。

$$正确值 = 观测值 + 订正值(\pm)$$

为避免温度计在使用时出现误差,应将其定期送至专门机构(如技术监督局)进行校正(通常要求每年至少校正一次)。

#### 2. 最高温度计

最高温度计的感应材料为水银。日常使用的体温计就是一种最高温度计。由于特殊的构造,当被测物达到最高温度时,水银柱示数不会因环境温度的降低而下降。

在最高温度计正中底座上,有一玻璃针,其上端嵌入内管,使水银升降时在此处形成一狭窄区段(或将这段毛细管做得相对狭窄)。当温度上升时,球部水银膨胀,迫使水银挤过狭窄管部上升。当温度下降时,水银收缩但不能产生足够的压力通过狭窄处回到球部,水银柱断开。如此,温度计就保持了过去一段时间内感应到的最高温度。

由此可知,最高温度计是专门测量经过一定时间间隔的最高温度,一般设置在库区百叶箱内，测量库区每日的最高温度。

最高温度计因观测要求，需要每日进行调整。其操作方法如下：首先观察最高温度计的示数，然后手握最高温度计的中部，球部向下，向体外伸出约30°甩动，由于离心力作用，狭窄区段以上的水银回落到球部，示数随之下降，直至与水银温度计当时的示数相同为止。

3. 最低温度计

最低温度计的感应材料为酒精，其毛细管内有一个能够移动的哑铃棒。当温度上升时，酒精可绕过哑铃棒向前移动，而哑铃棒却不动；当气温下降时，酒精柱收缩，哑铃棒被酒精表面张力所牵引，使酒精柱向球部收缩。这样，哑铃棒只能下降不能上升。所以，哑铃棒远离球部一端的示数，就是过去一段时间内的最低温度。

最低温度计通常设置在库区百叶箱内，测量库区每日的最低温度。每日观察后进行调整的操作方法如下：取最低温度计，读数，记录最低温度，然后将其球部托起，将温度计倒置，使哑铃棒滑到酒精柱顶端为止，放回原处。

4. 电子式温度计

电子式温度计是将温度传感器采样得到的温度参数转换成电信号，通过串口在 PC 的界面显示出来，就可以直接测量温度，得到温度的数字值并显示出来，既简单方便又直观准确。

### (三)温度的变化

1. 气温日常变化

在正常情况下，最低气温一般出现在日出前后，最高气温一般出现 13 ~ 14 时(冬季)或 14 ~ 15 时(夏季)。9 时气温上升最快，19 时气温下降最快(图 3.2.1)。日温差：热带 10 ~ 12℃；温带 8 ~ 9℃；南北极 3 ~ 4℃。

图 3.2.1 气温日常变化

### 2. 气温年温差

年最高气温：内陆 7 月，沿海 8 月；年最低气温：内陆 1 月，沿海 2 月（图 3.2.2）。年温差：长江流域 20～30℃；华南地区 10～20℃；华北地区 30～40℃；东北地区 40℃以上。

图 3.2.2 气温年变化

### 3. 库内温度变化

库内温度的变化主要由气温变化影响，但库区的温度变化比外界的变化慢。

(1)1 日中：库内温度主要随气温升降的改变而相应变化。库温最高与最低发生的时间通常比室外气温最高与最低发生的时间延迟 1～2h，但室内温差变化较室外小。

(2)1 年中：室外气温上升季节，库温低于室外气温；室外气温下降季节，库温高于室外气温。

(3)库内温度变化的速度和幅度：库内温度变化的速度和幅度与库房结构和通风情况有关。仓库隔热结构好，相应的库内温度受室外气温影响小，则有利于控制气温。

(4)其他影响因素：库内温度还受到仓库建筑结构、建筑材料、外表面颜色等多种因素的影响。

一般仓库内最高温度比仓库外略低，最低温度比仓库外稍高；夜间仓库温度高于气温，而白天仓库温度低于气温。库内越近房顶温度越高，反之越近地面温度越低；向阳的一面温度偏高，反之背阳的一面温度偏低。靠近门窗处容易受库外温度影响，而库内深处温度较稳定。

药品储藏条件中有关温度的要求，《中华人民共和国药典》(2020 年版)规定如下：

阴凉处：不超过20℃。

凉暗处：避光并且不超过20℃。

冷处：2～10℃。

常温：10～30℃。

除另有规定外，储藏项下未规定储藏温度的一般系指常温。

## 二、湿度的变化规律

### (一)湿度的基本知识

空气中水蒸气含有量的大小，称为湿度。空气中水蒸气含量越大，相应的湿度也越大；反之，湿度就越小。目前，空气湿度的量值常采用两种表示方法。

1. 饱和湿度(最大湿度)

系指在一定温度下，每立方米空气中所含水蒸气的最大量(单位为 $g/m^3$)。

2. 相对湿度

系指空气中实际含有的水蒸气量(绝对湿度)与同温度、同体积的空气饱和水蒸气量(饱和湿度)之比。公式为：

$$相对湿度 = 绝对湿度/饱和湿度 \times 100\%$$

相对湿度是衡量空气中水蒸气饱和程度的一种量值。相对湿度小，表示干燥，水分容易蒸发；相对湿度大，表示潮湿，水分不容易蒸发；当相对湿度达100%时，空气中的水蒸气已达到饱和状态，水分不再继续蒸发；如果空气中的水蒸气超过饱和状态，就会凝结成水珠附着在物体的表面，这种现象叫"水松"或"结露"，俗称"出汗"。

某温度下的饱和湿度随温度的升高而增大。温度升高，饱和水汽变为不饱和水汽；相反，只要把温度降低到一定程度，不饱和水汽可以变为饱和水汽。将空气中的不饱和水汽变成饱和水汽时的温度，称为"露点"。

相对湿度与药品质量关系密切。相对湿度过大，药品容易受潮，发生潮解、长霉、生虫或分解、变质等一系列的变化；但若相对湿度过小，药品又容易发生风化或干裂等情况。根据2013年新修订GSP的要求，各种类型的药品库相对湿度应保持在35%～75%之间，若在35%以下则过于干燥，反之若高达75%以上时则过于潮湿。经验表明，在相对湿度60%的条件下，适宜储存药品。因此，在储存药品的仓库管理工作中，应不断检查、测量仓库内外空气的相对湿度，以便及时采取相应的调节措施。

☆ 思考题 ★

观察冰箱中冷藏的饮料瓶，将其放置在常温环境下，瓶的外壁会出现什么现象？

### (二)常用的湿度计

1. 干湿球湿度计

干湿球湿度计主要用于测量库内的温度及相对湿度，由示度刻度板、干球温度计、湿球温度计、水盂和转筒构成。示度刻度板上有温标标记℃（摄氏度）或℉（华氏度）；干球温度计的示度是当时的气温；湿球温度计与水盂用约 10cm 长的纱布连接，一端包住湿球，一端浸于水盂中；转筒上有相对湿度查算表。

转筒式干湿球湿度计测定相对湿度的操作方法如下：取干湿球湿度计，首先观察温标标记，读取干球温度计及湿球温度计的示数，如以℉标记。由于湿球表面水分蒸发失热，使周围空气温度降低。这样，干球、湿球温度计出现温度示度差值。例如，读取数据得到干球温度计华氏示度 80℉，湿球温度计华氏示度 70℉，干球、湿球温度计的温度示度差值为 10。转动转筒，对准查算表上数字 10，此时湿球温度计示度 70 与转筒上查标表 10 相交的数字，即是当时的相对湿度 55%。在水盂中有水的情况下，干球、湿度温度计示度相等时，相对湿度为 100%。

干湿球湿度计的悬挂位置：一间库房悬挂两个干湿球湿度计。一个悬挂在空气能够适当流通但不靠门窗、墙角的地方，且避免日光直接照射，高度宜在 1.5m 左右，以便管理人员站立平视观测；另一个则悬挂在温度和湿度最差的位置。当发现水银柱内有气泡或中断的情况应立即调换。包裹湿球的纱布应始终保持洁白、柔软和湿润。

干湿球湿度计的测量时间：每日 9:00 及 15:00 各记录一次。

2. 毛发湿度计

通常设置在库区百叶箱内，即使在冬季结冰时，也能够较方便地使用。毛发湿度计由脱脂人发、指针、刻度盘构成。其工作原理是：脱脂毛发随相对湿度从 0~100% 的变化过程，其可伸长的程度达到自身长度的 2.5%（脱脂毛发与指针相连，由于指针的示数可直接读出相对湿度的百分数。其性能稳定，在 0℃ 以下也可以使用，但容易损坏，且精确度不高）。脱脂毛发随湿度变化不是线性关系，因此刻度盘上的刻度是由疏到密。由于脱脂毛发的伸长变化带动指针转动，可以直接从刻度盘上读出相对湿度数据。

毛发湿度计可以直接读数，操作简单，但精确度不高；一般在使用前，应与干湿表在同一条件下测定空气湿度，并进行校正，以便在冬季使用时亦能测得准确的湿度值。

3. 电子式湿度计

电子式湿度计是将湿度传感器采样得到的湿度参数转换成电信号，直接得到测量的湿度数字值，使用方便。但电子式湿度计与干湿球湿度计相比，电子式湿度计会产生老化、精确度下降等问题，长期稳定性和使用寿命不如干湿球湿度计。电子式湿度计需要定期重新进行标定。

✿☆思考题★

温度和湿度是否有一定联系？温度升高，湿度也升高么？想想为什么？

### (三)湿度的变化

1. 室外日变化

(1)绝对湿度：通常情况下，温度低，蒸发强度小，绝对湿度小；反之，温度高，则绝对湿度大。

(2)相对湿度：大气相对湿度与温度的昼夜变化情况相反。

2. 室外年变化

(1)绝对湿度：绝对湿度的年变化主要受温度的影响，与气温变化基本一致。夏季气温高，蒸发旺盛、迅速，绝对湿度大，一年中绝对湿度最高值出现在最热月份(每年的 7~8 月)。冬季气温低，蒸发减慢，绝对湿度小，最低值出现在最冷月份(每年的 1~2 月)。

(2)相对湿度：相对湿度的年变化比较复杂，通常是多雨的季节相对湿度大，晴朗的天气相对湿度小。但各地的地理条件、气温条件和雨季情况差异很大，难以概括出一个具有普遍性的规律。

3. 库内湿度变化

(1)库内相对湿度的变化与库外大气相对湿度的变化规律基本一致。但库内相对湿度的变化幅度比库外的小。

(2)库内相对湿度的变化一般和库内的温度变化相反。库内温度升高，则相对湿度减小；反之，库内温度降低，则相对湿度增大。

(3)库内相对湿度的变化并不完全取决于大气湿度的变化，与仓库的通风情况及仓库结构也有很大的关系。

库内向阳的一面气温偏高，相对湿度往往偏小；反之，阴面相对湿度较大。库房上部气温较高，相对湿度较小；近地面部分气温较低，则相对湿度较大。库房墙角、墙距、垛下由于空气不易流通，相对湿度比较大；而近门窗附近处的湿度易受到库外湿度的影响。冬季气温低，仓库内部温差小，因此仓库内上、下部的相对湿度相差不大。

## 三、温度变化对药品的影响

温度对药品质量具有很大的影响，温度过高或过低都能促使药品变质失效。尤其生物制品、脏器制剂、抗生素等对储藏温度有更高的要求。因此，每一种药品都要求在一定的温度范围内进行储存保管，《中华人民共和国药典》(2020 版)以及其他各国药典对此都作了专项规定。

此外，温度对药品质量的影响还与湿度密切相关。与受潮的药品或其溶液制剂相比，温度对干燥的固体药品影响较小。

总体来说，温度对药品质量的影响分为以下两种情况。

### (一)温度过高的影响

#### 1. 药品变质

一般情况下，随着温度升高，化学反应速度加快。因此，温度的升高可以促进药品氧化、分解、水解、差向异构体等反应的进行，导致药品变质。例如，酚类药品受热后会促进其氧化还原反应的发生；抗生素类药品受热后会加速分解、效价下降致使失效；酯类药品受热后会加速其水解；麦角生物碱类药品受热后能加速其差向异构化；蛋白质类药品遇高温发生变性；硝酸甘油遇高热可立即分解甚至发生爆炸；软膏剂长期受热易酸败变质；糖浆剂温度过高易发酵变酸；动物脏器制剂遇潮热易霉败虫蛀；生物制品置于室温下易失效；过氧化氢溶液遇高温可加速分解甚至爆炸等。这些随温度升高发生的变化最终都会导致药品的变质失效。

#### 2. 药品挥发

温度过高可以促进挥发性的低沸点药品加速逸散，致使其含量改变而影响疗效，如挥发油、樟脑、薄荷脑、乙醇、乙醚、氨水、盐酸、氯仿等。含结晶水的药品受热可加速风化；含芳香性成分的外用贴敷剂失去芳香性成分并失去黏性或胶黏在一起影响药效和使用。

#### 3. 破坏剂型

温度过高容易导致糖衣片熔化粘连，胶囊剂、栓剂粘连变形，软膏剂熔化分层等，导致药品失去原有剂型的作用或难以使用。

### (二)温度过低的影响

一般药品均适宜储存在阴凉处。但温度过低会导致一些药品发生沉淀、冻结、凝固、聚合等反应而变质失效。低温时，容器容易破裂，造成微生物侵入药品而被污染。

1. 药品变质

生物制品应冷藏，但发生冻结后，药品将失去活性。例如，胰岛素注射液久冻后可发生变性；葡萄糖酸钙注射液等过饱和溶液久置冷处易析出结晶而不再溶解；甲醛溶液在9℃以下时能聚合生成多聚甲醛，溶液呈现浑浊或生成白色沉淀；乳剂、凝胶剂等冻结后可发生分层，解冻后往往不再恢复原状。

2. 容器破裂、药品污染

注射液及水溶液制剂在0℃以下的低温时会发生结冻，体积膨胀，致使玻璃容器破裂，特别是装液体制剂的大容量玻璃容器易发生破裂，导致药品被污染。此外，甘油、冰醋酸等在0℃或0℃以下久置亦能凝结成晶块，也会使玻璃容器破裂。

容器破裂或出现裂缝，均会影响药品的密封性能，受细菌污染的机会增大，尤其是无菌和灭菌制剂、易氧化的药品或含有营养成分的药品。故容器破裂后的药品，一般均不应再供药用。

## 四、湿度变化对药品的影响

湿度是空气中最易发生变化的指标，随着区域的不同或气候的变化而波动。通常，我国南方的湿度比北方大；夏季的湿度比冬季大。

水分是化学反应的媒介，湿度增大能促进药品分解变质甚至产生毒性，所以湿度对药品质量有很大的影响。湿度过大，能使药品吸湿而发生潮解、稀释、分解、发霉、变形等；湿度太小，又可以促使药品风化。

1. 潮解

某些易溶于水的药品，能逐渐吸收潮湿空气中的水分，使其部分溶解呈现液状的现象，如氯化钙、水合氯醛、枸橼酸钠、硫代硫酸钠、氯化物、溴化物盐类、干酵母等都易吸湿潮解，影响药品使用时剂量的准确程度，甚至使药品无法使用。

2. 稀释

某些具有吸水性的液体药品，能吸收潮湿空气中的水分，使其原有的浓度发生改变，影响其使用剂量，如甘油、无水乙醇、浓硫酸、浓盐酸、乳酸、单糖浆等。

3. 分解

某些药品置于潮湿的空气中，吸收水分后容易发生分解变质。如碳酸氢钠吸湿后缓缓分解生成碳酸钠，并释放二氧化碳气体，使其碱性增强；阿司匹林吸湿后逐渐水解为醋酸和水杨酸，对胃黏膜的刺激性增大；抗生素类、强心苷类药品吸湿后加速分解，致使疗效降低；维生素 $B_1$ 吸湿后，缓慢分解变色。

4. 发霉

某些药品受潮吸湿后易滋生霉菌，造成发霉变质。如中药饮片、葡萄糖、胃蛋白酶以及某些生物制剂等。

5. 变形

药品吸湿受潮后，可使一些制剂的剂型发生形态改变。如片剂受潮后可因崩解剂的膨胀而使片形增大、疏松碎裂，或产生黏结、变硬而不易崩解；糖衣片吸潮后可溶化粘连；胶囊剂受潮后可软化变形；甘油栓剂受潮后变为不透明，若吸水过多还会发生软化变形。

6. 风化

许多含有结晶水的药品在湿度过小的干燥空气中容易发生风化，如硫酸钠、硫酸锌、酒石酸锑钾、磷酸可待因、硫酸阿托品、盐酸奎宁、咖啡因等。药品风化后并不改变化学性质和疗效，但因失水后含量不定，会影响其使用剂量的准确性。

☆ 案例 ★

问：为什么青霉素钠、环磷酰胺易制成粉针剂？

答：青霉素分子结构中含有 $\beta$ – 内酰胺环，容易吸潮水解，最终生成青霉素醛和 D – 青霉胺而失效；环磷酰胺具有环磷酰胺基，稳定性差，易发生分解反应，失去抗肿瘤活性。故二者均宜制成粉针剂，临用前新鲜配制。

## 五、温度的控制与调节

温度变化会影响药品质量，与储存药品质量的稳定性有很大关系。任何药品都有其适宜的储存温度条件，温度过高或过低都会加速药品质量发生变化。因此，控制和调节药品库的温度，是药品养护至关重要的一环。

## （一）降温措施

**1. 空调降温**

利用空调设备来调整库内温度，已是各大、中型药品库采用的主要降温措施。应注意按不同药品的储藏要求调节适宜的温度。

**2. 通风降温**

当库内温度高于库外时，可开启门窗使其自然通风降温，但通风降温时要注意会同时引起湿度的改变。药品往往怕热也怕潮，故应在库外温度和相对湿度都低于库内时才可采用。也可选用通风设备进行机械通风，但不宜用于危险品仓库。在夏季，储存不易吸潮药品的库房可以采取夜间通风，直至日出气温回升后再停止通风。

**3. 库房遮光降温**

在库房外搭棚遮挡日光，或在库内沿顶搭棚，或在日光暴晒的墙外搭棚，以减少日光的辐射热，使库内温度降低。

**4. 地下室**

在炎热季节，地下室的温度较低，可以存放遇热易变质的药品。但地下室湿度较大，故只适于存放不易潮解的药品，如安瓿熔封的注射剂、封口好的水剂等，或者采取特别密封防潮保护措施的药品。

**5. 冷库、冷藏车或冷藏箱**

此类设备具有自动调控温度、显示温度、储存和读取温度检测数据的功能，可以自动调节，不需专人管理。若药品量少可置于冷藏箱内保存，但最好是不易潮解或密封好的药品，并应注意控制适宜的温度，以防冻结。

## （二）保温措施

温度过高可引起药品变质，同样温度过低也会对药品质量产生不良影响。如注射剂、水剂在 −5℃时极易冻裂，乳剂可因冻结破坏乳化力，解冻后药液分层不能再供药用等。在我国长江以北地区，冬季气温低，有些地区可出现 −30 ~ −40℃甚至更低。这对一些怕冻药品的储存不利，必须采取保温措施，以提高库内温度，保证药品安全过冬。

**1. 空调保温**

药品仓库可采用冷暖型空调设备提高并保持库内温度。

**2. 暖气库供暖**

有条件的药品仓库可在库内靠墙处安装暖气装置，但应注意暖气管、暖气片离药品间隔一定距离(不小于30cm)，并防止漏水。

3. 保温库(箱)

保温库通常采用夹层墙、顶棚、内衬使用绝热材料或采用双层窗、两道门或挂厚帘，并经常将门窗关闭严密。此种库房适用于不太冷的地区。对一些特别怕冻的药物在严寒季节也可存放在保温箱内。此外，地下室也可代替保温库使用。

## 六、湿度的控制与调节

### (一)降湿措施

潮湿对在库药品的质量有很大影响。湿度太大，药物会吸湿变质。吸湿后，某些氯化物(钠、钾、铵、铁、钙盐等)、溴化物、碘化物、硝酸钠、醋酸钾等会发生潮解、液化现象；浓硫酸、乳酸、甘油、无水乙醇等浓度会降低；胃蛋白酶、淀粉酶、胰酶等生化药物及流浸膏、蛋白银等会结成硬团或发霉腐败；阿司匹林、水杨酸毒扁豆碱等会发生水解反应而失效；泡腾散剂吸湿后即失去泡腾作用；甘油栓、片剂、丸剂、胶囊剂(尤其糖衣片、丸剂)吸湿变软，膨胀裂开或粘连，易于微生物生长而霉变失效等。

在我国气候潮湿的地区或阴(梅)雨季节，药品库房需要采取降温措施。

1. 通风降温

可根据干湿度计的读数指示，查出此时库内、库外的温湿度，按下述情况采取相应措施。

(1)当库内温度、相对湿度均高于库外时，可开启全部门窗，长时间通风，库内的温、湿度会有一定程度的降低。

(2)当库内温度、相对湿度均低于库外时，应密闭门窗，不可通风。

(3)当库外温度略高于库内，但不超过3℃，且相对湿度低于库内时，则可通风。

(4)当库外温度高于库内3℃以上，虽相对湿度低于库内，此时亦不能通风。因为热空气进入库内后，由于热空气的温度降低，室内相对湿度立即增加，药品更易吸潮。

(5)当库外相对湿度高于库内，虽库外温度低于库内，亦不能通风，否则会带进潮气。

在一天中，一般应在8～12时，即当温度逐渐上升、湿度逐渐下降时通风较为适宜；在2～5时，虽然库外温度最低，但此时相对湿度最高，如库内有易吸潮的药品，则不宜通风。

此外，还应结合气象情况灵活掌握，如晴天、雨天、雨后初晴、雾天、阴天以及风向等应酌情处理。

通风降温除开启门窗进行自然通风外，还可采用通风设备（如排气扇等），但应注意危险品库不宜采取。

通风降湿法虽简单易行，但要长年保证降湿效果则稳定性较差，有必要时可采用密封防潮或使用吸湿剂相结合的方法，才能保证达到防潮降温的效果。

2. 密封防潮

密封能隔绝外界空气中的潮气侵入，减少或避免空气中水分对药品的影响，以达到防潮目的。一般做法是将库房筑成无缝隙气孔，设双窗两道门或挂厚帘；也可根据药品性质和数量，用塑料薄膜等材料密封货垛、密封货架、密封药箱等。

上述方法只能达到相对密封，并不能完全消除气候对药品的影响。因此最好结合通风降温、吸湿降潮等方法，才能取得更好的效果。

3. 吸湿降潮

在梅雨季节或阴雨天，库内外温度都较高，不宜采取通风降温时，可以在密封库内采用吸湿的办法以降低库内温度。采用空气降湿机驱湿效果较好。一台 J3 型空气降湿机（抽湿机）在温度 27℃相对湿度 70% 时，每小时可从空气中吸水 3kg；大型降湿机的吸水量更大。此外，也可采取干燥剂吸湿降潮，常用的干燥剂有生石灰、氯化钙、硅胶、钙镁吸湿剂、活性炭、除湿机等（见图 3.2.3）。

图 3.2.3　除湿机

（二）升湿措施

湿度太小，某些含结晶水的药物如硼砂、硫酸阿托品、磷酸可待因、咖啡因、硫酸镁、硫酸锌、硫酸铜、明矾等会发生风化，风化后失水量不等，使用剂量难以掌握，特别是剧毒药，可能会因此而超过剂量引起中毒等事故。在我国西北地区，有时空气十分干燥，必须采取升湿措施。具体方法：向库内地面洒水；或用电加湿器产生蒸汽；库内设置盛水容器，储水自然蒸发等。一些对湿度特别敏感的药品必须密闭保湿，使内装药物与外界空气隔绝。

# 任务三　药品的质量变质

## 一、药物制剂的稳定性

不同的药物和剂型具有不同的成分，因此也具有不同的物理性质和化学性质。物理性质是指不发生化学变化就能表现出来的固有性质。化学性质是物质在发生化学变化时才表现出来的性质。药品的性质会发生变化，从而影响药品的稳定性，药品的稳定性是指药品在体外保持其物理、化学、生物学和微生物学性质的能力，主要包括化学稳定性、物理稳定性和生物稳定性三个方面。

化学稳定性是指药物由于水解、氧化等化学降解反应，使药物含量（或效价）、色泽产生变化的性质。在储运过程中，药品的各个成分之间、药品与溶剂以及附加剂、赋形剂、容器、外界环境（空气、水分、光线）、所含杂质等都可能发生化学变化而导致药品变质。

物理稳定性是指制剂的物理性能发生变化的性质，例如乳剂的乳析、分层；混悬剂中颗粒的结块、结晶生长；某些散剂的共熔；芳香水剂中挥发性油挥发逸散；片剂在储藏中崩解、溶出速度改变等。一般来讲，药物的物理变化不会引起化学变化，而化学变化必然伴随着物理变化。

生物稳定性一般指药物制剂由于受微生物的污染而使产品变质、腐败的性质，实质上仍属于化学稳定性。由于环境的温度、湿度、时间等因素影响，微生物得以生长繁殖而发生霉烂、腐败或者分解。

药物制剂的基本要求是安全、有效、均一、稳定。影响药品稳定性的因素除了药品本身的理化性质和生产工艺的内在原因之外，外界因素也很重要。因此，我们必须高度重视和严格控制药品在储运过程中的养护条件和要求，保证药品的理化性质，从而保证药品的安全性和有效性。

影响药品稳定性的因素，一是内因，主要是药品本身的物理性质、化学性质等性质的变化引起的；二是外因、外界环境影响会促使药品变质、疗效降低或丧失药用价值，主要包括空气、温度、湿度、光线、时间、真菌、虫鼠、容器以及包装方法等。

### (一)影响药品稳定性的内在因素

影响药品稳定性的内因主要是药品本身的化学成分以及它所反映的物理性质

和化学性质。

1. 物理性质因素

(1)药物的吸湿性(吸水性):是药物的重要特性,指药物从环境中吸收水蒸气的性质。药物的剂型、药物的空间结构等均能影响药物的吸湿性。

药物在吸湿后可能只发生物理变化,也可能同时发生化学变化,如结块、胶黏、分解变质、潮解、稀释、发霉虫蛀等。

影响潮解的因素主要有药物本身理化性质的特殊性和剂型因素,如:氯化钾片、乳酶生是由于本身的理化性质易潮解;糖衣片(多酶片)、颗粒剂(呋喃妥因)、散剂(思密达)、泡腾片(克霉唑泡腾片)等是因为剂型易潮解。此外,有些中成药如消栓颗粒、板蓝根颗粒、银黄含片、外用溃疡散等也易潮解。

(2)药物的挥发性:是指由固体或液体变为气体的过程。药物的挥发程度和快慢与药物本身的理化性质和环境温度的高低有关。一般气温高则挥发快,气温低则挥发慢。

大多数的中药材,如日常生活中的挥发油(精油)、风油精、花露水、十滴水、碘酒等,还有化学药品如麻醉乙醚、甲醛、乙醇等,均含有挥发性成分或具有挥发性。

药物的挥发性成分与药物的疗效密切相关,如果因为药物的挥发性成分降低,导致药物的疗效下降,那么在储运过程中应该采取措施降低药物的挥发速度。

(3)药物的吸附性:是指吸收空气中的有害气体或有特殊臭气的性质。吸附性和药物本身结构有关,一般比表面积大的药物有强烈的吸附性,能吸收空气中的特殊气味。如淀粉、药用炭、滑石粉、乳糖、葡萄糖、氢氧化铝等易吸收空气中的特殊气味,发生"串味"。具有挥发性、散发特殊异味的药物习惯上称为"串味药"。发生"串味"的药物和"串味药"由于理化性质、疗效、安全性等方面都发生变化,一般不能应用于临床。

(4)药物的熔化性:是在一定温度下药物开始熔化的性质。药物的熔化性与药物本身结构和外界环境温度有关。某些分子间引力微弱的药物,如阿司匹林、樟脑、非那西汀、氨茶碱、安替比林、咖啡因、维生素 C 等,在环境温度下熔化;某些药物两种或多种混合时由于熔点、湿润点降低,在室温下湿润甚至液化、发生共熔。

(5)药物的冻结性:是指一些液体制剂遇冷凝结成固体的性质。例如含有药物的水剂、鱼肝油乳、松节油搽剂、氢氧化铝凝胶、以烯醇作溶剂的制剂等。

2. 化学性质因素

药物的化学结构是药物化学性质最重要的决定因素，一般来说，有什么样的化学结构，就会表现出什么样的化学性质。药物的化学性质变化主要表现为水解、氧化、光化分解、碳酸化、变旋、聚合、异构化、脱羧、霉蛀等。

(1)药物的氧化性：有还原性基团(官能团)的药物易被氧化，如过氧化物、银盐、硝基化合物、高锰酸钾、三氯化铁等遇光易被还原而变质。

(2)药物的还原性：有氧化性的基团(官能团)能被还原剂还原。如醛类(葡萄糖、吡哆醛等)、醇与烯醇类(可的松、麻黄碱、某甲醇、维生素 C 等)、酚类(肾上腺素、左旋多巴、吗啡、己烯雌酚、水杨酸钠、维生素 E 等)、肼类及胺类(异烟肼、对氨基水杨酸钠、盐酸普鲁卡因、磺胺类的钠盐等)、硫醇及硫化物(半胱氨酸、卡托普利、巯嘌呤等)、含 C—C 键及含共轭双键体系的化合物(维生素 A、叶酸、十一烯酸锌、松节油等)、金属化合物(溴化钠、硫酸亚铁、硫代硫酸钠、亚硫酸钠、碘化钙等)，以及其他如苯并噻嗪类(奋乃静、盐酸异丙嗪等)、吡唑酮衍生物(安乃近)等药物均具有还原性。

(3)药物的水解性：是指药物与水发生反应的过程。盐类(盐酸地巴唑、苯妥英钠等)、酯类药物(亚硝酸乙酯、盐酸丁卡因、阿司匹林、硝酸甘油、华法林等)、酰胺类药物(青霉素 G 钾盐或钠盐、巴比妥类、氯霉素类等)、苷类药物(强心苷、芦丁、苦杏仁苷等)均易发生水解反应。

(4)药物的碳酸化性：药物吸收空气中的一氧化碳或直接与碳酸作用发生的变化即药物的碳酸化性。易发生碳酸化反应的药物主要有苯妥英钠、巴比妥类的钠盐、氨茶碱、磺胺类的钠盐、氢氧化物等。

(5)药物的分解性：是指由于环境温度和湿度的作用而自动分解的化学性质，如碳酸氢钠、雄黄等受外界温度的影响易分解。

(6)药物的聚合性：是指由单体合成为聚合物的反应。如甲醛在特定的条件下会聚合为多聚甲醛。

(7)药物的霉蛀性：是指某些生物制剂或者脏器制剂受到微生物污染或昆虫生长繁殖使药物霉变或生虫的性质。夏季的高温和潮湿往往适合昆虫及微生物繁殖，如生物制剂洋地黄粉(片)、脏器制剂胃蛋白酶等。

**(二)影响药品稳定性的外在因素**

药品稳定性的外在影响因素主要包括空气、温度、湿度、光线、微生物和昆虫、包装、时间等，这些因素可以单独作用影响药物稳定性，但更多的时候是交叉进行，相互促进、相互作用，加速药物变质失效。

1. 空气

空气是各种气体的混合物，其中氮气、氧气和二氧化碳对某些药品的质量影响较大，此外，空气中的水蒸气及灰尘等固体杂质和微生物也会影响药物质量。在工业城市和工厂附近还混杂有氯、三氧化硫、二氧化硫、盐酸蒸气、氨等有害气体。

(1)氧气：氧的化学性质非常活泼，能将露置于空气中的具有还原性的药品氧化，使之发生变色、异臭、分解、变质、失效，甚至产生毒性。如亚铁、亚汞盐类、碘化物、亚硝酸盐、硫代硫酸盐等能被氧化成高铁、高汞、碘、二氧化硫；醇氧化成醛；醛被氧化成酸；油脂及含油脂软膏因氧化而酸败；各种挥发油氧化后产生臭味、沉淀或颜色变深；有机溶剂因氧化而变质；维生素C因氧化分解而失效，等等。此外，还要注意氧的助燃性可促使易燃药品燃烧，甚至发生爆炸，所以此类药品应该密封保存。

(2)二氧化碳：二氧化碳被药物吸收后产生碳酸化反应，改变药物的酸度，促使药物分解，产生沉淀，引起固体药物变质。如氨茶碱露置于空气中吸收二氧化碳后，析出茶碱而不溶于水；磺胺类钠盐、巴比妥类钠盐、苯妥英钠等与二氧化碳作用后，分别生成游离型药品；某些氢氧化物、氧化物和钙盐等药品都可吸收空气的二氧化碳而生成碳酸盐或碱式碳酸盐。

(3)水蒸气和其他：尤其是粉末性的药物(如活性炭、白陶土、滑石物等)易吸收水蒸气、灰尘或空气中的其他有害气体，而使药物变质。

2. 光

药品在光的作用下会产生光化反应。红外线有显著的热效应，但一般不引起化学变化；紫外线能量较大，它能直接引起或促进(催化)药品的氧化、变色、分解等化学反应。由于药品性质不同，光化作用产生的变异现象也不同，有的变色，有的产生沉淀，有的在外观上并没有什么特异的变化。药品发生此种变异现象后，常使药品的疗效降低或失效，毒性增加。

易受光线影响的药品可采用棕色瓶或用黑色纸包裹的玻璃容器包装；门、窗可悬挂遮光用的黑布帘、黑纸。储存于严密的药箱内，以不透光的布帘遮蔽；尽量采用小包装。

3. 温度

温度是引起药品不稳定的重要影响因素。

温度过高，可促使药品发生氧化、水解、分解等化学反应或促使微生物的生长繁殖而加速药品变质；使具有挥发性、沸点低的药物的有效成分加速挥发，造成含量变化并发生串味；破坏剂型，如胶囊或胶丸的软化破裂、糖衣片融化粘连、软膏融化分层、颗粒剂发黏结块；使糖浆剂、眼药水出现沉淀、变色、结晶或气泡等；使重要制剂发生霉蛀；使栓剂变质，出现酸败、颗粒干涸、稀薄、变色、油水分离、粘连软化变形；使抗生物、生物制品、脏器制品、生化制品等变质。

温度过低，可以使药品发生沉淀、冻结、凝固，有的可能使容器破裂造成损失。因此，每一种药品在储存养护中都要求在一定的温度范围内，大多数药品适宜在常温下(10~30℃)储存；一部分药品适宜在阴凉环境下(0~20℃)储存；少部分药品需放入冰箱中冷藏(2~10℃)储存。在2℃以上时，温度愈低，对保管愈有利。挥发性大的药品不应剧烈震动。开启前应充分降温，以免药液冲出。对易冻和怕冻的药品，必须保温储藏。

《中华人民共和国药典》(2020版)及其他各国药典也都对此项作了专门规定，保持适当的温度是保证药品储存质量的关键环节。

4. 湿度

空气中水蒸气含量越大，湿度越大；反之，湿度越小。湿度太大，能使药品潮解、液化、稀释、水解、形状变化、变质或霉烂；湿度太小，也容易使某些药品风化或干裂。易受湿度影响的药品可用玻璃塞或软木塞塞紧，蜡封，外加螺旋盖盖紧。保持相对湿度在70%左右为宜，也可采用石灰干燥器储存。

5. 昆虫和微生物

药品露置于空气中，由于密封不严，微生物和昆虫等易侵入，导致药品腐败、发酵。

6. 包装容器

包装容器是直接盛装和保护药品的器物，对药品的质量影响也很大。玻璃性质稳定，不与氧气、二氧化碳发生反应，但是在溶液中可释放出碱性物质；金属锡、镀锡的铝、铝软管等具有较高的机械强度，牢固、密封性好，药物不受污染，但金属的稳定性较差，易被氧化剂、酸碱性物质腐蚀；塑料质量轻、耐碰撞、耐腐蚀、价格低，但是具有双向穿透性，影响药物的稳定性；纸质包装具有抗震作用，价格低，但是受环境湿度影响大；橡胶制品要关注和主药、抗氧剂、防腐剂有无相互作用，确保药物质量。

7. 时间

时间也是影响药物稳定性的一个因素，随着储存时间的延长，稳定性差的药物如抗生素、生物制品、胰岛素等的有效成分含量下降，毒性增大。同时，一些性质不稳定的剂型，随着储存时间的延长，也会发生变质。

药品在有效期范围内的保管过程中，应掌握"先进先出、近期先用"的原则，以防过期失效，造成损失。凡过期的药品，不得再用，必须作不合格药品处理。

## 二、不同剂型的质量变异原因

1. 注射剂

（1）变色。注射剂在储运过程中受到温度、光线等的影响发生氧化分解等反应而变色。

（2）生霉。注射剂生产过程中由于灭菌不彻底、密封不严等原因，在储运过程中会发生霉菌生长现象，尤其是营养成分含量高又没有抑菌剂的药品更容易发生生霉现象。

（3）析出结晶或沉淀。有些注射液在遇冷后会析出结晶或沉淀，如果在热水中加热后沉淀可溶解，冷却至室温不再析出结晶者，仍可以供注射用；如果因为药品分解变质析出结晶或沉淀，就不能再供药用。

（4）脱片。碱性较强的药物如磺胺嘧啶钠、葡萄糖酸钙或氯化钙、钠盐类的注射液等在质量差或者耐碱耐腐蚀性不强的安瓿里存储时，药液对玻璃侵蚀发生"脱片"及浑浊现象。

（5）产生白点或白块。因密封不严注射液吸收空气中的二氧化碳后，药液中常会出现小白点、小白块，使药液浑浊，产生沉淀。

（6）冻结。因为水溶型注射剂、混悬型注射剂的溶剂是水，在低温时易冻结，浓度低的注射液比浓度高的注射液易冻结。玻璃瓶或安瓿受冻后脆性增加，体积缩小，而药液受冻后膨胀，体积增大，易将玻璃瓶或安瓿涨破，并且容积越大越易冻裂，所以大输液剂受冻后尽量保持静止不动。某些注射液受冻后还可能发生变质，不再适合供注射用。

（7）结块。粉针剂由于密封不严以及受光线、热等因素影响发生粘瓶、结块。

2. 片剂

片剂是临床应用最广泛的剂型之一，由两大部分构成：一部分是主药，发挥治疗作用；另一部分是辅料，也就是赋形料，为非治疗物质，包括填充剂、润湿剂、黏合剂、崩解剂、润滑剂、着色剂等。

造成片剂质量不稳定的原因除了生产过程中造成的裂片和松片、粘冲、毛边和飞边、麻面和花变、暗斑、黑点等质量问题，还有崩解迟缓、片重差异超限、溶出超限、片剂含量不均匀等肉眼观察不出的问题。此外在储运过程中也会出现以下问题：

1）一般压制片

（1）霉蛀：由于包装或存储不当，造成吸潮受热后引起微生物繁殖而霉变；有营养物质添加的，如淀粉、糊精、糖粉等受潮后也易生霉；抗生素类、磺胺类药物对霉菌没有抑制作用，也可生霉；此外，含有生物、动物脏器以及蛋白质类的药物片剂，吸潮后发生松片霉变，还可生虫或有异臭等。

（2）细菌污染：片剂在生产时操作污染或包装不洁、瓶内填充物消毒不彻底等，都会引起严重的细菌污染，尤其是中药片剂染菌现象严重。

（3）粘连熔（溶）化：有吸潮性的药物片剂，吸潮后溶化粘连成团，如复方甘草片；含糖较多的片剂，吸潮受热后溶（熔）化粘连，如三溴片。

（4）析出结晶：含有挥发性药物的片剂，受热后药物挥发出的蒸气遇冷后又结晶析出，黏附在片剂表面或瓶壁面。如含有薄荷脑、冰片的片剂；还有一些片剂在储运过程中发生化学变化，生成的新物质析出结晶，如阿司匹林片吸潮水解后生成水杨酸针状结晶。

2）包衣片

包衣片除了在生成过程中因原辅料的质量不高、操作方法不当和原辅料的比例不适合等原因造成质量问题外，储运条件的影响也比较明显。由于储运时间相对于制造包装滞后，在储运过程中会发生以下几种现象，并且还会出现粘连溶化、霉变等。

（1）褪色：褪色是比较常见的质量问题，主要因生产中片芯和包衣片层不够干燥、包衣片受潮、长时间暴露于光线下引起色素氧化而褪色。

（2）花斑或色泽不均：花斑或色泽不均主要是由于在制造时温度过高、干燥过快、糖浆在片面析出过快、包衣还未干燥就进行加蜡打光等原因造成的。

（3）龟裂与爆裂：龟裂与爆裂是由于包糖衣时糖浆与滑石粉用量不当，温度高，干燥快，使片面有裂缝，或糖质量差、糖粉过分干燥等原因产生的。

（4）起泡皱皮与脱落：在生产中由于固化条件不当，干燥过快，不同片剂表面与衣料特性影响黏着性等，均会造成起泡皱皮与包衣脱落。

（5）露边与麻面：造成露边与麻面的原因是衣料用量不当、温度过高或吹风过早、干燥过快造成的。

3. 胶囊剂

胶囊剂是临床口服给药最常应用的剂型之一，仅次于注射剂和片剂。

胶囊剂的质量变异原因：空心胶囊的主要原料为明胶，明胶中含有水分。在储运过程中，由于明胶中的水分含量和空气中的水分含量不对等，容易发生水分的扩散。空气中的水分含量大于明胶中的水分时，空气中的水分向囊壳扩散，导致囊材黏软变形；空气中水分含量小于明胶中的水分时，囊壳中的水分向空气中扩散，导致囊壳水分含量下降。同时，胶囊也受填充的药物和辅料的影响，从而发生质量变异。

(1)漏粉：胶囊剂在制备及储运中由于干燥，导致囊壳含水量下降，脆性增加，引起脆裂；高温高湿交替导致胶囊变脆裂开；空心胶囊锁口不紧，运输中出现抖动；包装物的防潮、遮光性能不好或者松紧不适；滑石粉过多等，均可造成胶囊破裂而漏粉。

(2)漏液：漏液主要是由于软胶囊在制造时工艺难度大，囊壳配方、内容物配方亲水亲油的比例、烘干工艺、包装材料透水透气防潮等原因引起的。漏液的胶丸易受污染、氧化而发霉酸败。

(3)黏软变形、霉变生虫：软硬胶囊制备不当、包装不严或储存不当，都可因吸潮、受热而发生黏软、发胖、变形甚至生霉变质。装有生药或脏器制剂、含有营养物质的胶囊吸潮受热后还易霉变生虫，产生异臭。

4. 水剂类

水剂类药品是以水为溶剂制成的各种制剂。注射剂中以水作为溶剂的也属于水剂类。水剂类的类型有溶液剂、芳香水剂、混悬剂、乳剂、合剂、滴眼剂、滴鼻剂、滴耳剂、凝胶剂、洗剂等。

水剂类的质量变异原因：水剂类中水占极大比例，所以水剂类的特点是稳定性差、防腐性差，容易发生很多变异现象。

(1)发霉：水剂类药品稳定性差，药物比例小，防腐性差，在包装不严、温度变化的情况下受到霉菌的污染，发臭发霉。有的口服溶液含糖量高，长时间暴露在空气中易生菌、长毛发霉。

(2)沉淀：某些溶液剂、滴眼剂、合剂、芳香水剂等久储后，由于药物在水落液中发生水解、氧化等化学反应，或者吸收空气中的二氧化碳而产生沉淀。

空气、温度、光以及玻璃容器的耐酸碱性不良也能促进此类现象的发生。

中草药液体制剂由于生产过程中杂质过滤不完全或沉淀不完全，在储存过程中也会逐渐析出沉淀。

(3)变色：有些药物在水剂中受空气、温度、光的影响，易氧化分解而变色。

(4)冻结：水剂类药品在低温下或严寒气候下易发生冻结。

5. 散剂与颗粒剂

散剂也叫粉剂,指一种或多种药物与适宜的辅料经粉碎、均匀混合制成的干燥粉末状制剂,可内服,也可外用。

颗粒剂是将药物与适宜的辅料配合制成的颗粒状制剂,只供内服。

散剂与颗粒剂质量变异的原因如下:

(1)吸潮:药物粉碎后表面积增大,吸湿性较强,散剂比颗粒剂的吸湿性更强,尤其是复方散剂。由于包装或保管不善,散剂和颗粒剂吸湿后可以发生物理变化,散剂失去流动性、结块;也可发生化学变化而变色、分解或效价降低;也可被微生物污染发生生物学变化而失效。

(2)变色:因包装或保管不当,有些散剂和颗粒剂遇光、热、空气或吸潮氧化而分解变色。

(3)异臭、异味:含有生化或中药成分的散剂和颗粒剂,吸潮受热后可产生霉味和异臭;有些散剂和颗粒剂性质不稳定,吸潮受热后发生分解,产生臭气,如含有乙酰水杨酸的散剂和含有氨茶碱的散剂。

(4)霉蛀:含有蛋白质、淀粉、胶质、糖类或生化药品的散剂和颗粒剂吸潮后可发生霉变、生虫,中药散剂和颗粒剂吸潮后更容易发霉生虫。

(5)串味分层:内含挥发性成分(如薄荷脑、冰片、薄荷油、樟脑)的散剂,久储或受热后易挥发串味,有效成分减少,影响疗效;一些复方散剂在运输中由于振动原因,密度不同的药物发生流动,密度大的下沉分层,使散剂的均匀性受到影响,造成用药剂量不准确。

(6)微生物污染:散剂和颗粒剂在储运中杂菌和霉菌污染情况比其他制剂容易发生且严重,中药散剂更为突出,所以在储运过程中应严防微生物的污染。

6. 糖浆剂

糖浆剂是指含有药物、药材提取物或芳香物质的浓蔗糖水溶液,口服给药。糖浆剂的含糖量不低于45%(45g/100mL),主要附加剂为防腐剂,也可添加色素。

因为蔗糖浓度高,渗透压大,故能够抑制微生物的生长。如果含糖浓度低,易被霉菌、酵母菌和其他微生物污染,使其发酵、生霉、酸败、产生浑浊,需添加防腐剂。

糖浆剂质量变异的原因如下:

(1)霉败:糖浆剂被微生物污染后生霉和发酵,引起糖浆变质,称为霉败。由于药材不纯净,蔗糖质量不好,糖浆在生产中处理不当,导致空气中的霉菌、酵母菌及其他微生物带入制剂，含糖浓度低，以及温度、光线不适等原因产生霉败。

（2）沉淀：糖浆剂在储存过程中，有时会出现浑浊或沉淀，主要是由于糖浆的质量差、含浸出制剂、糖浆败坏、配伍不当等原因造成的。

（3）变色：有着色剂的糖浆由于色素遇还原性药物或在光线作用下逐渐褪色。此外，存储温度过高亦会使糖浆颜色变深变暗。

### 7. 半固体制剂

半固体制剂主要是对软膏剂、眼膏剂、凝胶剂和栓剂等几种介于固态和液态之间的剂型的统称，多为皮肤和黏膜给药。

临床中栓剂和软膏剂需求量最大，以这两种半固体制剂的质量变异进行说明。

1）软膏剂

（1）酸败：用动物油脂类基质制成的软膏剂，受光、热、空气和微生物的影响容易酸败，并产生异臭。含水量过多或温度过高更容易发生。

（2）流油、发硬：软膏剂发硬一般是由于加入石蜡或蜂蜡等熔点较高的基质或用量过多；软膏剂流油是由于使用熔点较低的基质或用量过多。同时，储存的温度过高会使软膏剂流油，温度过低则软膏剂发硬。

（3）分离：软膏剂受热后含有不溶性药物的油脂性基质软化变稀，药物沉入底部和基质分离；含有松馏油的软膏剂在冷处也会发生分离；用乳剂型基质、水溶性基质的软膏剂久储或受冻后，水分与基质也会发生分离。

（4）生霉：因为软膏剂含有水分，防腐性差，容易生霉或产生异臭。

（5）变色：由于某些软膏剂中含有不稳定性药物，在空气、光线、温度以及自身理化性质的影响下变色。

（6）变质失效：由重金属盐制成的软膏剂等制剂在储存过程中被氧化还原，导致颜色变化、药效丧失甚至毒性增加；抗生物类软膏剂久储后疗效下降；避孕药膏中的醋酸苯汞因基质含水，容易分解失效。

2）栓剂

栓剂在储存过程中因为环境温度过高或受潮后引起软化变形或熔化走油；水溶性基质的栓剂具有引湿性，栓剂软化或变成不透明；环境干燥或久储后，水分蒸发使栓剂干化；栓剂久储后，基质受外界因素影响分解变质而酸败，或因微生物繁殖而腐败。

### 8. 丸剂和滴丸剂

丸剂是指药材细粉或药材提取物加入适宜的黏合剂或其他辅料制成的球形或类球形制剂；滴丸剂是指固体或液体药物与适宜的基质加热熔融后溶解、乳化或混悬在基质中，再滴入互不混溶、互不作用的冷凝液中，由于表面张力的作用使液滴收缩成球状而制成的制剂。

丸剂常装于塑料球壳内，壳外再用蜡层固封或用蜡纸包裹装于蜡浸过的纸盒内，盒外再浸蜡，密封防潮。滴丸剂一般采用玻璃瓶或瓷瓶包装，也有用铝塑复合材料的包装。

丸剂和滴丸剂在储存中容易发生虫蛀、发霉和质量变异，一般是因为包装密封不严，受到环境污染造成的。

# 实训（三）——库房温湿度管理技术

## 一、目的

掌握常用温湿度计使用方法，熟悉注意事项，为温湿度管理建立良好的基础。掌握温湿度计的设置、温湿度观测方法以及温湿度超标采取的措施。

## 二、程序

（1）读取库区内每一块温湿度表，并做记录。

（2）对温湿度测量过程中发现有超温湿度标准范围的库区进行开窗通风条件的判断；能开窗通风解决温湿度问题的，开窗通风，调整合格后及时关窗，并做好第二次温湿度记录和调节过程记录。

（3）对不能进行开窗通风的情况，启用温湿度调节设备进行调节，调节至温湿度合格范围，关闭温湿度调节设备，做好第二次温湿度记录和调节过程记录。

## 三、要求

### （一）温湿度计使用

（1）了解和熟悉药品仓储与养护工作中常用的温湿度计的类型，见图 3.1 ~ 图 3.8。

图 3.1 通风干湿表温度计

图 3.2 地面温度计

图 3.3 最高温度计

图 3.4 最低温度计

图 3.5 干湿球温湿度计

图 3.6 毛发温湿度计

图3.7　通风温湿度计　　　　图3.8　自记温湿度计

（2）分组学习使用温湿度计，每组学生轮流查看和自行探讨，要求每个同学都能准确读出数值，并能熟知每种类型的温湿度计的测量范围及使用要求。

（3）各组学生轮流使用不同类型的温湿度计，要求每个同学对每种类型的仪器都学会使用。

**（二）库房温湿度管理**

1. 温湿度管理的基本要求

按照法定标准和温湿度调解程序要求对库区温湿度进行管理，使库区温度保持在合格范围，记录实际温湿度值和整个调节过程、调节方法和所用时间。

2. 是否通风的判定

选择开窗通风条件时，需采集室外温湿度值，并将室外和室内温湿度值进行比照判断，给出能否开窗通风的结论。

3. 室外温度的采集方法

温湿度表在库外应挂在百叶箱内，百叶箱必须放在与建筑物有一定距离的空旷地，避免建筑物对空气流通的影响，百叶箱的高度以温湿度表的水银离地面2m为宜。

4. 温湿度调节设备的使用

根据库内温湿度测量结果，得出温湿度要调节的方向，是降温还是升温；是除湿还是加湿，启用温度调节设备。

温度调节设备有暖气、加热器、空调、制冷机。湿度调节设备有除湿机、加湿器、空调。使用前应检查设备的电源插座接地，线路完好，设备功率不超过电源额定功率，开启后要有人值班看管其运行情况。使用后及时关闭，并记录开关机时间、运行状况等信息。

5. **库房温湿度计的设置**

应在每个库内中部、距地面 1.5m 处设置干湿球温度表。设置地点应避开电灯、吸湿剂等。干湿表应安置在空气流通、不受阳光照射的地方，不要挂在墙上，每日必须定时对库内的温度进行观测记录，一般在上午 8~10 时，14~16 时各观测一次。记录资料要妥善保存，定期分析，摸清规律，以便掌握药品保管的主动权。

6. *记录温湿度*

正确观测库房温湿度并填写库房温湿度记录表。

### 实训提示

(1)正确读数：读数时先读小数，后读整数，精确到小数点后一位数字，如零上20.8度，记录为20.8℃；零下4.5℃，记录为 -4.5℃。因我国使用摄氏温标，记录时也可省略"℃"。

(2)避免视差和外界影响：观测时，视线应和温度表毛细管水银液面持平，头和手不要接触温度表的感应球部，用一个温度表测量多个位置的温度时，每换一个位置要等 15~30min 后再测量新的温度。

(3)温度表的订正、校正：温度表正在使用时要根据出厂检定证上的订正值进行订正。

$$正确值 = 观测值 + 订正值(\pm)$$

温度表使用一年后，为避免在使用时出现新的误差，应将温度表送专门机构(如质量技术监督部门)进行校正。

(4)干湿球温度计：纱布应洁净，水盂上沿应离湿球2~3cm，水盂应盛蒸馏水(或过滤过的河水、雨水)，保持经常有水，避免干枯。

(5)毛发湿度计：禁止用手触摸毛发，避免振动或撞击；毛发上沾有水滴，轻敲架子使其脱落或自行干燥，不可用火烘烤。

(6)教师强调做好温湿度记录的重要性和必要性，并复习温湿度的记录时间和温湿度超标应采取的控制措施有哪些。

☆ 思考题 ★

1. 比较同一时间、同一空间不同小组观测的温湿度数据，分析误差产生的原因。
2. 如何更好地避免温湿度观测误差？

🌴 实训报告 🌴

正确填写《库房温湿度记录表》。

**库房温湿度记录表**

仓库号及类型：_____　　　　适宜温度范围：__ ~ __℃　　　　适宜相对湿度范围：35% ~75%

| 年 | 上午 | | | | | | | 下午 | | | | | | |
|---|---|---|---|---|---|---|---|---|---|---|---|---|---|---|
| 月 | 记录时间 | 气候 | 温度/℃ | 湿度/% | 超标采取的控制措施 | 采取措施后 | | 记录时间 | 气候 | 温度/℃ | 湿度/% | 超标采取的控制措施 | 采取措施后 | |
| 日期 | | | | | | 温度 | 湿度 | | | | | | 温度 | 湿度 |
| 1 | | | | | | | | | | | | | | |
| 2 | | | | | | | | | | | | | | |
| 3 | | | | | | | | | | | | | | |
| 4 | | | | | | | | | | | | | | |
| 5 | | | | | | | | | | | | | | |
| 6 | | | | | | | | | | | | | | |
| 7 \| 25 | | | | | | | | | | | | | | |
| 26 | | | | | | | | | | | | | | |
| 27 | | | | | | | | | | | | | | |
| 28 | | | | | | | | | | | | | | |
| 29 | | | | | | | | | | | | | | |
| 30 | | | | | | | | | | | | | | |
| 31 | | | | | | | | | | | | | | |
| 说明 | 1. 每日记录时间范围为上午9：00 ~4：00，下午3：00 ~4：00。<br>2. 每日具体记录时间要填在记录时间栏内。<br>3. 气候栏内可填入：晴、阴、雨、雪、大风。<br>4. 此表从开始第一日起，记录人就应签名，如多人轮换记录，应在表中设计记录人栏，每日均由实际记录人签名。 | | | | | | | | | | | | | |

记录人：_____

注意事项：

1. 根据药品性质及储藏要求分区管理：常温、阴凉、冷藏区。设置于其相适应的仓库，并根据药品储存要求逐步做到设置常温库(10~30℃)、阴凉库(不高于20℃)、冷库(柜台)(2~4℃)；仓库相对湿度应保持在35%~75%之间，仓库应配备温湿度检测设备，并认真做好温度、湿度记录。发现温度、湿度异常，应立即采取措施进行调节。

2. 为了达到安全储存药品的目的，必须掌握温度和湿度的测量方法。

☆ 目标检测 ★

**一、单项选择题**

1. 根据新修订 GSP 的要求，各种类型的药品仓库相对湿度应保持在(　　　)。
    A. 在35%~75%之间　　　　　　　B. 在15%~45%之间
    C. 在55%~85%之间　　　　　　　D. 在30%~75%之间

2. 药品储藏条件中有关温度的要求，在《中华人民共和国药典》(2020年版)中"阴凉处"的规定是(　　　)。
    A. 不超过25℃　　　　　　　　　　B. 不超过30℃
    C. 不超过15℃　　　　　　　　　　D. 不超过20℃

3. 药品储藏条件中有关温度的要求，在《中华人民共和国药典》(2020年版)中"冷处"的规定是(　　　)。
    A. 0℃以下　　　　　　　　　　　　B. 2~10℃
    C. 10~18℃　　　　　　　　　　　　D. 不超过20℃

4. 温度过高可使药品发生(　　　)变化。
    A. 致使药品变质　　　　　　　　　B. 促使药品发挥
    C. 致使剂型破坏　　　　　　　　　D. 以上都是

5. 下列降温措施中，(　　　)会使湿度增加，故此法少用。
    A. 通风　　　　　　　　　　　　　　B. 空调
    C. 遮光　　　　　　　　　　　　　　D. 加冰

6. 在下列降湿措施中，不正确的方法是(　　　)。
    A. 通风　　　　　　　　　　　　　　B. 密封
    C. 吸湿　　　　　　　　　　　　　　D. 洒水

7. 湿度过小可使药品发生下列(　　　)变化。
    A. 分解　　　　　　　　　　　　　　B. 风化
    C. 潮解　　　　　　　　　　　　　　D. 发霉

8. 在通风降温降湿的措施中，下列(　　　)情况可以开启门窗通风。

    A. 库内温度、相对湿度均低于库外

    B. 库外温度高于库内(不超过3℃)，相对湿度低于库内

    C. 库外相对湿度高于库内，但温度低于库内

    D. 库外温度高于库内(超过3℃)，相对湿度低于库内

9. 库房温度记录时，正确读取温度的读数是(　　)。

    A. 读数时先读小数，后读整数，精确到小数点后一位

    B. 读数时先读整数，后读小数，精确到小数点后一位

    C. 读数时先读小数，后读整数，精确到小数点后二位

    D. 读数时先读整数，后读小数，精确到小数点后二位

10. 温度计在使用时要根据出厂检定证上的订正值进行订正。温度计使用(　　)后，为避免在使用时出现新的误差，应将温度计送专门机构进行校正。

    A. 一年               B. 两年

    C. 半年               D. 三年

11. 绝对湿度的表示单位是(　　)。

    A. $kg/m^3$            B. $g/m^3$

    C. $kg/cm^3$         D. $g/cm^3$

12. 关于药品养护温湿度的变化的知识，下列描述错误的是(　　)。

    A. 大气相对湿度与温度的昼夜变化情况相反

    B. 库内温度与库外温度变化相近，一般稍快于库外，变化幅度也较大

    C. 库内相对湿度的变化与库温变化相反

    D. 冬季气温低，蒸发减慢，绝对湿度小

13. 关于药品养护温湿度的变化的知识，下列描述错误的是(　　)。

    A. 一日之中的最低气温出现在日落前

    B. 如果温度不变，绝对湿度的高低决定相对湿度百分率的大小

    C. 相对湿度最大值出现在日出前

    D. 库房内向阳面的相对湿度比背阴面低

14. 根据《药品经营质量管理规范实施细则》，药品批发企业的常温库温度不得高于(　　)。

    A. 10℃             B. 15℃

    C. 20℃             D. 25℃

15. 根据《药品经营质量管理规范实施细则》，药品批发企业的阴凉库温度不得高于(　　)。

    A. 10℃             B. 15℃

    C. 20℃             D. 30℃

二、多项选择题

1. 关于温湿度，下列描述正确的是(　　)。

   A. 温度低、蒸发强度小、绝对湿度大

   B. 温度高、蒸发强度大、绝对湿度小

   C. 温度低、蒸发强度小、绝对湿度小

   D. 温度高、蒸发强度大、绝对湿度大

   E. 温度高、蒸发强度小、相对湿度小

2. 关于温湿度，下列描述正确的是(　　)。

   A. 一般情况下，一天中气温最高的时候，空气中的相对湿度最大

   B. 一般情况下，一天中气温最低的时候，空气中的相对湿度最大

   C. 一般情况下，一天中气温最低的时候，空气中的相对湿度最小

   D. 一般情况下，一天中气温最高的时候，空气中的相对湿度最小

   E. 一般情况下，一天中气温最低的时候，空气中的绝对湿度最大

3. 关于温湿度，下列描述正确的是(　　)。

   A. 一年中绝对湿度最高值出现在最热月(7～8月)

   B. 一年中绝对湿度最低值出现在最冷月(1～2月)

   C. 在温度不变的情况下，空气绝对湿度越大，相对湿度越高；绝对湿度越小，相对湿度越低

   D. 在空气中的水蒸气含量不变的情况下，温度愈高，相对湿度愈小；温度愈低，相对湿度愈高。我国大部分地区冬季大气的相对湿度比其他季节低

   E. 相对湿度通常是多雨的季节相对湿度高，晴朗的天气相对湿度低

4. 关于露点，下列描述正确的是(　　)。

   A. 温度升高到一定程度

   B. 温度降低到一定程度

   C. 不饱和水汽变为饱和水汽时的温度

   D. 饱和水汽变为不饱和水汽时的温度

   E. 饱和湿度随温度的升高而减小

5. 关于水松现象，下列描述正确的是(　　)。

   A. 水松现象也叫结露

   B. 水松现象俗称出汗

   C. 空气中的水蒸气超过饱和状态时发生的现象

   D. 水蒸气超过饱和状态，凝结为水珠附着在物体的表面

   E. 相对湿度小表示干燥，水分不容易蒸发

### 三、简答题

1. 常见的仓库降温的措施有哪些？

2. 常见药品库房降湿的措施有哪些？

3. 什么是饱和湿度？

4. 什么是相对湿度？

5. 什么是绝对湿度？

# 项目四　药品的出入库管理

 **学习目标**

熟悉药品验收入库流程；

掌握药品入库储存；

掌握药品在库养护；

理解药品出库管理；

理解药品出库运输。

## 任务一　药品验收入库

药品质量验收工作是药品入库作业的一个重要环节，是防止伪劣药品进入仓库的第一道关卡，并且通过验收对药品质量进行评定，为如何保管养护提供了可靠依据。

### 一、收货核对

药品验收前的工作是药品接收。收货员依据收货凭证，逐一核实药品的名称、规格、生产企业、数量等，同时检查大包装。若货与单不符，或大包装有质量问题，应拒绝收货并立即报告采购部处理。

采购的药品到达后，收货员将"送货凭证"（指供货企业的随货同行凭证等）送采购部确认是否为购进的药品，确认签字后交收货员作为收货的依据。

确认采购品种且货与单相符的，将药品下货到待验区；对到货数量大的品种，可临时设置动态待验区，直接下货到存放垛位上，悬挂黄色的"待验药品"标识。

将收货凭证交验收货员检验。

接收操作步骤如下：

（1）收发人员接到送货预报后，与保管人员联系商品下货的待验库（区）。

（2）药品送达后，应监卸，避免乱堆乱放。

（3）为便于清点，应按一定件数叠高，整齐有序排放。

（4）点收查验核实，无异常情况应在送货单上签字，并将收到的商品品名、件数、存放地点、到货日期填写在"商品到达通知单"上，签章。通知单一式三份，一份交验收部门，一份交保管部门，一份留底备查。

（5）点收时发现数量短失、污染等异常情况，应让运送人员查看。将异常情况记录在商品到达通知单上，收发人员与运送人员共同签章后，交业务部门处理。

## 二、药品验收

药品质量验收员的职责是：做好药品验收工作，做到"十验四清一核对"。

十验：品名、规格、质量状况、数量、批号、生产日期、批准文号、有效期、包装标志、合格证。

四清：质量情况记录清、包装情况数量清、批号效期标记清、验收手续清。

一核对：核对药品检验报告书、合格证、说明书与产品质量标志是否相符。药品包装必须有封条、封签。

### （一）验收标准和要求

《中华人民共和国药典》和《药品标准》是国家药品标准，药品验收的标准应执行国家药品标准，严格按照《中华人民共和国药品管理法》《药品经营质量管理规范》（GSP）及相关法律、规范规定的条款、合同（含质量保证协议）中的质量条款的规定。具体要求如下：

（1）严格按照《药品入库质量验收的管理规定》、按照法定标准和合同规定的质量条款对购进药品、销后退回药品的质量进行逐批验收。做好验收记录，并对其准确性负责。

（2）验收时应同时对药品的包装、标签、说明书以及有关要求的证明文件进行逐一检查。

（3）验收抽取的样品应具有代表性。

（4）验收首营品种，还应进行药品内在质量的检验。

（5）验收应在符合规定的场所进行，在规定时限内完成。

（6）验收合格后，应在验收记录单上签字，对该批药品负质量验收责任。

（7）验收记录应保存至超过药品有效期一年，但不得少于三年。

（8）对特殊管理的药品，应实行双人验收制度。

(9)对验收不合格的药品，若为药品外在质量不合格，应填写药品拒收报告单，报质量管理部门审核确认后，直接拒收。

## (二)验收人员对下列情况有权拒收或提出拒收意见

(1)无出厂合格证的。

(2)进口药品、首营品种首次供货、生物制品无药品检验报告单的。

(3)说明书、包装及其标志内容不符合规定要求者。

(4)药品包装内有异常响动或液体渗漏。

(5)标志模糊不清或脱落。

(6)无购入方采购人员签字的收货通知单。

## (三)库内药品验收具体操作步骤

1. 取得请验凭证

采购部签字的送货凭证(随货同行凭证)为购进药品请验凭证；销售部签发的《药品销后退回通知单》为销后退回药品的请验凭证。验收员以请验凭证为依据，按照《药品质量验收的管理制度与程序》规定对药品进行验收。

2. 一般项目的核对

对照实物核对请验凭证，包括日期、供货单位、品名/剂型、规格、生产企业、批号、有效期、数量、批准文号(或进口药品注册证号)等应一致。

3. 大包装质量检查

药品大包装应牢实、无破损、无变形、无污染、封口完好。

4. 开箱检查与抽样

查验整件包装中是否有产品合格证并按本制度所规定的原则抽样。

5. 合格证、包装的标签、说明书检查

包装内应该有产品合格证，包装的标签、说明书应符合《药品包装、标签和说明书管理规定》的要求，中药饮片包装的标签按《中药饮片的管理制度》中的规定检查。

6. 中包装与内包装质量检查

药品的中包装与内包装应完好、无破损、无变形、无污染。

7. 药品的外观质量检查

在不破坏药品内包装的前提下检查药品的性状应符合要求，注射液还必须做澄明度检查并记录。中药饮片的外观质量按《中药饮片的管理制度》中的规定检查。

8. 药品有关要求的证明或文件检查

验收首营品种，应检查该批号药品的质量检验报告书，并在验收记录的备注栏注明；验收进口药品，应检查《进口药品注册证》《进口药品检验报告》《进口药材批件》复印件并在验收记录中注明。

9. 签发药品验收（收货单）

上述工作完成后，在计算机上录入验收的数据。购进药品打印《药品验收（收货单）》，销后退回药品打印《销售退回单》，签字后连同收货凭证交仓管员签收。

10. 发现质量问题的处理

(1)购进药品验收发现质量问题，验收员填写《药品拒收通知单》一式三份，报质量管理部确认。质量管理部签写确认和处理意见后返回给验收员，确认合格的，打印《药品验收（收货单）》；确认不合格的，仓管员在《药品拒收通知单》上签字确认对药品的临时保管责任。

(2)销后退回药品验收发现质量问题，验收员填写《药品质量问题报告确认单》一份，报质量管理部确认。质量管理部确认为不合格的，按《不合格药品管理的制度与程序》处理。

11. 填写相关的记录

(1)验收使用了仪器设备的，填写《仪器设备使用记录》。

(2)做了澄明度检查的填写《澄明度检查记录》。

(3)验收员留存的《药品验收（收货单）》为《药品验收记录》的纸质凭证，可以证明计算机自动生成的《药品验收记录》的真实性和有效性。

### (四)抽样的原则

抽样的原则要有一定的代表性和足够的数量。在待验区按批号从原包装中抽取样品。抽样方法：每批在50件以下（含50件）抽取2件；50件以上每增加50件多抽1件，不足50件以50件计，每件从上、中、下不同部位抽3个以上小包装进行检查。如外观质量有异常现象需复验时，应加倍抽样。

### (五)药品验收的内容

包括药品质量验收、数量验收、验收记录。

1. 质量验收

对药品和销后退回药品质量进行逐批验收，进库的药品必须符合法定的标准和合同规定的质量条款。药品质量验收的内容还包括药品的外观性状和内外包装及标识的检查。

包装、标识主要检查以下内容：

(1)包装应完好无破损，每件包装中，应有产品合格证。

(2)药品包装的标签和所附说明书上，应该符合规定，有生产企业的名称、地址，有药品的品名、规格、批准文号、产品批号、生产日期、有效期、药品的成分、性状、适应证或功能主治、用法、用量、禁忌、不良反应、注意事项以及储存条件等。

(3)特殊管理药品、外用药品包装的标签或说明书上应有规定的标识和警示说明。处方药和非处方药按分类管理要求，标签、说明书上有相应的警示语或忠告语；非处方药的包装有国家规定的专有标识。

(4)进口药品包装的标签应以中文注明药品的名称、主要成分和注册证号，并附有中文说明书。进口药品应有符合规定的《进口药品注册证》和《进口药品检验报告书》复印件；进口预防性生物制品、血液制品应有《生物制品进口批件》复印件；进口药材应有《进口药材批件》复印件。以上批准文件应加盖供货单位质量检验机构或质量管理机构原印章。

(5)中药材和中药饮片应有包装，并附有质量合格的标志。每件包装上，中药材标明品名、产地、供货单位；中药饮片标明品名、生产企业、生产日期，实施批准文号管理的中药材和中药饮片，在包装上还应标明批准文号。

2. 数量验收

以计件检斤准确、数据真实可靠为工作目标，实现货、卡、账三相符。

3. 验收记录

药品验收记录的内容包括：供货单位、数量、到货日期、品名、剂型、规格、批准文号、批号、生产厂商、注册商标、有效期、质量状况、包装、验收结论，验收员、备注和签章等。进口药品的验收记录还应包括有无证书和中文说明书。验收结论根据验收具体情况填写合格或不合格。凭验收员、保管员签章的入库凭证办理入账手续。保持与货、卡记载数据相一致(见表4.1.1)。

表4.1.1　药品购进入库验收记录表

单位(部门)_____

| 年 | | 来货单位 | 品名 | 剂型 | 规格 | 生产企业 | 单位 | 数量 | 单价 | 金额元 | 批准文号 | 批号 | 有效期 | 注册商标 | 包装情况 | 质量情况 | 验收结论 | 验收员签名 | 付款日期 | 凭证号码 | 发票号码 |
|---|---|---|---|---|---|---|---|---|---|---|---|---|---|---|---|---|---|---|---|---|---|
| 月 | 日 | | | | | | | | | | | | | | | | | | | | |
| | | | | | | | | | | | | | | | | | | | | | |
| | | | | | | | | | | | | | | | | | | | | | |

## (六)验收的注意事项

药品验收除按照有关要求外还要注意以下几点：

1. 酒精灯的使用

验收操作过程中使用酒精灯时，灯内乙醇量不得装得太满，以不超过酒精灯总容量的 2/3 为宜。实验中添加乙醇，应先灭火，待灯冷却后再添加。添加时需小心谨慎，若不慎洒在外面，要擦拭干净后再点火。灯的周围不得有明火。要用火柴点火，禁止两灯对接点火。操作完毕灭火时，不得用嘴吹，要用灯帽盖火，反复两次，确认已灭火。

2. 电热板的使用

验收操作过程中使用电热板，要有良好接地措施，保证人身安全。电源电压与电热设备的额定电压相符，电源功率应有保障。

3. 怀疑为内在质量不合格的药品

如怀疑为内在质量不合格的药品，应封存于待验区，并在规定时间之内，向质管部进行报告，由质管部将样品送药检部门检验鉴定后，如不合格，按《不合格药品的管理规定》和《不合格药品的确认和处理控制程序》进行处理。

4. 销货退回的药品

对于销货退回的药品，要加强质量验收。重新验收合格的，放入合格品区，进行销售；重新验收不合格的药品，向质管部报告，由质管部按《不合格药品的管理规定》和《不合格药品的确认和处理控制程序》进行处理。

5. 填写验收记录

对于验收记录的填写，不得用铅笔填写记录，不得撕毁或任意涂改记录，需要更改时，划去后在旁边重写，在划掉处加盖更改人图章和日期。签名不得只签姓氏或代号，要签全名。表格内无内容可写，一律用"－"表示。签署验收员意见，应真实反映对质量问题的意见。

6. 仓库待验区规定

仓库必须设置有待验区，并有明显的黄色标识；对单次到货量大的品种，可临时设置动态待验区。大包装等检查和抽样工作在待验区按规定进行。

7. 验收养护室

必须设置有符合要求的验收养护室，中包装标签和说明书的检查、药品外观质量的检查等在验收养护室完成。

8. 需要冷藏的药品

需要冷藏的药品可以在冷柜处及时验收、存放。

9. 贵重药品和需要阴凉保存的药品

对于贵重药品和需要阴凉保存的药品，验收员必须在接到通知后立即开始验收并不间断地进行直到完成验收入库。其他药品必须在接到通知后在规定的时间内完成验收工作。

## 三、药品入库

### (一)药品进库作业

药品的进库作业由药品接收、验收、填单入账几个环节组成，其基本要求是：药品接收以接收及时、准确、安全抵达为目标，为药品验收做好准备。

进库是仓储作业过程管理的首要阶段；进库是把购销合同内容纳入实质性操作的关键步骤；进库是防止不合格药品进入流通渠道的关卡。

药品进库作业操作程序可用进库作业流程图表示，见图4.1.1。

图 4.1.1　进库作业操作流程图

### (二)药品验收后的进库作业

药品验收后进库作业的操作步骤如下：

(1)验收员验收完成后交库管员复核确认。

(2)验收员与库管员办理入库交接。

(3)库管员把验收合格的药品转移到满足储存要求的合格品区。

①验收员将数据录入计算机，打印《药品验收(收货单)》，签字后连同收货

凭证交库管员。

②库管员依据《药品验收(收货单)》与药品一一核对，发现数量错误的要及时提请纠正；发现质量异常、包装不牢或破损、标志模糊等情况与验收结论不一致时，要向验收员表明自己的意见。

③库管员核实数量、质量无异议的，在《药品验收(收货单)》上签字，留存一联，返回一联给验收员，并将药品从待验区转移到满足储存要求的合格品区。

④验收员凭库管员签字的《药品验收(收货单)》对计算机数据进行审核确认。

⑤库管员将送货凭证返回采购部。

⑥采购部在计算机上核实《药品验收(收货单)》的数据，填写价格，打印《药品采购入库单》，签字后连同送货凭证送交财务部。

(4)库管员把验收不合格的药品转移到不合格品区。

①对验收并经质量管理部确认为不合格的药品，库管员按照《药品拒收通知单》上质量管理部的意见存放药品并签字确认对药品的临时保管责任。

②拒收不合格药品按照《退货药品管理的制度与程序》办理。

# 任务二　药品的在库养护

## 一、药品的合理储存

仓库药品品种繁多、批量不一、性能各异，仓储作业工作过程亦不相同。因此，对药品进行合理储存，不仅能保证药品质量，而且能为药品养护的开展打下良好的基础。

药品在储存期间的稳定性，除了与生产工艺、包装方式及药品本身的理化性质相关外，还与其储存条件和保管方法有密切的关系。如果储存保管不当，同样会使药品变质、失效，贻误病情，甚至危害生命。有的还可能引起药品爆炸或燃烧，造成人身伤亡和财产损失。因此，为保证人民生命财产的安全，确保药品质量，必须加强药品的储存保管工作。要做好药品的储存保管工作，首先必须了解各种药品的理化性质、剂型和包装的特点，同时还要熟知外界因素对药品产生的影响，然后提供正确的储存条件和采取科学的养护方法。只有这样才能有效地保证药品质量。

## (一)药品储存的基本要求

(1)一般药品都应按照药典"储藏"项下规定的条件进行储存与保管,亦可根据药品的性质、包装、出入库规律及仓库的具体条件等因地制宜进行。总的原则:保证药品质量良好、数量准确、储存安全。

(2)应按药品的性质、剂型结合仓库的实际情况,采取"分区分类,货位编号"的方法科学管理。

(3)药品的堆码存放应符合药品保管的要求,同时还应注意:外用药和内服药应分别存放;性质相抵触的药品(如强氧化剂和还原剂、酸类和碱类等)和灭火方法不同的药品应分开存放;杀虫、灭鼠药应与内服药和外用药远离存放;名称相近、容易彼此混淆的药品(如甘汞和升汞等)应分别存放。

(4)实行药品保管责任制度,建立药品保管账和药品卡,正确记载药品的进、出、存动态,经常检查,定期盘点,保证账、卡、货相符。

(5)药品储存施行效期管理,施行效期药品的月报制度和近效期药品能销制度,将过期药品移入不合格药品库。

(6)库房应经常保持清洁卫生,并采取有效措施防止生霉、虫蛀、鼠咬。

(7)加强防护安全措施,确保仓库、药品和人身安全。

## (二)药品的特殊保管方法

1. 性质不稳定药品的保管方法

(1)遇光易变质的药品应置于避光容器中,在干燥凉暗处存放,防止日光照射。

(2)受热易变质的药品、易挥发的药品和易风化的药品应置凉爽处密封保存。但易风化的药品储存温度不宜过高或过于干燥,以免失去结晶水,影响药品计量的准确。

(3)怕冻药品一般在0℃以上的仓库保存,以防药品冻结、变质或冻裂容器。

(4)易吸潮引湿的药品和易霉变虫蛀的药品在干燥阴凉处保存,梅雨季节要加强防潮措施。

(5)易串味的药品应储存于按阴凉库标准设置的易串味药品库中,不能与一般药品特别是有吸附性的药品共存。

(6)易氧化和易吸收二氧化碳的药品应注意密封保存。

2. 有效期药品的保管方法

药品的"有效期"是指药品从生产之日起,在规定的储存条件下,能够保证药品质量不发生变化的期限。

有效期药品的储存特别要控制好温度和湿度，应严格按照规定的储存条件进行保管，以防止或延缓药品变质。要按药品的效期远近专垛堆放。要建立效期药品月报制度和设置专用卡片（表4.2.1～表4.2.3）。应严格掌握"先产先出、近效期先出、近效期先用"的原则，调拨有效期的药品要加速运转，以免过期失效。过期药品根据《药品管理法》第四十九条的规定，作为劣药不得再用。劣药等不合格药品的确认、报告、报损、销毁应有完善的手续和记录。

### 表4.2.1　近效期药品示意卡片

| 品名 | |
|---|---|
| 规格 | |
| 数量 | |
| 效期 | |
| 批号 | |
| 货位 | |

### 表4.2.2　近效期药品示意表

有效期至：_____年　　　　　　仓库号：_____　　　　　　　　　　第___页

| 品名 | 1月 | 2月 | 3月 | 4月 | 5月 | 6月 | 7月 | 8月 | 9月 | 10月 | 11月 | 12月 |
|---|---|---|---|---|---|---|---|---|---|---|---|---|
| | | | | | | | | | | | | |
| | | | | | | | | | | | | |
| | | | | | | | | | | | | |

说明：　　　　　　1. 在有效期截止的月份栏内打√。
　　　　　　　　　2. 近效期药品均要填入该表。
　　　　　　　　　3. 在效期尚有一年时，每月开始填报催销报表。

### 表4.2.3　近效期药品催销报表

仓库号：_____　　　　　　　　　　　　　　　　　　　___年___月___日

| 品名 | 规格 | 单位 | 数量 | 件数 | 批号 | 有效期 | 仓库 | 货位号 | 生产企业 |
|---|---|---|---|---|---|---|---|---|---|
| | | | | | | | | | |
| | | | | | | | | | |

说明 | 本表填写一式四份，分别交业务、质管、主管领导各一份，仓库留存一份。

保管员：_____　　　　　　　　　　　　　　仓库负责人：_____

3. 退货药品的保管方法

对于销后退货的药品，仓储部门的保管人员依据经营部门开具的退货凭证收货，并将退回的一般药品存入专门的退货库(区)内。退货的危险品及有存储温度要求的药品按有关规定存入相应的库区内，并悬挂明显的标志牌。退货的药品由专人保管，并做好退货记录。

销后退货的药品经验收合格的，由保管人员记录后方可存入合格药品库(区)内；不合格的药品由保管人员记录后放入不合格药品库(区)内。

退货记录和凭证包括退货通知单(表4.2.4)、销后退回药品台账(包括退货单位、日期、生产企业、品名、规格、数量、批号、有效期、退货原因、验收结果、处理结果、经办人等内容，见表4.2.5)、退货来函等。退货记录应保存3年。

表4.2.4　退货通知单

编号：_____

| 要求退货单位 | | 退货来函日期 | | 退货来函号 | | |
|---|---|---|---|---|---|---|
| 退货提出方式 | | 原购货日期 | | 原发票号 | | |
| 复函号 | | 生产企业 | | 生产批号 | | |
| 品名 | | 单位 | | 数量 | | |
| 有效期 | | 规格 | | 金额 | | |
| 退货原因 | | | | | | |
| 业务部门意见 | | | | 负责人签章： | 年　月　日 | |
| 质管部门意见 | | | | 负责人签章： | 年　月　日 | |
| 主管领导意见 | | | | 负责人签章： | 年　月　日 | |
| | | | | 经手人(签章)：　　公章 | | |
| | | | | 填报日期：　年　月　日 | | |
| 说明 | | 本表一式两联：(1)填报部门留根；(2)要求退货单位。 | | | | |

表4.2.5　销后退回药品台账

仓库号：

| 序号 | 日期 | 退货单位 | 药品名称 | 生产企业 | 规格 | 单位 | 数量 | 批号 | 有效期 | 退货原因 | 验收结果 | 处理结果 | 经办人 | 保管员 |
|---|---|---|---|---|---|---|---|---|---|---|---|---|---|---|
| | | | | | | | | | | | | | | |
| | | | | | | | | | | | | | | |

## 二、药品的在库检查

药品在库储存养护期间，由于受到外界环境因素的影响，随时可能出现各种质量变化现象。因此，除需采取适当的保管、养护措施外，还必须经常性地和定期性地进行在库检查。药品的在库检查，指对仓库药品的查看和检验。通过检查，及时了解药品的质量变化，掌握药品质量变化的规律，以便采取相应的防护措施。

### （一）检查的时间和方法

药品在库检查的时间和方法，应根据药品的性质及其变化规律，结合季节气候、储存环境和储存时间等因素。

1. 日常检查

一般由仓库保管员结合出库药品操作逐日进行检查。

2. 定期检查

即按月、季、半年、年终或结合盘点等进行检查。

对有效期药品、重点养护的品种、麻醉药品、精神药品、医疗用毒性药品、放射性药品等特殊管理的药品，要重点进行检查。此类药品至少应每月检查一次。

按季度检查时，可采用"三三四"检查法，即每个季度的第一个月检查 30%，第二个月检查 30%，第三个月检查 40%，使库存药品每个季度能全面检查一次。

定期检查时，一般上、下半年对库存药品逐垛进行一次全面检查，特别对受热易变质、吸潮易引湿、遇冷易冻结的药品加强检查。如高温季节应加强检查受热易变质、易挥发、易熔化的药品；雨季、霉季应加强检查易吸潮、易引湿的药品；寒冬季节应加强对遇冷易冻结药品的检查。

3. 突击检查

一般是在汛期、雨季、高温、严寒或者发现有药品质量初始变质的时候，临时组织力量进行全面或局部的检查。

### （二）检查的内容与要求

药品检查的内容包括：仓库内的温湿度（见表 4.2.6）；药品储存条件及药品是否按库、区、排、号分类存放；货垛堆码、垛底衬垫、通道、墙距、垛距等是否符合规定要求；药品有无倒置现象，外观性状是否正常，包装有无损坏；药品的储运动态等。在检查中，要加强对质量不够稳定、出厂较久的药品，以及包装容易损坏和规定有效期的药品的查验。

**表 4.2.6　库房温度记录表**

仓库号及类型：＿＿＿＿　　　　适宜温度范围：＿＿＿＿℃　　　适宜相对湿度范围：35% ~75%

| 年 | 上午 | | | | | | 下午 | | | | | |
|---|---|---|---|---|---|---|---|---|---|---|---|---|
| 月 | 记录时间 | 气候 | 温度/℃ | 湿度/% | 超标采取的措施 | 采取措施后 | | 记录时间 | 气候 | 温度/℃ | 湿度/% | 超标采取的措施 | 采取措施后 |
| 日期 | | | | | | 温度 | 湿度 | | | | | | 温度 | 湿度 |
| 1 | | | | | | | | | | | | | | |
| 2 ~ 29 | | | | | | | | | | | | | | |
| 30 | | | | | | | | | | | | | | |
| 31 | | | | | | | | | | | | | | |
| 说明 | 1. 每日记录时间范围上午 9：30 ~ 10：30，下午 3：30 ~ 4：30。<br>2. 每日具体记录时间填写记录时间栏内。<br>3. 气候栏内填入晴、阴、雨、雪、大风。<br>4. 此表从一开始，记录人就应该签名，如多人轮换记录应在表中设计记录人栏，每日由实际记录人签名。 | | | | | | | | | | | | | |

记录人：＿＿＿＿＿＿＿

药品在库检查，要求做到经常检查与定期检查、员工检查与专职检查、重点检查与全面检查相结合进行。每次检查要做好详细记录，要求检查一个品种、规格记录一次。依次详细记录检查日期、药品存放货位、品名、规格、厂牌、批号、单位、数量、质量情况和处理意见，做到边检查、边整改，发现问题及时处理。检查完后，还要对检查情况进行综合整理，写出质量小结，作为分析质量变化的依据和资料。同时，还要结合检查工作，不断总结经验，提高在库药品的保管养护工作水平。

药品养护组应对库存药品定期进行循环质量检查，一般品种每季度检查一次。效期药品、易变品种应酌情增加检查次数，并认真填写库存药品养护检查记录（见表4.2.7）。在质量检查中，对下列情况应有计划地抽样送验：易变质的药品；已经发现不合格品种的相邻批号；储存 2 年以上的药品；近失效期（使用期）的药品等。

表4.2.7　药品养护检查记录

| 序号 | 检查日期 | 品名 | 规格型号 | 数量 | 生产企业 | 生产批号 | 有效期 | 存放地点 | 外观及包装质量情况 | 处理意见 | 备注 |
|---|---|---|---|---|---|---|---|---|---|---|---|
|  |  |  |  |  |  |  |  |  |  |  |  |
|  |  |  |  |  |  |  |  |  |  |  |  |
|  |  |  |  |  |  |  |  |  |  |  |  |

　　药品养护组发现药品质量问题时，应挂黄牌暂停发货。同时填写药品质量复检通知单(见表4.2.8)，并向质管部门通报。

表4.2.8　药品质量复检通知单

| 品名 |  | 规格 |  | 生产企业 |  |
|---|---|---|---|---|---|
| 生产批号 |  | 数量 |  | 存放地点 |  |
| 有效期(使用期) |  |  |  |  |  |

质量问题：

养护员：　　年　　月　　日

复检结果：

质管部门：　　年　　月　　日

　　质管部门一般在2个工作日内复检完毕，对不合格的药品应填写停售通知单(见表4.2.9)，并向仓储、业务等部门通报。

表4.2.9　药品停售通知单

| 品名 | 规格 | 生产企业 | 单位 | 数量 | 生产批号 |
|---|---|---|---|---|---|
|  |  |  |  |  |  |
| 检验情况 |  |  | 处理意见 |  |  |
| 养护检测通知单号 |  |  | 通知日期 |  |  |
| 有关单据日期号码 |  |  | 存放地点 |  |  |

部门负责人：　　　　经手人：

### 三、药品的养护管理

1. 药品养护的原则

药品的在库养护，应遵循"以防为主"的原则。确保药品在库储存过程的质量和安全，防止燃烧、爆炸等事故的发生。

2. 药品养护的基本要求

（1）根据药品的性质和包装的质量、形状，正确选择仓位、堆垛和苫垫形式，以便药品的安全储存、及时检查盘点和进出仓库，以提高仓库的利用率。

（2）按照库存药品性质的需要，控制和调节库房的温湿度，使药品处于适宜的养护环境中。

（3）定期进行药品的在库检查，及时了解药品的质量变化，并采取相应的防治措施。

（4）熟悉药品性能，研究影响药品质量的各种因素，掌握药品质量变化的规律，及时采取相应的预防措施，提高科学养护水平。

（5）注意光线、空气、微生物等对药品质量的影响，及时做好遮光、隔绝、检查密封等工作。保持库房清洁卫生，防止虫害、鼠害侵袭。

（6）催促有关业务部门及时处理久储、残损、变质和接近失效的药品，以避免和减少损失。

## 任务三　药品的出库与运输

### 一、药品的出库

药品出库是药品结束储存过程，进入流通领域的重要环节，也是防止不合格药品进入市场的重要关卡。因此，加强药品的出库管理，对于加速药品流转，满足社会用药需求，保证人民用药安全，降低药品储存费用等具有重要作用。

#### （一）药品的出库原则

药品出库应贯彻"先进先出、先产先出、易变先出、近期先出"和按批号发货的原则。

"先进先出"系指同一药品的进货，按进库的先后顺序出库。药品经营企业进货频繁，渠道较多，同一品种不同厂牌的进货较为普遍，加之库存量大，堆垛分散，如不掌握"先进先出"原则，有可能将后进库的药品发出，而先进库的药品未发，时间一长，库存较久的药品就易变质。因此，只有坚持"先进先出"原则，才能使不同厂牌的相同品种都能做到"先产先出"，经常保持库存药品的轮换。

"先产先出"系指库存同一药品，对先生产的批号先出库。一般来说，药品储存的时间愈长，变化愈大，超过一定期限就会引起变质，以致造成损失。药品出库坚持"先产先出"的原则，有利于库存药品不断更新，确保药品的质量。

"易变先出"系指库存的同一药品，对不宜久储、易于变质的应尽快先出库。有的药品虽后入库，但由于受到阳光、气温、湿气、空气等外界因素的影响，比先入库的药品易变质。在这种情况下，药品出库时就不能机械地采用"先产先出"，而应该根据药品的质量情况，将易霉、易坏、不宜久储的尽快先出库。

"近期先出"即"近失效期"先出，指库存有"效期"的同一药品，对接近失效期的尽先出库。对仓库来讲，所谓"近失效期"，还应包括给这些药品留有调运、供应和使用的时间，使其在失效之前进入市场并投入使用。某些药品虽然离失效期尚远，但因遇到意外事故不易久储时，则应采取"易变先出"办法尽快调出，以免受到损失。

按批号发货，以保证药品有可追踪性，便于药品的日后质量追踪。

### (二)药品出库(发货)业务基本程序

药品出库又称为发货，这是药品仓库业务的最终环节。其基本程序为：查对—配货—复核—出库—记账。

#### 1. 查对

药品出库，首先要进行"三查六对"。"三查"，即查核发票购货单位、发票印鉴、开票日期是否符合要求；"六对"，即将发票与实物进行对货号、对品名、对规格、对单位、对数量、对包装是否相符，同时检查包装并做好记录。发贷必须以正式的出库凭证(包括调拨供应单、提货单和出库单)为依据。管理人员要核对凭证，检查印鉴是否齐全，品名、规格、数量等填写的字迹是否清楚，有无差错、涂改，提货日期有没有超过等。经核对无误后交保管员配货。出货凭证如有问题，必须经原开证单位更正并加盖印章。手续不符的应拒绝发货。

#### 2. 配货

保管人员接到出库凭证后，按其所列项目审查无误，先核销实物卡片上的存量，然后根据"先进先出"等原则，并按出库凭证配货。对计重量的药品要逐件过磅称准；对零星药品可并件并箱；贵重品种或特殊管理药品，要双人配货封箱

（件）。配货要做到数量准确，质量完好，包装完整，堆放有序。如果发现有以下问题应停止配货、发货或配送，并报企业质管部处理。

（1）药品包装内有异常响动和液体渗漏。

（2）外包装出现破损、封口不牢、衬垫不实、封条严重损坏等现象。

（3）包装标识模糊不清或脱落；药品已超出有效期等。

对药品外观质量和包装进行检查，发现有霉变、虫蛀、鼠咬、包装破损等严禁作为正常药品验发出售。已过期失效药品，不得再用，禁止配货，按规定程序处理。

3. 复核

保管人员将货配齐后，要反复清点核对，确保货单相符，保证数量及质量。既要复核货单是否相符，又要复核货位结存量来验证出库量是否正确，发出的零星药品在核对包装时要有两人以上在场。贵重药品、麻醉药品、一类精神药品、毒性药品和化学试剂的爆炸品、剧毒品，应实行双人验发货制度，仓储部门有关负责人必要时要亲自进行复核；爆炸品、剧毒品、客户自备车辆时应检查有否公安部门签发的准运证。

每复核完一个品种后，复核人员应在药品出库单上签字，认真做好复核记录。药品出库复核记录（见表4.3.1）的内容，应包括购货单位、品名、剂型、规格、批号、有效期、生产厂商、数量、销售日期、质量状况和复核人员等项目。复核记录应保存至超过药品有效期1年，且不得少于3年。

表4.3.1　药品出库复核记录

仓库号：_____　　　　　　　　　　　　　　　　　　　　_____年

| 发货日期 | 购货单位 | 品名 | 规格 | 批号 | 有效期 | 生产单位 | 数量 | 质量情况 | 发货人 | 复核人 |
|---|---|---|---|---|---|---|---|---|---|---|
|  |  |  |  |  |  |  |  |  |  |  |
|  |  |  |  |  |  |  |  |  |  |  |
|  |  |  |  |  |  |  |  |  |  |  |
| 说明 | 1. 有效期栏内填写有效期至_____年___月。<br>2. 发出药品复核时，若无质量问题，在质量情况栏内填写"正常"字样。<br>3. 特殊管理药品出库复核时，要双人复核，在复核人栏内二人均要签字。 | | | | | | | | | |

4. 出库

发出的药品，经清点集中后，应及时办理手续。自领药品由保管员根据凭证所列的品种，向领物人逐一点交。由仓库派送的药品，要向押运人员交代清楚物资和物资送到后应办的手续。由运输单位负责运送或托运的药品，仓库应向承运单位办理托运手续，并将托运药品的数量、质量、承运单位、启运时间和运输方式等通知收货单位，及时收回回执。在办理交接时，双方都应在凭证上签章，以明确责任。点交完毕即给接货人员填发出门证。

5. 记账

药品出库后，保管员根据出库凭证所列内容在保管账上作发货记录，并及时在发货卡上注销。

## 二、药品的运输

药品运输是关系到药品质量的重要环节，药品的运输工作应根据"及时、准确、安全、经济"的原则，遵照国家有关商品运输的各项规定，合理组织运输工具和力量，把药品安全、及时地运达目的地。

### (一)药品运输的要求

药品运输的基本要求是认真执行国家有关药品流通的方针、政策，根据商品运输的原则，结合药品的特点，具体要求应做到以下几个方面。

1. 按照实际情况，合理组织运输

根据药品的特点，要从"以快为主，快中求好，快中求省"和全面提高经济效益出发，按照实际情况来选择运输路线、运输方式和运输工具，合理组织运输，确保药品运输顺畅进行，力求达到运输时间短、里程近、环节少、费用省的目的。

2. 加强部门联系，合理编制运输计划

药品经营企业的运输部门要经常与采购、销售和仓储部门以及其他交通运输单位联系，全面掌握药品货源流向、运输能力和运输路线的具体情况和动态，制定切实可行的药品运输计划，把药品的发运、中转和接收各个环节衔接好，确保运输计划的顺利实施。

3. 加强运输工作的安全管理和经济核算

药品经营企业要认真做好药品运输的安全管理工作，严格执行药品运输的各项规章制度，建立和健全运输人员岗位责任制，防止事故发生，提高药品的运输质量。同时还要与财务、审计部门紧密配合，制定"运输计划准确性、药品商品待运期、整零及集装箱比重、货损货差、合理运输节约金额"等经济指标，建立严格的运输费用审批制度，杜绝一切不合理的开支，节约运输费用，降低药品运输成本，提高企业经济效益。

4. 做好运输人员的业务培训

为使从事药品运输工作的人员能适应本职工作的需要，药品经营企业必须采取多种形式，加强业务培训，力求达到"五熟一能"，即：熟悉国家对运输工作的方针政策和货运规章；熟悉药品产销情况和流转环节；熟悉来货和收货地区的水陆交通运输路线和里程；熟悉企业内部工作程序和规章制度；熟悉本地区和本企业的运输能力，各种运输工具的类型、吨位、容积情况；能够正确处理运输业务中的各种问题。

## （二）药品运输工作的内容

建立健全科学的药品运输程序，是药品在运输过程中保证质量的重要环节。程序的核心内容是针对运输药品的包装条件及道路状况，采取相应的措施，防止药品的破损和混淆。

1. 正确地选择运输方式

运输方式是指药品运输中所采取的方法和形式。正确地选择运输方式，合理减少中间运转环节，是合理组织药品运输的重要途径。目前，药品经营企业所采用的合理运输方式主要是直达直线运输和"四就直拨"运输。

1）直达直线运输

直达运输是指运输环节而言，即把药品从产地或起运地直接运到销地或主要用户；直线运输是对运输路线而言，即选择最短的路线，使药品运输直线化。减少运输环节和选择运输路线往往结合进行。因此，将这两种发运形式统称为直达直线运输。

直达直线运输的优点是：能缩短药品流通时间，使药品迅速同消费者见面；可以减少药品在中间环节的停留，降低运输损耗，节约运力和劳力。要发挥直达直线运输的作用，在工作进行中必须密切产、供、运、销各部门的协作，搞好调拨计划指标的衔接；编好运输计划，准确无误地做好药品发运工作；加强企业内部计划、业务、财会、储运各职能部门之间的密切配合。

2）"四就直拨"运输

"四就直拨"是采取就工厂直拨、就车站码头直拨、就仓库直拨、就船过载直拨等，直接将药品分拨到当地要货单位或运往外地。采用"四就直拨"运输，可以减少中间环节，加速药品流转。

2. 合理使用运输工具

运输工具是实现药品在地区之间转移的物质条件。合理地使用运输工具，是合理组织药品运输的又一个重要途径。

1) 正确选择运输工具

我国有火车、汽车、轮船、飞机等现代化的运输工具，也有木船、竹皮筏、畜力车、人力车等民间运输工具。不同的运输工具，具有不同的特点和作用。

火车具有运输量大、运输连续性强、运输管理高度集中、运期比较准确、运行速度快、运费低、较安全等特点，不受季节、气候条件的影响，适宜于大宗药品的远程运输。

汽车具有灵活机动、迅速、装卸方便、活动范围大的特点，可以在城乡广大地区进行运输，但运费相对较高，运量较小，一般适宜于药品的短途运输。

轮船具有运量较大、运费较低的特点，适宜于大宗药品的远程运输。

飞机具有运行速度快的特点，但运量有限，运费较高，适宜于贵重药品或急救药品的运输。

木帆船、竹皮筏、畜力车、人力车等运输工具，具有数量多、分布面广、运用方便等特点，适合运输零星药品和农村收购、调运药品等短途运输。

2) 提高运输工具的使用效率

在确保药品和运输工具安全的前提下，要尽可能利用运输工具的载重吨位和容积，努力提高运输工具的使用效率。其主要措施有：①提高运输工具技术装载量。可从两个方面着手：一是改进装载技术，如采取轻重配装、解体装载、多层装载、改进装车堆码技术等；二是改进药品包装，如体质松软、泡的药材，可使用机器压缩其体积。②提高整车比重。在运输中应尽可能把零散药品凑成整车发运，以提高车辆利用率。③加速车船运转。在运输装卸工作中，要快装快卸，尽量缩短车船停留的时间。④开展捎脚运输。在运输中应利用未装足的车船或回装的车船，沿途捎带货物。⑤组织双程运输或回程运输。在运输中应尽量避免车船回空，提高车船的使用效能。

为了提高运输设备利用率，现在已广泛开展集装箱运输。集装箱运输是一种现代化装运技术的运输，它具有安全、迅速、节约和提高车船装载量等优点。

**3. 药品发运和装卸的注意事项**

(1) 药品发运前必须检查药品的名称、规格、单位、数量是否与随货同行发票相符，有无液体药品与固体药品合并装箱的情况，包装是否牢固和有无破漏，衬垫是否妥实，包装大小重量等是否符合运输部门的规定。由生产企业直调药品时，须经本单位质量验收合格后方可发运，药品未经质量验收，不得发运。

(2) 发运药品应单货同行，对不能随货同行的单据，应附在银行托收单据内或于承运日邮寄给收货单位。

（3）填制运输单据，应做到字迹清楚、项目齐全，严禁在单据上乱签乱划。发运药品应按每个到站（港）和每个收货单位分别填写运输交接单，也可用发货票的随货同行联代替。拼装整车必须分别给各收货单位填写运输交接单，在药品包装上应加明显区别标志。

（4）药品在装车前应按发运单核对发送标志和药品标志有无错漏，件数有无差错，运输标志选用是否正确，然后办好运输交接手续，做好详细记录，并向运输部门有关人员讲清该批药品的搬运装卸的注意事项。

（5）搬运、装卸药品应轻拿轻放，严格按照外包装图示标志要求堆放和采取保护措施。通常情况下，玻璃容器包装的药品，易碎、怕撞击和重压，故搬运装卸时必须是轻放，防止重摔，液体药品不得倒置。如发现药品包装破损、污染或影响运输安全时，不得发运。

（6）各种药品在途中运输和堆放站台时，必须防止日晒雨淋。

（7）定期检查发运情况和待运药品情况，防止漏运、漏托、错托，保持单据完备。对有效期和规定发运期限的药品，单据上要有明显的标志。

**4. 特殊要求的药品运输**

除了一般药品运输的工作内容外，对运输工作有特殊要求的药品，如有温度要求的药品、危险品等的运输，应给予妥善运输。

1）有温度要求的药品的运输

对有温度要求的药品的运输，应根据季节的温度变化和运程，在运输途中采取必要的保温或冷藏措施。

（1）怕冻药品的运输。怕冻药品系指在低温下容易冻结，冻结后易变质或冻裂容器的药品。怕冻药品在冬季运往寒冷地区时应注意做好下列各项有关工作：①拟定防寒发运期。由于我国地域广阔，各地气候差异很大，寒季时段和起止日期亦不一致。所以应根据实际情况，拟定有关省、市的防寒发运期，以保证防冻药品的安全运输，减少运输防冻措施的费用。②在防寒发运期前，怕冻药品应按先北方后南方、先高寒地区后低寒地区的原则提前安排调运。③在防寒发运期，怕冻药品的发运，如不加防寒包装水运只发直达港；铁路以保温车为主。保温车发运时，应有押运员押送，要有安全措施。④在防寒发运期间，怕冻药品的发货单及有关的运输单据上应注明"怕冻药品"字样。

（2）怕热药品的运输。怕热药品是指受热易变质的药品。由于怕热药品对热不稳定，有的还要求冷藏，因此在夏季炎热期间的运输，要充分考虑温度对药品的影响。怕热药品应注意做好下列各项有关工作：①根据各地区夏季气温的情况，按照怕热药品对温度的要求，分别拟定具体品种和怕热发运期限。②在怕热药品发运期前，怕热药品应按先南方后北方、先高温地区后一般地区的原则尽可能提前安排调运。③在怕热药品发运期间，对温度要求严格的药品（如要求储藏在15℃以下的品种）应暂停开单发运，如少量急救或特殊需要，可发快件或空运，或在运输途中采取冷藏措施。④在怕热药品发运期间，怕热药品的发货单上应注明"怕热药品"字样，并注意妥善装车（船），及时发运，快装快卸，尽量缩短途中运输时间。

2）危险品的运输

危险品除按一般药品运输的要求办理外，还必须严格遵照交通管理部门《危险货物运输规则》的各项规定，必须有符合国家标准的危险货物包装标志。自运化学危险物品时，必须持有公安部门核发的准运证。危险药品发运前，应检查包装是否符合危险货物包装表的规定及品名表中的特殊要求，箱外有无危险货物包装标志，然后按规定办好托运、交付等工作。装车、装船时，应严格按照"危险货物配装表"规定的要求办理。

在装卸过程中，不能摔碰、拖拉、摩擦、翻滚，搬运时要轻拿轻放，严防包装破损。对碰撞、互相接触容易引起燃烧、爆炸或造成其他危险的化学危险物品，以及化学性质或防护、灭火方法互相抵触的化学危险物品不得混合装运和违反配装限制。遇热、遇潮容易燃烧、爆炸或产生有毒气体的化学危险物品，在装运时应当采取隔热防潮措施。汽车运输必须按当地公安部门指定的路线、时间行驶，保持一定车距，严禁超速、超车和抢行会车。

3）特殊管理药品的运输

发运特殊管理的药品必须按照《麻醉药品和精神药品管理条例》《医疗用毒性药品管理办法》等规定办理，应尽量采用集装箱或快件方式，尽可能直达运输，减少中转环节。办理托运（包括邮寄）麻醉药品、精神药品，应在货运单上对具体名称、发货人在记事栏内加盖"麻醉药品或精神药品专用章"，缩短火车站、码头、现场存放时间。铁路运输不得使用敞车，水路运输不得配装仓面，公路运输应当覆盖严密，捆扎牢固。运输途中如有丢失，协助承运单位认真查找，并立即报当地公安机关和药品监督管理部门。

运输特殊药品时，必须凭药品监督管理部门签发的国内运输凭照办理运输手续，如有必要时，企业应根据有关规定派足够的人员押运，并提示和监督运输，加强管理。

## 实训（四）——药品的在库养护技术

### 一、目的

依据药品在储存中的质量变化规律，采取综合措施，选择合适储存条件，加强养护，防止药品变质，保证质量，降低损耗。

### 二、程序

（一）每天上午 9：30～10：30，下午 3：30～4：30，各记一次温湿度记录表，指导保管员依据药品储存要求和储藏条件，采取综合措施，选择合适储存条件，做好药品的分类储存、管理和药品养护。

（二）认真填写温湿度记录和药品养护档案，包括养护记录台账、质量分析小结、质量报表，按时上报质量管理部及相关部门，为单位经营提供有参考价值的信息。

（三）每季度对库存 3 个月及以上的药品进行质量检查，并做好记录。

检查中，对由于异常原因可能出现质量问题的药品、易变质的药品、已发现质量问题的相邻批号药品和重点养护药品应加强抽查，必要时应抽样送药品检验所检验。

（1）发现内包装破损的固体药品，不得整理再次出售；液体药品须及时整理清除，避免药品再次污染。

（2）发现外观质量有变异时，挂黄色标志暂停发货，同时填写药品质量复检通知单，转质量管理部，依据复查结果，再作处理。

（3）储存环境检查。药品按照库、区、排、号分类存放；跺间距不少于5cm，与仓库墙、顶部、温度调控设备及管道等设施间距不少于30cm，与地面的间距不小于10cm，主通道不少于200cm；药品无倒置侧放现象。对出现的问题要能及时发现，并指导保管员改正。

（4）药品检查。药品外观性状正常，外包装无损坏，内包装无破损。对问题商品要及时按程序处理，上报。

（5）对有效期药品的检查。距离失效期不到 1 年的药品，但多于 6 个月的药品填报《有效期、使用期药品催销表》，报业务部，及时做好催销准备。距离失

药品储存与养护技术

效期不到 6 个月的，但尚未过期的药品填报《近效期药品催销表》，报总经理、业务部、采购部、储运部、质量管理部。

### 三、要求

（一）按照法定标准和养护制度要求对库存药品进行养护检查，并逐一记录。对药品应按其性能和温湿度要求，利用仓库现有条件和设备，采取密封、避光、通风、降温、除湿等一系列养护方法，调控温湿度，防止药品发生质量变异。

（二）对中药材应按其特性，按《中药材养护操作方法》采取干燥、降氧、熏蒸等方法进行养护，防止其变质。

（三）建立健全药品养护档案，内容包括药品养护档案表、养护记录、台账、分析小结、质量报告，整理归档，保存至药品有效期后 1 年，不得少于 3 年。

### 四、记录

涉及药品储存与养护的基本记录有：库房温湿度记录；库存样品的质量养护记录；养护设备使用记录；药品养护档案表。

在库养护记录内容有：品名、数量、剂型、规格、产品批号、生产厂商、生产日期、失效期、质量状况、养护结论等项内容（表 4.1），催销表中还应包括功能主治等内容。

#### 表 4.1　药品养护检查记录

检查日期：＿＿＿＿＿＿＿＿＿　　　　　　　　　　　　　　养护员：＿＿＿＿

| 品名 | 数量 | 生产厂家 | 包装单位 | 规格 | 批号 | 储存货位 | 储存条件 | 质量情况 | 处理意见 |
|---|---|---|---|---|---|---|---|---|---|
|  |  |  |  |  |  |  |  |  |  |
|  |  |  |  |  |  |  |  |  |  |
|  |  |  |  |  |  |  |  |  |  |
|  |  |  |  |  |  |  |  |  |  |
|  |  |  |  |  |  |  |  |  |  |

注：1. 品名应填写通用名和商品名两种。

2. 数量应与包装单位相符，如包装单位是小盒，则不能写件或者大盒数量，而是小盒数量。

3. 失效期不宜写年，而应写失效日期，失效期至 ×年×月。

4. 养护无质量问题的药品，在质量栏填"合格"二字即可。

5. 有问题需要上报处理的，在处理意见栏标明原因和药品处理程序走向。

· 106 ·

# 实训（五）——药品出库复核

## 一、目的

贯彻"先进先出、近期先出"和"按批号发货"的原则，确保应发药品迅速、准确、安全交付，保证质量，便于流通过程的质量跟踪，避免事故。

## 二、程序

1. 审核出库凭证

审核提货人交付的出库凭证填写的项目是否齐全，有无印鉴，所列的购货单位、开单时间、药品名称、剂型、规格、生产企业、数量准确，无残缺、渗漏、过期失效药品。

2. 配出药品

依据审核后的出库凭证所列项目，将药品配发出库，放于复核理货处。做到配发的药品品名、剂型、规格、生产企业、数量准确，无残损、渗漏、过期失效药品。

3. 验证复核

依据出库凭证所列项目与配出药品逐项复核，保证单货相符和外观质量完好。为了便于质量跟踪所做的复核记录包括购货单位、品名、剂型、规格、批号、有效期、生产企业、销售日期、质量状况和发货员、复核员签名。

## 三、要求

无论是购货单位自提或交付运输部门发运，必须向收货人或运输员按凭证逐件交点清楚和提示注意事项，并签名签收。发货结束，在出库凭证上加盖"药品付讫"印戳，填写药品出门证，以便仓库保卫人员查验放行。

## 四、记录

药品出库复核有两种方式：一种为核查所发药品是否与发货凭证相符；另一种为填写出库复核记录。本实训要求熟悉后者的填写操作。

| 发货日期 | 购货单位 | 品名 | 规格 | 批号 | 生产日期 | 有效期 | 生产企业 | 数量 | 质量情况 | 发货人 | 复核人 |
|---|---|---|---|---|---|---|---|---|---|---|---|
| | | | | | | | | | | | |
| | | | | | | | | | | | |
| | | | | | | | | | | | |
| | | | | | | | | | | | |
| | | | | | | | | | | | |
| | | | | | | | | | | | |
| | | | | | | | | | | | |

注：1. 有效期不宜写×年，而应填有效期至×年×月。

　　2. 发出药品复核，如未发现质量问题，在质量情况栏中，填"正常"二字即可。

# 实训（六）——销售后退回药品的手续办理

## 一、目的

加强销售后退回药品的管理，保障库存药品质量。

## 二、程序

(1)验收人员接受退货通知单。

(2)货单复核。

(3)进行质量检验。

(4)药品检查合格后，财务部门方可退款。否则，待查原因。

(5)经检查为合格药品，方可开单入库。

## 三、要求

(1)销售后退回药品必须专库或专门分类存放。

(2)仓库收到销售后退回药品必须储存于符合药品储存条件的退货药品专用库中，在3个工作日内核清品名、规格、数量和包装情况，将签收回单递交质量管理部门和有关业务部门处理。业务部门接到仓库回单后5天内要查明退货原因报质量管理部门，并通知验收部门验收。

（3）验收部门指定专人在 7 天内按药品入库验收制度的要求进行验收。当无法判定药品质量状况时，要抽样送达检验部门进行检验。同时，向质量管理部门和业务部门提供验收及检验的情况。经复核无质量问题，内外包装完好的，业务员应按合格品开单进入合格品库。如复检有质量问题或包装损坏无法销售的，保管员须将该批药品放入不合格区，通知业务员与供货单位联系作退厂或报废处理。

## 四、药品销售后退回注意事项

（1）在销售后退回药品中如有危险，不得进入普通药品仓库，应立即转移到相应属性的危险品库，并按规定的工作程序处理。

（2）仓库收货员将签收单递交质量管理部和业务部门后，如一个月内仍未获得业务部门的处理办法时，应列表向质量管理机构负责人进行反映。

（3）仓库收货员应分类认真做好退货记录，确保退货记录的可跟踪性，并统计质量退货率，按季反馈到质量管理部门。

## 五、记录

销售后退回药品的记录，应包括购货单位、退货方式、退货日期、品名、剂型、规格、数量、批号、生产厂商、有效期、原购货日期、退货原因等项目（表 6.1 ~ 表 6.5）。

### 表 6.1　退货申请单

年　　月　　日

| 退货单位 | | | | | | 退货日期 | | | | |
|---|---|---|---|---|---|---|---|---|---|---|
| 商品名称 | 规格 | 产地 | 数量 | 批号 | 退货原因 | 申请人 | 开票员 | 采购员 | 质管副总 | |
| | | | | | | | | | | |
| | | | | | | | | | | |
| | | | | | | | | | | |

### 表 6.2　退货通知单

编号：＿＿＿＿＿＿

| 退货单位 | | 退货提出方式 | | 退货日期 | |
|---|---|---|---|---|---|
| 品名 | | 规格 | | 数量 | |
| 生产企业 | | 生产批号 | | 有效期 | 原购货日期 | |

| 退货原因 | |
|---|---|
| 业务部门意见 | |
| 质量管理部门意见 | |
| 主管领导意见 | |

填报日期：　　年　　月　　日　　　　　　　　　　　经手人：（公章）

**表 6.3　销售后退回药品台账**

| 序号 | 日期 | 退货单位 | 品名 | 生产企业 | 规格 | 单位 | 数量 | 批号 | 有效期 | 退货原因 | 验收结果 | 处理结果 | 经办人 | 备注 |
|---|---|---|---|---|---|---|---|---|---|---|---|---|---|---|
| | | | | | | | | | | | | | | |
| | | | | | | | | | | | | | | |
| | | | | | | | | | | | | | | |

保管员：

**表 6.4　销售后退回药品验收记录**

年　　月　　日　　　　　　　　　　　　　　　　　编号：

| 到货日期 | 药品名称 | 规格 | 单位 | 数量 | 退货单位 | 生产厂家 | 生产批号 | 有效期至 | 合格证 | 批准文号 | 质量状况 | 验收结论 | 验收员 |
|---|---|---|---|---|---|---|---|---|---|---|---|---|---|
| | | | | | | | | | | | | | |
| | | | | | | | | | | | | | | |
| | | | | | | | | | | | | | | |

**表 6.5　　药品销售后退回开票单**

（当日办理有效，过期作废！）

退货单位：　　　　　　　　　　单位编号：

部门：　　　　　　　　　　　　业务员：　　　　　　　　　　单据编号：

提货方式：　　　　　　　　　　出库单号：　　　　　　　　　开票日期：

| 药品编号 | 药品名称 | 药品规格 | 产地 | 单位 | 数量 | 单价 | 金额 | 包装数 | 货位 | 件数 | 批号 | 有效期至 | 质量 |
|---|---|---|---|---|---|---|---|---|---|---|---|---|---|
| | | | | | | | | | | | | | |
| | | | | | | | | | | | | | | |
| | | | | | | | | | | | | | | |
| | | | | | | | | | | | | | | |

金额合计：　　　　　　　　保管员：　　　　　　　　金额合计(大写)：

验收员：　　　　　　　　　　　　　　　　　　　　业务员(签字)：

## 实训(七)——不合格药品的手续办理

### 一、目的

保证单位所经营药品的质量,加强不合格药品管理,防止不合格药品流入市场。

### 二、程序

(1)不合格药品实行报告制度。

(2)不合格药品要存放到不合格库区。

(3)对不合格的药品要分清质量责任。

(4)注明不合格药品处理方式。

(5)不合格药品处理情况汇总分析。

### 三、要求

(1)仓储保管员或质量验收员应对质量不合格药品进行控制性管理,发现不合格药品,应按规定程序或相关要求进行上报。

(2)不合格药品应存放在不合格药品区,并有明显标志。

(3)对不合格药品应查明质量不合格的原因,分清质量责任,及时处理并制定预防措施。

(4)不合格药品的确认、报告、报损、销毁应有完善的手续或记录。

(5)对不合格药品的处理情况应定期汇总和分析。

### 四、注意事项

(1)不合格药品的管理是药品经营过程中质量控制的关键环节,企业各部门应按制度和程序中规定的要求去做,这是保证所经营药品质量的关键。

(2)不合格药品应集中存放在不合格药品区,由仓储部门设置专人管理并悬挂明显标志,要建立"不合格药品台账",对不合格药品进行严格控制,防止出现质量事故。

(3)不合格药品质量原因有:

①入库验收时没有严格把关,使不合格药品进入企业,验收部门对此负责。

②在库养护不得法而造成不合格药品的出现,由养护部门负责。

## 五、记录

(1)仓库收货员、验收员对不合格药品进行报告并存放好，建立"不合格药品台账"，质检人员对不合格药品分清质量责任，做好有关记录。

(2)不合格药品按"不合格药品"管理制度规定的程序和方法最终由质量管理部门确认，不合格药品的确认、报告、报损、销毁应有完善的手续和记录。销毁不合格的特殊管理药品时，应上报药品监督部门批准后，在药监部门的监督下进行销毁，并做好相应记录。

(3)不合格药品处理后，做好库房、地面、台面的清洁，整理质量检查仪器，搬运设备归位，归档各项记录，账单确定准确无误。

(4)不合格药品的记录，应包括购货日期、品名、生产企业、批号、规格、单位、数量、不合格原因、不合格项目、采购人、处理意见、处理情况等项目。填写的记录有不合格药品台账、不合格药品报损审批表、报损药品销毁记录及不合格药品处理情况汇总分析表(表7.1~表7.5)。

### 表7.1 不合格药品处理情况汇总分析表

| 日期 | 品名 | 生产企业 | 批号 | 效期 | 规格 | 单位 | 数量 | 不合格原因 | 不合格项目 | 采购人 | 处理意见 | 处理情况 |
|------|------|----------|------|------|------|------|------|------------|------------|--------|----------|----------|
|      |      |          |      |      |      |      |      |            |            |        |          |          |

仓库负责人：　　　　　　保管员：　　　　　　养护员：

### 表7.2 药品质量处理通知单

| 购货单位 | | | | | | | |
|----------|--|--|--|--|--|--|--|
| 凭证日期 | 药品通用名称 | 剂型 | 规格 | 生产厂家 | 产品批号 | 单位 | 数量 |
|          |              |      |      |          |          |      |      |
|          |              |      |      |          |          |      |      |
| 质量情况 | | | | | | 经办人：　年　月　日 | |
| 质管部意见 | | | | | | 签字：　年　月　日 | |
| 仓库处理意见 | | | | | | 签字：　年　月　日 | |

### 表7.3 不合格药品报损审批表

报告部门： 报告时间： 年 月 日 财损_____号

| 品名 | 规格 | 单位 | 单价 | 数量 | 金额 | 批号 | 生产企业 |
|------|------|------|------|------|------|------|----------|
|      |      |      |      |      |      |      |          |

| 药品损失类型 | | | 有效期、使用期 | | |
|------|------|------|------|------|------|

不合格原因(附检查报告)：

| 仓库主任签字 | | 小组负责人签字 | | 保管员签字 | |
|------|------|------|------|------|------|

业务部门意见：

质量管理部门意见：

财务部门意见：

企业负责人意见：

### 表7.4 报损药品销毁记录

填报单位： 年 月 日

| 品名 | 规格 | 单位 | 数量 | 批号 | 生产单位 | 破损原因 |
|------|------|------|------|------|----------|----------|
|      |      |      |      |      |          |          |
|      |      |      |      |      |          |          |
|      |      |      |      |      |          |          |
|      |      |      |      |      |          |          |

销毁方式： 销毁地点： 销毁时间：
储运部门签字： 质管部门签字： 经理部门签字：

### 表7.5 不合格药品台账

| 日期 | 品名 | 生产企业 | 批号 | 规格 | 单位 | 数量 | 不合格原因 | 不合格项目 | 检验单号 | 采购人 | 处理意见 | 处理情况 | 备注 |
|------|------|----------|------|------|------|------|------------|------------|----------|--------|----------|----------|------|
|      |      |          |      |      |      |      |            |            |          |        |          |          |      |
|      |      |          |      |      |      |      |            |            |          |        |          |          |      |
|      |      |          |      |      |      |      |            |            |          |        |          |          |      |
|      |      |          |      |      |      |      |            |            |          |        |          |          |      |
|      |      |          |      |      |      |      |            |            |          |        |          |          |      |

仓库负责人： 保管员： 养护员：

## 目标检测

### 一、单项选择题

1. 验收进口药品时，不符合要求的是( )。

    A. 包装和标签应以中文注明药品的名称、主要成分

    B. 包装所附的说明书为外文说明书

    C. 用中文注明"进口药品注册证书"

    D. 用中文注明"医药产品注册证号"

2. 应实行双人验收入库制度的药品是( )。

    A. 注射剂                  B. 外用药品

    C. 内服药品               D. 麻醉药品

3. 药品养护的基本原则是( )。

    A. 分区分类               B. 正确堆垛

    C. 以防为主               D. 安全消防

4. 下列属于药品储存阶段的作业程序的是( )。

    A. 堆垛、分类            B. 配货、复核

    C. 发货、运输            D. 验收、入库

5. 药品堆垛要求垛间距不少于( )。

    A. 10cm                 B. 20cm

    C. 30cm                 D. 5cm

6. 关于出库药品拆零拼箱包装要求不正确的是( )。

    A. 液体药品同固体药品混装

    B. 箱外明显位置注明"拼装"字样

    C. 不能将易挥发、易污染和易破碎的药品与一般药品混装

    D. 药品配装须准确无误，不必附装箱单

7. 药品出库复核时不包括( )。

    A. 品名、剂型            B. 规格、批号

    C. 合格证、说明书       D. 外观质量、数量

8. 药品按批号发货的目的是( )。

    A. 保持库存药品的轮换       B. 有利于库存药品的更新

    C. 便于日后质量追踪         D. 防止药品的失效

9. 药品储存的基本原则的是( )。

    A. 按包装大小储存         B. 按批号储存

    C. 分类储存               D. 按进货时间储存

10. 验收药品的抽样原则中，最重要的是样品要有( )。

    A. 稳定性                          B. 代表性

    C. 安全性                          D. 有效性

11. 下列(　　)不是质变现象。

    A. 霉变                           B. 虫蛀

    C. 泛油                           D. 断裂

12. 除(　　)外均是中药储存过程中的变异现象。

    A. 风化                           B. 发霉

    C. 变味                           D. 变种

13. 除(　　)外均是中药储存过程中的环境因素。

    A. 空气                           B. 垛高

    C. 温度                           D. 湿度

14. 某些含盐类成分的固体药物容易吸收空气中的水分，使其表面慢慢溶化成液体状态的现象，是(　　)质变现象。

    A. 泛油                           B. 融化

    C. 风化                           D. 潮解

15. 怕冻药品在冬季发运时应加防寒包装或用暖车发运，按(　　)原则提前安排调运。

    A. 先北方后南方、先高寒地区后低寒地区

    B. 先南方后北方、先高寒地区后低寒地区

    C. 先北方后南方、先低寒地区后高寒地区

    D. 先南方后北方、先低寒地区后高寒地区

**二、多项选择题**

1. 药品在库检查的内容包括(　　)。

    A. 药品的外观质量                  B. 库房温湿度

    C. 货垛间距                       D. 养护设备的运行状况

    E. 库房防鼠状况

2. 影响药品稳定性的因素包括(　　)。

    A. 日光                           B. 空气

    C. 温度                           D. 湿度

    E. 时间

3. 下列品种宜重点养护的是(　　)。

    A. 首营品种                     B. 质量形状不稳定的品种

    C. 销售量大的品种              D. 储存时间长的品种

    E. 近期内发生过质量问题的品种

4. 下列药品包装的标签必须印有规定的标识和警示说明的是(　　)。

    A. 麻醉药品                     B. 精神药品

C. 医疗用毒性药品　　　　　　　　D. 放射性药品

E. 外用药品

5. 医药商品经营企业药品出库发货的原则是(　　)。

A. 针剂先出　　　　　　　　　　　B. 先产先出

C. 量多先出　　　　　　　　　　　D. 近期先出

E. 按批号发货

6. 药品储存保管严格执行双人双锁管理制度的是(　　)。

A. 放射性药品　　　　　　　　　　B. 二类精神药品

C. 麻醉药品　　　　　　　　　　　D. 不合格药品

E. 毒性药品

7. 药品的堆垛存放应符合要求，需分开存放的有(　　)。

A. 不同批号的药品　　　　　　　　B. 内服药与外用药

C. 易串味药品　　　　　　　　　　D. 性质相抵触的药

E. 名称易混淆的药

8. 药品氧化后，可以发生以下(　　)变化。

A. 变色　　　　　　　　　　　　　B. 溶解

C. 分解　　　　　　　　　　　　　D. 变质失效

E. 异臭

9. 发现以下(　　)情况药品不得出库。

A. 药品包装出现破损、污染、封口不牢、衬垫不实、封条损坏等问题

B. 包装内有异常响动或者液体渗漏

C. 标签脱落、字体模糊不清或者标识内容与实物不符

D. 药物已超过有效期

E. 其他异常情况的药品

### 三、简答题

1. 简述药品的入库原则。

2. 简述药品的出库原则。

3. 如何提高在库药品的保管养护水平？

# 项目五　药品仓虫的危害及防治

了解仓库害虫的来源、传播途径；
了解常见仓库害虫的种类和特征；
理解害虫与温湿度的关系；
掌握害虫的防治方法。

　　药品在仓储过程中由于仓储环境以及各方面因素的影响易发生被仓库害虫蛀蚀的现象。药品被虫蛀后，内部组织遭到破坏，出现圆形孔洞，严重的被虫蛀成粉末，失去药用价值。害虫的尸体、排泄物等甚至产生有毒、有害物质，危害人民群众的身心健康。害虫对药品的危害多发生在中药材、中药饮片和部分中成药，以及原料药和药用辅料。化学药品、生物制品、生化制品由于制剂工艺先进，发生虫害的现象十分少见。但含脂肪、糖、蛋白质、淀粉等成分的药品，由于包装不严，受温湿度的影响也可能发生虫害现象。

## 任务一　常见仓库害虫

### 一、仓库害虫的来源、传播途径

#### 1. 害虫的来源

　　(1)中药材在采收时，已寄生害虫的卵、幼虫或成虫，随药材进入仓库，一旦条件适宜，便继续生长繁殖。

　　(2)被害虫污染的包装材料反复使用也会使药品感染害虫。

　　(3)仓库内部在储存药品前没有进行消毒杀虫处理，本身隐藏有害虫。

(4)仓库内已生虫的药材未能得到及时熏蒸杀灭和隔离堆放，引起其他药材被感染。

(5)生虫药材与未生虫药材同库共存的交叉感染。

(6)运输过程中被害虫污染，携带入库。

(7)仓库内部及周围环境不洁，害虫可寄居于内，隐藏越冬，温湿度适宜时，飞入仓库内繁殖，危害药物。

2. 传播途径

(1)害虫可由野外飞入库内，如蛾类、米象等。这类害虫生命力强、适应环境快，能在不太稳定的环境条件下发育繁殖。

(2)鼠类和昆虫也能传播害虫。

(3)药材入库前未经仔细检查，将害虫或虫卵带入仓库，引起交叉感染。

(4)包装物料或包装容器以及各种运输工具本身不清洁，已感染害虫，消毒杀虫不彻底。

## 二、常见仓库害虫的种类和特征

仓库害虫种类繁多，国内现已知仓库害虫254种，主要来源为2纲、13目、59科。危害中药材的害虫约有89种，绝大多数害虫来源于昆虫纲的鞘翅目(甲虫类)和鳞翅目(蛾类)。鞘翅目害虫，俗称"甲虫类"害虫；鳞翅目害虫，俗称"蛾类"。危害中药材的害虫以甲虫类害虫居多，蛾类害虫次之，还有蜘蛛纲的螨类害虫。

### (一)鞘翅目

1. 药材甲

(1)形状特征：身体呈长椭圆形，成虫体长2～3mm，红褐色或深栗色，密被细毛，头生在前胸下，触角11节。前胸背近三角形，后缘微宽于鞘翅的基部，鞘翅上有明显的纵行排列的特点。幼虫体长5mm左右，体上所背细毛短而稀，腹部背面排列有一列褐色小短刺(图5.1.1)。

(2)生活习性：药材甲虫生育率较高，一年发生2～3代，以幼虫越冬，成虫善飞，耐干力强，在黄昏或阴天较为活跃，一般产卵于药物表面凹褶不平的部位或碎屑中，经5～10天孵化出幼虫；成虫喜暗，耐饥力强，常在药物内部蛀成孔洞，并在其中化蛹，羽化成虫继续危害。

2. 米象

俗称象鼻虫、铁嘴、铁鼓牛、米虫，属鞘翅目象虫科。

（1）形态特征：成虫体长 3～4mm，宽 0.9～1.5mm，体型圆，红褐色至黑褐色，背无光泽。触角生于基部 1/3～1/4 处。初羽化时赤褐色，后变为黑褐色，触角 8 节。吻前伸呈象形鼻状，后翅发达善于飞翔。卵长椭圆形细小，半透明乳白色。幼虫似蝇蛆，蛹长近 4mm 椭圆形（图 5.1.2）。

图 5.1.1　药材甲
1—卵；2—蛹；3—成虫；4—成虫触角

图 5.1.2　米象
1—卵；2—幼虫；3—成虫；4—蛹

（2）生活习性：以幼虫过冬，成虫善于飞，具假死性，耐干力强，在黄昏或阴天飞行。一般产卵于药物表面凹褶不平的部位或碎屑中，经 5～10 天卵化出幼虫；幼虫喜暗，耐饥力强。米象的繁殖视地理条件环境而不同，我国北方一年 2～3 代，南方可达到 5～6 代。成虫越冬，繁殖力强，对湿度要求较高，喜潮湿、黑暗的生活条件。

3. 咖啡豆象

（1）形态特征：成虫体长 2.5～4.5mm，长椭圆形，暗褐色，密被黄褐色细毛，黄白色的小斑点，触角 11 节。头正面三角形，复眼圆形，黑褐色。前胸背板长等于鞘翅的 1/2，前缘较后缘狭窄，背面微隆起，上生灰白色细毛，并形成棋盘状花纹，小盾片极小，圆形。腹末小三角形，露于鞘翅外。足细长，前足基节卵圆形，深褐色。幼虫成熟时体长 4.5～6mm，乳白色，近弯弓状。且横向皱纹与白色短细毛。头大近圆形，淡黄色。

（2）生活习性：咖啡豆象一年发生 3～4 代，幼虫隐藏于种子类和根茎类药材中越冬。成虫善飞能跳。在温度 27℃ 的条件下，雄虫羽化后 3 天、雌虫羽化后 6

天即可交尾，交配后约半小时开始产卵，产卵前在药物上蛀蚀孔洞然后产卵。孵化后幼虫蛀入药物内部危害，直至化蛹羽化为成虫。

4. 谷蠹

(1)形态特征：成虫体长 2.5~3mm，长圆形，暗红褐色至黑褐色，具光泽，头位于前胸背板下，触角 10 节。前胸背板中部隆起，上有多数小疣状突起，鞘翅上具有显著刻点。幼虫体长 2~3mm，生有淡黄色细毛，乳白色，头三角状，黄褐色，各足大小相等。

(2)生活习性：一年繁殖 2~3 代，以成虫在药物内越冬。在温湿度适宜的条件下繁殖一代只需 30 天。成虫喜取食果实种子类中药，特别喜食种子胚部，善于飞行，寿命可达 1 年。卵常产于药材的蛀孔内或缝隙中，孵化率较高。幼虫在种子类或根茎类药材中蛀食，直至羽化成成虫才脱出。一般躲在药物的堆垛深处聚集危害。

## (二)鳞翅目(蛾类)

1. 印度谷螟

(1)形态特征：成虫体长 6~9mm，翅展 13~18mm，身体密被灰褐色鳞片，两复眼间具一向前方突出鳞片椎体。前翅长三角形，近基部的 1/3 灰黄色，其余 2/3 为赤褐色，并散生黑褐色斑纹；后翅三角形灰白色，半透明。卵椭圆形，乳白色。幼虫体长 10~13mm，头部红褐色，体淡黄色。蛹长约 5.5~7.5mm，细长，腹部略弯向背面(图 5.1.3)。

(2)生活习性：一年通常繁殖 4~6 代，北方 3~4 代。以幼虫越冬。幼虫在第二年 4、5 月间即羽化为成虫。每雌虫可产卵 40~300 粒，卵产于药物表面或包装品缝隙中。孵化幼虫即钻入药物内为害。能排出大量带臭味的粪便，影响药材质量，是中药的重要害虫之一。

2. 地中海粉螟

(1)形态特征：成虫体长 7~15mm，翅展 16~25mm。前翅狭长，灰黑色，近基部及外缘各有一淡色的波状横纹，翅的外缘横列明显的小黑斑；后翅灰白色。幼虫体长 15mm 左右，头部赤褐色，背面常带桃红色，体乳白色(见图 5.1.4)。

(2)生活习性：一年发生 2~4 代，以幼虫越冬。幼虫与谷蛾相似，吐丝将药材黏聚成团块。

图 5.1.3　印度谷螟　　　　　　图 5.1.4　地中海粉螟
1—卵；2—幼虫；3—蛹；4—成虫　　　　　1—幼虫；2—成虫

　知识拓展

### 1. 鞘翅目成虫特点

体躯明显分为头、胸、腹三段。在各段中分别具有各种不同功能的附属器官，如七星瓢虫。

(1) 头部：成虫感觉和取食的中心，生有一对触角，形态各异，一般 10 ~ 11 节。一对复眼、个别单眼和口器等附器。

(2) 胸部：分前、中、后三胸节。每一个胸节的腹侧各生一对足，分别叫前足、中足、后足。在中、后胸节的背面两侧，常生一对双层膜质的翅，分别叫前翅和后翅。翅上有许多翅脉，脉相是鉴别害虫种类的重要特征之一。

(3) 腹部：一般不超过 10 节，腹部能做扩缩和伸缩运动，是消化、排泄、呼吸、繁殖的中心。

### 2. 鳞翅目成虫与鞘翅目的区别

鳞翅目成虫体壁柔软，触角丝状，口器为虹吸式，三对足细长，前后翅膜质上有颜色各异的鳞片，腹部节明显呈圆桶状。

### (三)螨类

螨类不属于昆虫。螨类是节肢动物门、蛛形纲、蜱螨目或真螨目的螨类小型动物。螨类以卵越冬，越冬卵红色，非越冬卵淡黄色。越冬幼螨红色，非越冬幼螨黄色，体两侧有黑斑。雌螨呈深红色，体两侧有黑斑，椭圆形。螨类的发育繁殖最适宜温度为15~30℃，属于高温活动性。全年都可能发生，干旱炎热的气候条件往往会导致大量发生。

1. 粉螨

粉螨俗称"粉壁虱"，属于蜱螨目谷螨科。

(1)形态特征：成虫体长0.4~0.8mm，白色，半透明。成虫分为前半体和后半体，其上具刚毛，足尖和口器呈黄褐色，分为头胸和腹两部分，四对足，具刚毛(见图5.1.5)。

图5.1.5 粉螨
1—幼虫；2—雄虫；3—雌虫

(2)生活习性：粉螨个体较小，生境广泛，食性复杂，为一切害虫所不及。以成虫越冬，遇到不良环境条件，体壁变硬，头部缩回体内一部分，进入休眠期数月，遇到适宜条件就可以蜕皮恢复活动。

2. 干酪螨

干酪螨属于蜱螨目谷螨科，我国各地均有分布。其形态特征及生活习性与粉螨相类同。除粉螨、干酪螨以外，危害药品的还有景天螨、革螨、肉食螨、甜果螨等。

# 任务二 仓库害虫的危害

## 一、害虫的发育规律

仓库害虫在整个生长发育过程中，需经过一系列的外部形态和内部功能以及生活习性的变化。仓库害虫经过卵、幼虫、蛹、成虫四个发育阶段的变化称为不完全变态,如白蚁。

(1)卵:是害虫相对不活动的发育阶段。仓库害虫的卵都很小,通常在 0.1~0.5mm 之间或更小。多为乳白色,形态各异,有的呈卵圆形或椭圆形。药品仓库害虫一般多将卵产于药物上或缝隙中,也有产于药物的附近或包装物上,以便孵化后的幼虫能就近取食。

(2)幼虫:从卵内孵化出的虫体。幼虫体分头部和胸腹部两大部分。幼虫期是害虫取食与生长的时期,是危害中药比较严重的时期,也是药品仓库防治害虫的关键时期。

(3)蛹:蛹是完全变态害虫特有的发育阶段,也是在其整个生活史中的一个静止阶段。幼虫成熟后即停止取食,躲在隐蔽的地方吐丝结茧,或利用分泌物将食物碎屑、尘末、排泄物等连缀起来作茧,或借助于杂物保护化蛹。蛹期虽不食不动,形似静止状态,但在体内却进行着复杂的生理变化。害虫的蛹期对化学药剂的防治有较高的抵抗力。

(4)成虫:当蛹发育成熟后,即咬破蛹壳出来,这种现象称为羽化。成虫是害虫个体发育的最后一个阶段,成虫的主要任务是交配产卵,繁殖后代。

仓库害虫无论在卵、幼虫、蛹、成虫的各个虫期,都可能发生休眠,引起休眠的主要原因是温度。仓库害虫发育的任何阶段都可能对药物产生危害,成虫一般不危害。掌握药品害虫各个虫期生长发育的变态规律及危害时期,可采取相应的有效措施,及时加以防治,减少药品损失。

## 二、仓库害虫的生活习性

主要是指仓库害虫对外界环境的适应性以及在外界环境的影响下引起害虫的一些生理反应。

(1)适应性:仓库害虫一般对周围的环境条件有较强的适应性,如耐热、耐寒、耐干、耐饥性,并对化学药剂防治有一定的耐药性。害虫在适宜的环境中,一年可繁殖多代,如不注意防治,在短期时间内可造成较为严重的虫害。

(2)食性:仓库害虫绝大多数食性广而杂,但它蛀蚀成分是有限的,主要为淀粉、脂肪、糖类、蛋白质、纤维素等。这些成分含量的多少,决定了药物可能遭受蛀蚀危害程度的高低。

(3)隐蔽性:大多数害虫形体较小,体深色,具保护色,便于隐蔽和匿藏。

(4)趋性:害虫在外界条件刺激下引起运动的反应,称为趋性。凡趋向刺激运动的反应,称为正趋性;凡背向刺激运动的反应称为负趋性。

大多数蛾类害虫有趋光性，甲虫类害虫为负趋光性。根据这一特性，可利用灯光诱杀蛾类害虫；在检查生虫商品时，应注意阴暗处的甲虫类仓虫。

害虫对异性分泌的生物激素有正趋性，对化学剂有负趋性。利用这一特性，可采用昆虫生物激素诱杀或化学药剂杀灭害虫。

### 三、害虫的危害性

害虫对药品的蛀蚀可引起药品质变，以致报废损失。就目前常用的 600 多种中药中，易蛀蚀药材占储存品种的 40% 以上。药品经虫蛀后，有的形成蛀洞，有的破坏药品性状，有的甚至将中药完全破坏成蛀粉，失去药用价值。害虫蛀蚀及其危害，通常表现在以下几个方面：

(1)害虫是带菌的媒介，它的分泌物、排泄物以及腐败的残体，是微生物生长和繁殖的营养物质，可引起害虫和微生物的共生。

(2)害虫蛀入药材内部，排泄粪便，分泌异物，害虫繁殖变化的残体、死亡的尸体对药品造成不洁和污染，对人体身体健康带来危害。

(3)药材被蛀蚀称为孔洞或残体不全，使药材减量，破坏药物的有效成分，使疗效降低或丧失药用价值。

(4)中药材被虫蛀之后，易导致某些品种泛油(枸杞子、当归、党参等)，花类药材容易散瓣，外形遭到破坏，引起进一步质变，影响药材质量。

(5)破坏包装及库房结构，影响中药的安全储存。

## 任务三　害虫与温湿度的关系

### 一、害虫与温度的关系

害虫的体温不稳定，随着环境温度的变化可以进行一定范围的调整，也就是说，它们属于变温动物，害虫的一切生理功能都受环境温度的支配。害虫的生长发育、繁殖等生命活动，对温度有一定的要求。

害虫在 15 ~ 35℃之间的温度范围内都能进行正常的生长发育和繁殖，此温度称为害虫的适宜温度区，绝大多数害虫在 25 ~ 32℃之间发育繁殖最快，是害虫最适宜的温度范围。

一般情况下，8 ~ 40℃是大多数害虫维持生命的有效温度；35 ~ 40℃温度范围是害虫不活动温度范围。因温度较高害虫常呈夏眠状态，生理功能的代谢下降，取食量减少，生长发育速度减慢。50～60℃之间的温度范围称为害虫的致死高温区。害虫受高温的刺激由强烈的兴奋转入昏迷，虫体内的酶被破坏，部分蛋白酶凝固，在较短的时间内丧失生命活动能力。40～50℃之间的温度范围内，害虫处于昏迷和致死的临界线上，若害虫转入适宜温度范围，则可恢复正常生理功能；若长时间在此温度范围内，新陈代谢失去平衡可致死亡。在－4～8℃之间的温度范围内，因温度较低害虫常呈冬眠状态，生理功能的代谢下降，取食量少，生长发育速度基本停止。随着温度的继续下降可致死亡。一般在10℃以下，害虫的生命活动就受到严重的抑制。在－4℃以下，虫体因体液结冰，细胞原生质冻损而脱水致死。所以在夏季采用暴晒杀虫时，就要考虑暴晒时间的长短。用烘干、沸水喷淋、蒸汽杀虫也要考虑温度和时间的问题。

## 二、害虫与湿度的关系

湿度是指空气的干湿程度。湿度对害虫的影响主要包括药物中所含的水分和空气中的相对湿度。害虫体内废物的排泄、体温的调节、食物的消化等生理活动都与水有关。害虫体内的含水量较高，一般约占其体重的45%～90%，它们体内水的来源，主要依靠摄取食物时获得。水是害虫进行生理活动不可缺少的基本条件，是害虫发育繁殖的重要物质基础。

药物含水量的高低，直接影响害虫的取食和对食物的消化吸收。药物含水量的变动，受空气湿度的影响。湿度适宜时，有利于害虫生长发育。在一定条件下，药物的含水量越高，虫害越严重；相反，如果把药物的含水量控制在一定范围内，就能抑制生虫或减少虫害的发生。

一般情况下，相对湿度在70%～80%（温度18～27℃）时，害虫的繁殖能力最强，生产下一代的时间最短，对中药商品危害最严重；相对湿度在75%～90%（温度27～35℃）时，害虫繁殖能力下降，生育缓慢；相对湿度在30%～40%时，害虫从空间得到的水气极少，不能对食物进行充分地分解利用，导致生理失调或死亡。

在实际药品养护过程中可以看出，湿度和温度这两种因素对害虫生存的影响是相互联系的。即使温度适宜，但如果空气干燥（湿度小），害虫亦无法生存；如果空气湿度高，但气温低，害虫的新陈代谢也会变得缓慢，发育亦会受抑制。所以降低药物的含水量和控制库房温湿度就能防止或减少害虫。

### 三、害虫与空气的关系

空气是由多种气态物质组成的混合物，按体积算，$O_2$（氧）占空气组成的21%；$N_2$（氮）占78%；$CO_2$（二氧化碳）占0.03%；其他气体约占0.97%。

仓库害虫同其他生命体一样，其生长发育的全过程以及它的繁殖都离不开氧。氧是害虫代谢不可缺少的物质。害虫在低氧的环境中呼吸加快，对有机物分解不完全，缺少生命活动所需的能量，气门关闭停止取食，麻痹昏迷，低氧程度严重仓虫死亡，低氧时间长仓虫死亡。气调养护法、自然降氧法、低氧低药量氧化法等，就是利用低氧环境促使害虫的生长发育受到抑制直至死亡。一般情况下，当密闭环境下氧的浓度降到1%~2%时，一定时间内绝大多数仓库害虫因缺氧窒息死亡。

## 任务四　仓虫的防治方法

### 一、预防仓库害虫的方法

**1. 入库验收是关键**

药品入库时除了对其规格、真伪、优劣等进行全面检验以外，首先检验包装周围和四角部分有无虫迹，经敲打震动后是否有蛀粉及虫粪落下。同时应注意包装容器本身是否干燥。然后取样检验药材的内外部是否生虫。可根据药材的不同情况，对药材进行剖开、折断、打碎、摇晃等方法来进行检查。发现含水量超标或有虫蛀现象、虫卵附着者应拒绝入库，隔离存放，避免交叉感染。

**2. 做好在库检查**

药品经检查合格入库后，由于库存的其他商品以及仓库的内外环境的影响，仍有可能会生虫。因此必须做好经常性的在库检查工作。检查要依次逐包逐件、逐货垛地进行。夏秋季的气温高，湿度大，可3~5天检查一次；冬春季，温湿度低，不利于害虫生长，可半个月检查一次。同时要根据品种、季节的具体情况进行有目的的、有重点的检查，发现问题及时处理。

**3. 控制中药的含量**

中药的生虫与否和它的含水量有着重要的关系。在一定条件下，中药的含水量高，易发生虫害。大多数中药材的含水量应控制在13%以下。

4. 控制库房温、湿度

仓库害虫的生长、发育、繁殖等生命活动，都要求一定的温、湿度条件。害虫在适宜的温度范围(15~35℃)内，一般都能完成其正常生长发育，水是药物害虫进行生理活动不可缺少的基本条件，没有水就没有害虫的生命活动。因此加强仓库内温、湿度管理，选择干燥通风库房，垫高垛底，必要时可使用适宜的隔潮材料或在适宜的地方放置吸潮剂，使仓库的温湿度控制在安全合理的范围内，杜绝虫害的发生。

## 二、仓库害虫的防治技术

### (一)物理防治法

1. 高温防治法

(1)暴晒法：适宜于一般不易变色、融化、脆裂、泛油的药材。一天中较适宜的暴晒时间为上午9时至下午5时，以下午1~3时温度最高。暴晒过程中每隔0.5~1h翻动一次，以便晒匀，加速水气散发。晒完还须摊晾，使热气散尽后，再包装堆垛，暴晒时间5~6h。

(2)高温干燥法：夏季雨水较多时，某些易吸湿的品种或含水量较高的品种可采用烘箱或烘房进行干燥，既可杀虫也可控制药物的含水量。此外对某些药材还可采用热蒸法，如何首乌、地黄、附子、黄精等。

2. 低温冷藏法

低温冷藏法是防治害虫的一种理想方法。降温方法有机械降温和自然降温。一般温度控制在8℃以下，环境温度在－4℃为仓库害虫的致死临界点。利用冷库储藏药物，应包装密封后入库，出库后要及时出售，不宜久储。药物出库待温度回升至室温后再开箱，以免药物表面结露而导致霉变。

3. 其他方法

物理防治法还有电离辐射灭虫、光能灭虫、声音灭虫、臭氧灭虫等。

### (二)化学防治法

利用化学药剂破坏害虫正常的生理机能或造成不利害虫和微生物生长繁殖的条件，从而使害虫和微生物停止活动或致死的方法称为化学药剂防治法。此法具有高效、快速、经济等优点。

常用的化学药剂按性质可分为触杀剂和熏蒸剂两类。为了达到经济、有效、安全之目的，一般多与其他方法配合使用。凡与害虫直接接触，能毒杀仓库害虫的化学药剂统称为触杀剂。触杀剂有粉剂、液剂、乳剂和烟雾剂。利用有毒气体、液体或固体所挥发后产生的蒸气，在空气中达到一定浓度，经仓库害虫的呼吸系统进入其体内而使之中毒，经过一定时间后使其死亡的称为熏蒸剂。常用的熏蒸剂有磷化铝、磷化锌、溴甲烷等。使用熏蒸剂应在适宜的温度和密闭条件下进行。熏蒸杀虫的效果，主要与药剂本身的理化性质、熏蒸对象、熏蒸时间和环境因素有关，使用时要掌握各因素之间的关系，才能取得较理想效果。

仓库害虫的防治方法还有自然降氧防治法、低氧低药量防治法、气调养护防治法等。

### 三、鼠害的防治方法

#### (一)常见的仓鼠特征和习性

1. 小家鼠

别名小耗子、小老鼠、鼷鼠，见图5.4.1。属于啮齿目，鼠科。体型小，体长60~100mm，尾长短于体长或等体长，体重9~20g。头较小，吻短，耳圆形，

图5.4.1 小家鼠

约11~14mm，明显地露出毛被外。四肢细弱，后足较短，仅略大于耳长，不足19mm，不同地区生长的小家鼠体形有一定的差异。小家鼠分布极广，室内外都能栖息，喜欢在较为干燥的条件下生活。小家鼠洞穴结构比较简单，食杂性，最喜欢吃小颗粒的粮食作物和含一定营养成分的中药材。也啃食种子、幼苗、树皮、果蔬等。小家鼠取食主要在夜间，一般19~22时为取食高峰，经常出没于食物与栖息之处，具有明显的季节迁移习性。

2. 褐家鼠

别名大家鼠、挪威鼠、沟鼠、白尾鼠，见图5.4.2。属于啮齿目，鼠科。褐家鼠是鼠类中体形较大的一种家栖鼠。体粗壮结实，尾长达体长的三分之一还多，被毛稀疏，环状鳞清晰可见。头小吻短，耳短小而厚，向前翻不到眼，后足较粗大，体

图5.4.2 褐家鼠

重 60~300g，体长 120~220mm，褐家鼠雌鼠乳头 6 对。体背毛多数呈棕褐色或灰褐色，毛基深灰色，毛尖染棕色，头部和背中央毛色较深，体侧毛色略浅。褐家鼠栖息地十分广泛，适应性强，仓库、厨房、农田、菜地、荒地、森林、河旁等各种环境均可见到。褐家鼠洞穴构造比较复杂，一般洞有出口 2~4 个，洞内有巢室和仓库。食性很杂，食谱很广，几乎所有的食物均可为食，对饥饿耐力较小，取食频繁，对水的需求量大，故在水源附近密度较大。褐家鼠为昼夜活动类型，在野外以晨昏活动最频繁，在室内以午夜最活跃。

### (二)防治方法

#### 1. 环境防治法

仓鼠的生长发育需要水、食物以及隐蔽的栖息条件。因此，创造一个不适宜其生存的环境，就能使一个地方的鼠量大大下降，并能使灭鼠成果容易得到巩固。首先要搞好环境卫生，清除仓库周围的杂草、随意堆放的物品，经常清扫库内外卫生，各种用具杂物收拾整齐，经常检查，不使鼠类营巢，仓库门口要设 30~40cm 的挡鼠板。断绝老鼠的食物，把易发生鼠害的中药尽可能地存放在加盖的容器内，使老鼠得不到食物而被动地去吃投放的毒饵，以达到消灭老鼠的目的。

#### 2. 物理防治法

又称器械灭鼠法，应用较久，应用方式较多，如鼠夹、鼠笼、粘鼠板、超声波灭鼠器、电子捕鼠器等。超声波灭鼠器是利用电子仪器产生的超声波来驱杀老鼠，此法对仓储物品无污染，对人无危害。电子捕鼠器须设立离地面 3~5cm，使用时一定要注意安全，严格按操作程序进行操作，同时要远离易燃易爆物品，捕鼠时要有人员看守。

#### 3. 化学防治法

又称药物灭鼠法，是应用最广、效果最好的一种灭鼠方法。药物灭鼠又可分为肠毒物灭鼠和熏蒸灭鼠。作为灭鼠所用的肠道灭鼠药，主要是有机化合物，其次是无机化合物和野生植物及其提取物。

常用的灭鼠药物有 0.005% 溴敌隆及 0.005% 鼠得克小麦片毒饵，即用两种药物 1% 的母粉，按比例加入小麦片及 1% 的花生油，分别配制，3% 马钱子毒饵，马钱子粉碎，80 目过筛，按所需浓度加入玉米粉、植物油、调味品，用成形机制成直径约 0.3cm、长约 1.5cm 的圆条形，晾干即可。0.3% 溴代鼠磷大米毒饵，药物用 95% 酒精溶解，加入大米中，搅拌均匀，加少量食用红色素作为警戒色，加 2% 食糖即可。防治害虫时所使用的化学熏蒸剂对老鼠也有杀灭作用。此外，各地还可根据本地的实际情况和灭鼠经验，配置不同种类的灭鼠药。无论什么样的灭鼠药在使用时都要注意安全，在灭鼠的同时不能对养护的药品、操作人员产生危害，也不能污染环境。

4. 生物防治法

利用鼠类的天敌，如鹰、猫头鹰、蛇等，防治老鼠。因此保护这些鼠类天敌，对减少鼠害是有利的。也可利用对人和仓储药物安全、不污染环境的生物药剂灭鼠。

# 项目六　药品霉变的危害与防治

**学习目标**

了解霉菌的种类；

了解霉菌生长繁殖的条件；

了解霉菌对中药材、中药饮片的危害；

了解霉菌对中成药的危害；

了解霉菌对其他药品的危害；

了解霉变的原因；

了解预防霉变的措施；

熟悉霉变的防治方法。

药品生产、储藏、运输、流通过程中，由于管理不当，在外界条件和自身因素的综合作用下，会出现发霉变异现象，直接影响药品的质量和安全。霉菌是丝状真菌的俗称。霉菌菌落的特征是形态较大，质地疏松，外观干燥，不透明，呈现或松或紧的形状。霉菌的孢子具有小、轻、干、多，以及形态色泽各异、休眠期长和抗逆性强等特点，每个个体所产生的孢子数经常是成千上万，有时达几百亿、几千亿甚至更多，这些特点有助于霉菌在自然界中随处散播和繁殖。尤其在我国南方的"梅雨季节"期间，很多药品都易霉变，霉变后的药品只能弃掉，造成巨大的浪费和经济损失。

## 任务一　霉菌的介绍

药品霉变是药品生产、经营、使用等环节最常见的质量变异现象之一。随着《药品生产质量管理规范》和《药品经营质量管理规范》的实施和不断完善，药品霉变等变异现象得到了有效地防止和控制。

霉菌是形成分枝菌丝的真菌的统称，属于真菌。常见的有黑霉菌、白霉菌、绿霉菌、蓝霉菌、毛霉、真霉、根霉、黄曲霉、镰刀霉、念珠霉、葡萄状穗霉等。他们往往能形成分枝繁茂的菌丝体。在潮湿的地方，很多药品上长出一些肉眼可见的绒毛状、絮状、蛛网状的菌落，就是霉菌。

 知识拓展

#### 霉菌与真菌

霉菌是形成分枝菌丝的真菌的统称，意即"发霉的真菌"。不是分类学的名词。在分类上，属于真菌门的各个亚门。它们往往能形成分枝繁茂的菌丝体，但又不像食用蘑菇那样大型的子实体。在潮湿温暖的地方，很多物品上都会长出一些肉眼可见的绒毛状、絮状或蛛网状的菌落，那就是霉菌。

## 一、霉菌的种类

霉菌属于真菌，约有数万种。菌丝是构成霉菌营养体的基本单位。孢子萌发形成菌丝，呈管状。菌丝可伸长并产生分枝，许多分枝的菌丝相互交织在一起，形成菌丝体。真菌通常分为三类，即酵母菌、霉菌和蕈菌，它们归属于不同的亚门，真菌门可分为鞭毛菌亚门、接合菌亚门、子囊菌亚门、担子菌亚门和半知菌亚门。

### (一)接合菌亚门

接合菌亚门其菌丝体繁茂，无隔，菌丝发达，多分枝，有的具假根。本亚门霉菌大多为腐生，少数寄生。对药品危害较大的主要为毛霉属和根霉属。

1. 毛霉属

孢子囊柄多成单轴直立于菌丝体，在其顶端生孢子囊。菌落常呈絮状，初为白色或灰白色，继而为灰褐色或黄褐色。菌丝发达，为单细胞，无横隔，以孢子囊孢子繁殖，无假根和匍匐菌丝。毛霉属霉菌的淀粉酶可将淀粉分解转化为单糖类，对含蛋白质的药品有很强的分解能力。常见危害药品的毛霉种类有高大毛霉、总状毛霉等。

2. 根霉属

菌丝恰如植物的根，有向培养基内伸长分枝的假根和横向匍匐而联结假根的蔓丝，蔓丝向外生长后形成一丛新的菌丝体，菌丝末端长出子囊柄，柄端是棕黑色的卵圆形孢子囊,如黑根霉。菌落呈絮状,初生时为白色,后为灰黑色,密生黑色小点。根霉属霉菌分解淀粉和脂肪的能力较强,对中成药及含淀粉、脂肪较多的药品有较大的危害。

### (二)子囊菌亚门

子囊菌亚门包含霉菌数量最多,约有 15000 种,包括曲霉菌、酵母菌、青霉菌等。除酵母菌外,全为多细胞的有机体,有隔分枝或不分枝的丝状体,单核或多核。

子囊菌中,曲霉菌、青霉菌、酵母菌对人类生活和防治疾病是有益的,但是有的时候也能起到相反作用,引起药品变质。曲霉菌是危害药品的主要霉菌之一,它分布广泛,生长繁殖能力强,能够利用多种不同的基质作为养料,颜色有黄色、橙色、绿色等,菌丝有隔,多细胞;无性生殖发达,菌丝体产生大量分生孢子梗,顶端膨大成球状或孢囊,在孢囊的整个表面生出很多放射状排列的单层或双层小梗,顶端长出一串串球形的分生孢子。

1. 黄曲霉

黄曲霉分布广泛,菌丝生长繁殖迅速,初生菌丝为浅黄色,后为黄绿色,最后为棕褐色。黄曲霉能分泌淀粉酶、纤维素酶等多种酶,产生的有机酸和热量使药品变质。尤其是黄曲霉毒素对人及动物肝脏组织有破坏作用,严重时可导致肝癌甚至死亡。

2. 青霉菌

青霉菌为多细胞,菌丝体无色、淡色或具鲜明颜色。无性繁殖时,菌丝分生直立的多细胞分生孢子梗。梗的顶端不膨大,顶端有 2~3 个瓶状细胞,其上各生一串灰绿色分生孢子。分生孢子脱落后,在适宜的条件下萌发产生新个体。青霉菌与曲霉菌共生,多在中温条件下生长,水分要求高,孢子萌发相对湿度80% ~90% 。常见危害药品的青霉菌种类有灰绿青霉、黄绿青霉、牵连青霉和绳状青霉等。这些青霉种类对有机营养物质具有较强的霉腐能力,而且大部分种类在代谢过程中能产生色素和严重的酶臭气味,有的还会产生毒素,对药品质量有极大影响。

3. 酵母菌

酵母菌是一种单细胞真菌。酵母菌细胞的形态通常有球形、卵圆形、腊肠形、椭圆形等。酵母菌无鞭毛,不能游动。酵母菌本身的含水量较高,一般为75% ~85% 。水分在酵母菌细胞中作用很大,它参与原生质的胶体组成以及物质代谢过程中的生物化学反应。酵母菌可使含糖较多的中成药如蜜丸剂、内服膏剂、糖浆剂等药品发酵而变质。

4. 灰绿曲霉

灰绿曲霉最富破坏性。菌落灰绿色、鲜黄色或橙黄色，菌丝密集，绒毛状。灰绿曲霉嗜干性强。

(三)半知菌亚门

半知菌亚门其营养体大多为发达的有隔菌丝体，菌丝体可以形成子座、菌核等结构，也可以形成分化程度不同的分子孢梗，梗上产生分生孢子。大多数半知菌是腐生，可以引起植物和动物的病害。其中对药品储存有影响的有灰绿曲霉、镰刀酶、赤黑乌霉、念珠霉等。

知识拓展

20 世纪 60 年代，在英国发生的十万只火鸡突发性死亡事件被确认与从巴西进口的花生粕有关。这些花生粕被一种来自真菌的有毒物质污染，最终人们发现了黄曲霉产生的有毒代谢物质——黄曲霉毒素。黄曲霉毒素是黄曲霉、特曲霉和寄生曲霉的代谢产物。

1993 年，黄曲霉毒素被划定为 Ⅰ 类致癌物。黄曲霉毒素的危害性在于对人及动物肝脏组织有破坏作用，可导致肝癌甚至死亡。黄曲霉毒素是药品质量标准中重点检查的有毒物质之一。

## 二、霉菌的生长繁殖条件

霉菌有着极强的繁殖能力，而且繁殖能力也是多种多样的。虽然霉菌菌丝体上任意一片段在适宜条件下都能发展成新个体，但是霉菌生长同样受着环境的影响，外界条件的改变既可以影响霉菌的生长速率，也可以抑制其生命活动。影响霉菌生长繁殖的条件有基质营养条件和自然条件。

(一)营养条件

霉菌是异样生物，在生长繁殖过程中从外界环境获取营养物质，合成新的细胞物质，故营养物质是霉菌生命活动的物质基础。

霉菌生长繁殖所需的营养物质主要有碳源、氮源、水和维生素等物质。碳源是葡萄糖、果糖等单糖以及蔗糖和麦芽糖等多糖。霉菌也可以借助淀粉、糊精、维生素、有机酸盐类、多元醇、生物碱、氨基酸和蛋白质等营养物质维持生活；

水是霉菌机体的重要组成成分，水能调节细胞的温度，而营养物质必须溶于水才能参加代谢反应；维生素是细胞代谢中酶的重要组成部分。药品中常包含有丰富的蛋白质、糖类、水分等，给霉菌的生长繁殖提供了一定的营养物质，在一定外界因素作用下易导致药品产生霉变。

### (二)环境条件

霉菌污染药品并生长、繁殖，除满足霉菌所需要的营养物质外，还与外界环境条件有着密切的联系。影响霉菌生长的外界环境条件主要有温度、湿度、光线、空气等。

1. 温度

温度能够影响霉菌的生长、孢子的萌发和繁殖等活动。霉菌生活在适宜的温度范围内，当离开该温度，生长繁殖便受到抑制。一般霉菌生长最旺盛的温度范围称为该霉菌的最适宜生长温度。根据霉菌生长的最适宜温度的高低可分为三种类型：低温型、中温型、高温型霉菌。并且根据霉菌能够耐受的温度范围可分为三个基点温度：生长最低温度、最适温度、最高致死温度(见表6.1.1)。

表6.1.1 不同霉菌对温度适应情况

| 霉菌类型 | 最低耐受温度/℃ | 最适温度/℃ | 最高耐受温度/℃ | 致死温度/℃ |
|---|---|---|---|---|
| 低温型霉菌 | 0 | 5~10 | 20~30 | 40~50 |
| 中温型霉菌 | 5 | 25~37 | 45~50 | 60~70 |
| 高温型霉菌 | 30 | 50~60 | 70~80 | 90~120 |

引起药品霉变的大多为中温型霉菌，高温和低温对霉菌的影响不同。低温可抑制霉菌酶的活性，减缓体内新陈代谢，使霉菌处于休眠状态。超过霉菌最高耐受温度，霉菌蛋白质凝固，短时间死亡。

2. 湿度

湿度是影响霉菌生长的重要条件。霉菌新陈代谢过程中进行的化学反应都是在水参与的情况下进行的。霉菌生长繁殖需要的湿度条件包括药品本身含有水量和空气的湿度。当空气湿度低时，霉菌水分通过膜蒸发或渗透作用渗出细胞，生物合成与代谢受阻，甚至产生原生质分离而死亡。

3. 光线

日光暴晒杀菌原理：一是日光照射温度升高导致微生物体内含水量下降，出现呆滞或死亡；二是日光中的紫外线可以使霉菌微生物细胞质的蛋白质变性，破坏其活动能力。

### 4. 空气

空气中氮气占78%，氧气占21%，其他气体占1%。根据霉菌对氧气要求的不同，可以分为好氧型微生物、厌氧型微生物和兼性厌氧型微生物三种。霉菌多属于好氧型微生物，没有氧气就不能进行繁殖，不能形成孢子。实验证明：密封环境内，人工将二氧化碳的浓度增加到20%，可以杀死霉菌达50%～70%；二氧化碳的浓度达到80%～90%，可以将霉菌全部杀死。

## 任务二  药品霉菌的危害

霉菌和酵母菌广泛分布于自然界，土壤、空气及水中都有它们的菌体及孢子存在。因而在药品生产、储藏等各个环节均可污染药品，引起药品变质，危害人体健康。有些霉菌毒素也是重要的致癌物质。

霉菌和酵母菌数是判定药品受到污染程度的标志之一，也是对药品原料、生产工艺、生产环境以及操作人员卫生状况进行卫生学评价的综合依据之一。

### 一、霉菌对中药材、中药饮片的危害

中药材、中药饮片发霉后，有效成分含量下降。中药材、中药饮片霉变，是霉菌通过分解和吸收药材成分而实现自身营养代谢及繁殖的过程。霉菌可分泌酶类酵素溶蚀药材内部组织，将蛋白质、多糖、脂肪等有机成分分解成氨基酸、葡萄糖、有机酸等。然后，霉菌将这些降解产物作为营养物质而吸收，从而降低了中药材中药有效成分的含量，并生成许多与治疗无关或有毒的成分。常说"霉药不治病"就是这个道理。

中药材、中药饮片储藏时，虫蛀和霉变往往相互作用，虫蛀导致中药材、中药饮片受到排泄物的污染，局部温湿度升高，给霉菌的滋生提供了极佳的生长环境，从而迅速生长蔓延。俗话说"蛀药不蛀性，霉药不治病"。在有些时候，霉药非但不治病，反而会危害人的生命。如黄曲霉菌成长缓慢，潜伏期长，厌氧，能够寄生人体内，释放毒素，激活人体癌细胞组织，尤其对免疫系统有抑制作用，导致癌变。

### 二、霉菌对中成药的危害

中成药一旦被微生物污染后，在一定条件下微生物就会生长繁殖，导致药剂

变质、腐败，使疗效降低或丧失，甚至可能产生一些对人体有害的物质，应用后不仅不能达到预期的治疗疾病的目的，而且往往会引起机体感染、发热，甚至产生中毒等不良反应。

中成药的发霉除与本身性质和含水量有关外，温度、湿度也是引起霉变的重要因素，故在梅雨季节，不少中成药因为加工制作和包装不严、储藏条件不适宜而造成霉变。

### 三、霉菌对其他药品的危害

对于直接注入机体，用于创口表面、眼部和外科手术的灭菌产品，如注射剂、眼用制剂、止血剂、人血制剂及血浆代用品等不应该含有微生物，至少不得含有活的微生物。对于一些口服的非灭菌产品，如合剂、糖浆剂、丸剂、颗粒剂、片剂等，虽然允许在一定范围内含有微生物，但不得有致病性微生物存在。如果微生物指标超标则不能作为药品使用。

## 任务三　药品霉变的防治方法

药品霉变的防治是综合性、系统性的工作。它需要对药品生产、流通、使用等各个环节加强管理，防止污染，确保药品质量安全。包括原料药的加工储藏、生产过程的规范化、中成药储运流通的规范化。造成药品被微生物污染的原因极其复杂，根据实际情况，本着"防治结合，预防为主"的方针，采取相应的预防措施。

### 一、药物原料

中药材尤其是植物性药材和动物性药材，大都带有大量的泥土和微生物。含有大量的蛋白质、糖类、油脂及盐类等营养成分的药材在保存过程中，微生物还可能继续生长繁殖。在药剂生产的过程中，首先应对药物原料作必要的前期处理，尽量减少或杀灭微生物，确保药剂的质量。同时药物原料在保存时应加强管理，保证原料药的质量。

#### (一)控制中药材的含水量

中药含水量高低对霉菌生长有着直接影响。水是一切生物体中不可缺少的组成部分，占细胞的70%～85%，它参与微生物原生质的胶体组成和物质新陈代谢，没有水就没有微生物的生命活动。据报道，在高湿低温储藏的条件下，有霉菌生长；而在低湿高温条件下，霉菌生长受到抑制。实践证明，中药材的含水量超过15%有利于霉菌生长。控制中药材含水量通常采用的方法为密封法、吸潮法、通风除湿法。

1. 密封法

密封是把一定范围的空间与外界隔绝起来，对空气进行温湿度控制与调节，从而达到防止中药霉变的传统方法。利用导热性能差，隔潮性能好的或不透性的材料，把中药尽可能封闭起来，防止储存环境的温湿度发生急剧变化，减弱外界的不良影响，达到安全储存的目的。

2. 吸潮法

当中药储存的密封环境中，由于潮湿空气侵入或商品、墙壁、地面等水分的蒸发，相对湿度超过中药安全储存的范围，而库外气候又不具备通风或晾晒的条件，为保证中药的安全，必须设法降湿。常用的吸潮剂有石灰、木炭、无水氯化钙等。

3. 通风除湿法

利用空气自然流动的规律，或人为的机械振动产生风，使库内外的空气交换，达到调节库内温湿度而保持中药干燥的目的。

(二)控制库内的相对湿度

霉菌生长发育所需的相对湿度在75%以上，若将库房的相对湿度控制在70%左右，就可以防止药材发霉。如不这样，即使药材是干燥的，也会由于相对湿度大而逐渐吸潮，引起发霉。常用的方法有吸潮剂吸湿、机械通风除湿等。

(三)控制库内的温度

霉菌生长最佳温度在20~35℃左右，控制储藏温度在20℃以下甚至能达到5~15℃更佳，这样可以有效地防止药材霉变。常用的方法有通风法、避光降温、排冷降温、保温、吸暖等。

二、生产环节的要求

(一)辅助材料

制药用水应符合有关规定，选用的饮用水、去离子水、蒸馏水、注射用水都有相应的质量要求，在生产过程中，洗涤和浸出用水至少应选用饮用水，配制药剂用水应选用蒸馏水或注射用水。常用的赋形剂，如淀粉、蔗糖、糊精、蜂蜜等，一般都带有微生物，配料使用前应严格选择和进行适当处理，以减少或防止将微生物带入药剂中。

### (二)制药设备

直接与药物接触的各种制药设备和用具，如粉碎机、药筛、搅拌机、颗粒剂压片机、制丸机及各种容器等，其表面易被微生物污染。因此，使用后应尽快地清洗干净，保持清洁和干燥，必要时在临用前进行消毒灭菌。

### (三)环境条件

空气中的微生物来自土壤、人畜体表及其排泄物。在不洁的环境中，空气中微生物的数量将更多。因此，要注意药品生产车间的环境卫生，在生产区周围不得有污染源，车间应按规定达到一定的洁净程度，无菌室则应严格控制无菌。

### (四)操作人员

操作人员的人体外表皮肤、毛发，以及穿戴的鞋、帽和衣服上都带有微生物，尤其是手上更多。操作过程中又不可避免地要与药物接触，从而导致药剂被微生物污染。因此，必须按照各生产区域的要求，对工作人员的个人卫生做出具体规定。为防止药剂污染，操作人员应当严格执行卫生管理制度，穿戴专用的工作服、鞋帽等。

### (五)包装材料

药剂成品一般都要按特定规格和形式进行包装。包装用的玻璃瓶、塑料瓶、塑料袋、铝箔、复合膜、包药纸及药棉等，若不经过消毒或灭菌处理，也常带有某些微生物。在一般情况下，包装材料与所包装的药品直接接触，包装材料上的微生物若污染药品，则直接影响产品质量。因此，各类包装材料在使用前，应根据其不同的性质和要求，采用适宜的方法进行消毒灭菌，以杜绝微生物的污染。

## 三、药品储运流通环节的要求

药品储运流通要严格遵守《药品经营质量管理规范》的相关要求，落实到位。药品批发和零售连锁企业应根据所经营药品的储存要求，设置不同温、湿度条件的仓库。其中冷库温度为 2～10℃；阴凉库温度不高于20℃；常温库温度为 10～30℃；各库房相对湿度应保持在35%～75%之间。建立完善的进出库检查验收制度及库房巡视制度，以便及时发现药品在储藏中发生的异常现象。具有必要的药品检验、验收、养护的设备，检验和调节温、湿度的设备，以及药品的防尘、防潮、防污染和防虫、防鼠、防霉变等设备。保持药品与地面之间有一定距离。

## 四、预防药品霉变的措施

### （一）控制药品的含水量

药品含水量的高低对霉菌生长有着直接影响，霉菌的生长繁殖离不开水分。一般情况下，高湿低温的储存条件，有利于霉菌生长；而在低湿高温的储存条件下，霉变生长受到抑制。实践证明，中药材的含水量超过15%有利于霉菌生长。其他制剂根据其特点，控制含水量在适宜的、安全的范围内为宜。

### （二）控制库内的相对湿度

库内的相对湿度在75%以上时有利于霉菌的生长、繁殖，若将库内的相对湿度控制在35%～75%，可以防止药品霉变。

### （三）控制库内的温度

霉菌的生长最佳温度为20～35℃左右，控制药品储存温度在20℃以下，甚至能到达到5～15℃，可以有效地防止药品霉变。

药品霉变是综合作用的结果，中药制剂、化学药品制剂和生物制品在生产环节严格灭菌操作，在流通环节储存条件科学合理，可以抑制药品霉变的发生。

## 五、药品霉变的防治方法

### （一）化学药剂防霉

化学药剂防霉常用的方法是使用防霉剂。使微生物菌体蛋白凝固、沉淀、变形，或破坏酶系统使酶失去活性，从而影响细胞呼吸和代谢；或改变细胞膜的通透性，使细胞破裂解体。防霉剂低浓度时能抑制微生物生长，高浓度时会使其死亡。

### （二）低温冷藏防霉

低温冷藏防霉是通过控制和调节仓库内及药品本身的温度。10℃以下、2℃以上为宜。抑制霉菌的滋生和繁殖，从而达到防止药品霉变的目的。

### （三）干燥防霉

干燥防霉是通过降低仓库环境中的湿度和使药品本身的含水量达到适宜标准，致使霉菌得不到生长繁殖所需水分而达到防止霉变。可采用密封吸湿、通风除湿和晾晒降低湿度等方法。

## (四)气调防霉

气调防霉是指通过应用气调养护技术来防止药品霉变。即在密封条件下,通过控制和调节空气中氧的浓度,人为地造成一个低氧环境,使霉菌生长、繁殖受到抑制,从而达到防霉的目的。

 **知识拓展**

### 臭氧杀菌技术

1840年,德国化学家发明了臭氧杀菌技术。臭氧已广泛用于水处理、空气净化、医药等领域,原理是利用高压电力或化学反应,使空气中的部分氧气分解后聚合为臭氧。臭氧是一种强氧化剂,能氧化分解细菌内部葡萄糖所需的酶,使细菌灭活死亡;能直接与细菌、病毒作用,使细菌的新陈代谢受到破坏,导致细菌死亡;能透过细胞膜组织,侵入细胞内,使细菌发生通透性畸变而溶解死亡。

臭氧杀菌技术可以用于包膜材料和药品生产环节的灭菌。

## 目标检测

**一、单项选择题**

1. 空气中的(　　)不能促使药品变质。

　　A. 氮气与氧气　　　　　　　　　　B. 惰性气体与氮气

　　C. 二氧化碳与水蒸气　　　　　　　D. 水蒸气与氧气

2. 中药仓库中中药饮片含水量超过(　　)。

　　A. 10%　　　　　　　　　　　　　B. 15%

　　C. 20%　　　　　　　　　　　　　D. 25%

3. 霉菌生长发育最适宜的温度范围是(　　)。

　　A. 20~35℃　　　　　　　　　　　B. 15~35℃

　　C. 27~36℃　　　　　　　　　　　D. 15~25℃

4. 药品霉变养护的原则为(　　)。

　　A. 以养为主　　　　　　　　　　　B. 以防为主

　　C. 以检查为主　　　　　　　　　　D. 以保管为主

5. 霉菌属于(　　)。

　　A. 细菌　　　　　　　　　　　　　B. 酵母菌

　　C. 真菌　　　　　　　　　　　　　D. 黏菌

6. 在雨季或发现质量变化苗头时,临时组织力量进行全面或局部的检查为(　　)。

　　A. "三三四"检查　　　　　　　　　B. 定期检查

    C. 突击检查                D. 上级检查

7. 中温性霉菌的最适生长温度范围为(    )。

    A. 5 ~ 10℃               B. 2 ~ 10℃

    C. 8 ~ 15℃               D. 25 ~ 37℃

8. 低温性霉菌的最适生长温度范围为(    )。

    A. 5 ~ 10℃               B. 2 ~ 10℃

    C. 8 ~ 15℃               D. 0 ~ 30℃

9. 易霉变的剂型是(    )。

    A. 合剂                   B. 丸剂

    C. 针剂                   D. 酊剂

**二、多项选择题**

1. 可能引起片剂霉变的因素有(    )。

    A. 包装密封不严或储存不当        B. 环境温暖、潮湿

    C. 辅料                  D. 药品自身因素

    E. 片剂干裂

2. 影响药品霉变的外界因素有(    )。

    A. 温度                   B. 湿度

    C. 空气                  D. 光线

    E. 药品不干净

3. 中药储藏的两大难题是(    )。

    A. 变色                   B. 霉变

    C. 虫蛀                  D. 风化

    E. 不易储存

**三、简答题**

1. 《药品经营质量管理规范》(GSP)中，对药品储存库房温度和湿度的要求是什么?

2. 预防药品霉变的关键因素有哪些?

3. 查找资料，针对自己所熟悉的一种微生物作一个简单的介绍。

# 项目七　中药的储存与养护

✎ **学习目标** ★

了解中药储存的概念及意义；

熟悉中药的分类及含义；

熟悉中药的常见质变现象；

了解影响中药质变的因素；

熟悉常用中药养护技术；

熟悉中药材、中药饮片、中成药的储存与养护。

## 任务一　中药储存与养护的概述

### 一、中药储存与养护的概念

中药储存是指中药商品的储备和库存。它是指中药商品离开生产领域但尚未进入消费领域，在流通领域中形成的一种暂时停留的过程。中药储存是中药商业经营的重要环节，是保证中药商品流通的必要条件，如果没有一定数量的中药商品储存，中药商品的流通就会中断。

中药养护是指中药经营企业在中药的购、销、存、运整个过程中，对储备的中药材、中药饮片及中成药进行科学保养和维护的专业技术工作。中药养护是在继承祖国医药遗产和劳动人民长期积累的储存与养护中药经验的基础上，深入研究探讨中药储存与养护的技术方法和措施。

中药储存与养护是运用现代科学技术与方法来研究中药保管技术和影响中药储存质量及其养护防患的一门新兴的综合性技术学科。它是在继承祖国医学遗产和劳动人民长期积累储藏中药经验的基础上，运用当代自然科学的知识和方法，深入研究探讨中药材、中药炮制品、中成药储存理论和实践的重大问题。简而言之，它是一门专门研究中药储藏保管、防止药物变质、保证中药质量且实用性较强的科学。

## 二、中药储存与养护的目的和意义

中药成分结构繁杂，大都含有淀粉糖类、蛋白质脂肪、纤维素、黏液质等成分，在储存过程中受内在和外在因素的影响，必然发生物理学、化学以及生物学等变化。例如，变色、氧化、风化、变味、中草药发生霉烂、虫蛀、走油及变色等变质现象。其中，尤以霉烂和虫蛀对药材的危害最大，不仅在经济上会造成损失，更严重的是使中药疗效降低，甚至完全丧失药用价值，或产生毒副作用。因此，对中药进行严格、科学的管理，才能够完成中药的流通过程，实现中药经营企业的"储备"（"桥梁"）与再"分配"（"纽带"）作用。其目的是保证医疗用药的安全、有效，减少中药损耗，满足人们防病治病、康复保健的需要。

1. 保证中药安全有效

"养护"是指中药在储存期间所采取的必要的保护措施，以确保中药的安全有效。中药来源广泛，性能复杂，所含的成分各不相同，有的怕热怕冻、怕潮怕干燥，有的成分是仓库害虫、鼠类、微生物的食料和养料，因而易发生虫蛀、鼠食、霉变等变异现象；有些鲜活商品，变异速度更快；有的中药商品在一定条件下还会"自燃"。因此，中药仓库的业务不单纯是进进出出、存存放放，必须重视保管养护，才能避免因保养不善而造成的各种损失。

2. 确保中药储存安全

确保中药储存安全是指在中药储存过程中，必须采取一定的养护技术，确保中药不发生质量变化，不发生燃烧、爆炸、倒塌、污损等现象。《中华人民共和国中药管理法》指出，中药仓库必须制定中药保管制度，采取必要的养护措施，强调变质的或被污染的中药不能药用，以保持中药的质量和纯洁度。由此可见，中药养护是必要的措施，只有采取"预防为主"的原则，精心养护，才能确保中药的储存安全。

3. 降低损耗

降低损耗是指中药在储存过程中要切实防止霉烂、变质、虫蛀、鼠咬、泛油、挥发、风化、潮解等现象的发生，以减少商品损耗，节省保管费用。

4. 保证市场供应

中药储存一方面有利于购进业务活动，另一方面又有利于批发、零售业务活动，可将中药源源不断地收进、发出，持续不断地供应市场，满足人们医疗保健需要。

5. 促进流通顺畅迅速

中药的生产与消费在时间上和地区上往往存在差异。进行必要的中药储存可以调节这种差异，灵活地调剂余缺，使中药的流通顺畅迅速。

6. 促进中药商品生产标准化

中药商品的储存有助于减轻生产企业的负担，加快生产资金的周转。中药商品入库和出库时，还要进行质量抽检和质量核对，有时还要向药检部门报检，防止假药、劣药进入市场，从而促进中药生产企业不断提高中药商品质量和改进中药商品包装，使中药商品生产水平不断提高。

7. 提高应急能力

中药的生产与消费在时间上存在着差异。有的是常年生产，季节消费；有的是季节生产，常年消费；有的是这季生产，那季消费。因此，进行中药储存，保存一定量的中药，可使中药经营企业在疫病流行和自然灾害等各种非常情况下具备应急供应能力。

8. 消除地区差异

中药的生产与消费在地区之间存在着差异。进行中药储存，可将中药从产地运往销地，进行地区间的调剂。

## 三、中药储存的原则和任务

### (一)中药储存养护原则

中药商品储存养护必须遵循客观的经济规律、自然规律和社会规律。

1. 保证供应原则

储存要以保证供应为前提，储药待病，这是中药企业组织商品流通的客观要求。当储存小于供应需求，则市场脱销，不能确保治病用药需求；储存超过供应需要，则造成积压。

2. 经济核算原则

中药商品储存量的货币形态就是商品资金。故其储存是否合理，直接关系到流动资金占用的多少，占有率高，流通费用开支就大；反之则小。当流通费用率大于商品毛利率时，企业即出现经营亏损。为此，中药商品储存，在保证供应前提下，必须贯彻经济核算原则。加强对储品的数量和结构核算，分析商品储存是否适销对路，以求得经济效益。在中药仓储企业中进行定额管理，是实施经济核算的基础，是做好仓储、提高经济管理水平的关键。具体按储品种类、包装、质量、进出零整、储期长短等特点，确定储存量定额。

## （二）中药储存养护基本任务

中药储存养护的任务在于预防药物变化和已发生变化的救治，目的是保护中药的使用价值，从而保证医疗用药的安全，准确、有效，不断继承发扬祖国医药遗产，为广大人民健康服务。仓库要保证储品安全，利于购销，为流通服务。其具体任务是按中药商品的不同性质，组织实施中药商品储存收发和保管养护，积极配合业务部门，促进中药商品流通。力求做到储存多、进出快、保管好、费用省、损耗小、保安全，全面完成各项经济指标。

1. 研究储存养护新技术，保证中药质量与数量

搞好中药储存养护是防止中药发生变化、保证中药质量和数量的一个重要环节。放松或轻视这一环节，都会降低质量、影响疗效，严重时会造成巨大经济损失，以致浪费宝贵药源。

近年来，随着医药事业的蓬勃发展，中药生产品种之多，数量之大，是前所未有的。由于广大人民防病治病和卫生保健的需要，中药流通周转也与日俱增。面对这些复杂而繁重的储存养护任务，必须认真研究，做好安全储存，对于保证中药质量与数量有着极为重要的意义。中药来源与成分复杂，有植物的、有动物的，也有矿物及加工制品。它们之中，有的含糖类，有的含脂肪，有的含挥发油、黏液质，等等。由于成分各异、性质特殊，因此应采用不同方法储存养护。例如，含单糖和多糖类中药，除保持药物本身干燥外，还需注意储存环境干燥；具有芳香气味的中药，大多含有挥发油类物质，易受温度影响而挥发，需置阴凉低温处储存；某些植物药含有鲜艳的色素，需防止过久日光暴晒和强光直照，以免天然色素减退。根据各类中药的理化性质，进行科学养护、合理储存，是保证中药质与量的关键所在。因此，必须加强这方面的研究，以确保中药的安全有效。

2. 研究中药储存易发生的变化与治救

中药来源广、品种多，理化性质各异，因而在储存中易产生多种多样的变化。其中，发霉就是中药储存中常易发生的一种变异现象。其主要原因是药物（尤其含糖质、淀粉的药物）含水量过高，易受真菌污染。虫蛀在中药储存中也较为常见，发生这一现象是由于药物污染是由虫卵或幼虫造成的。走油、变色、风化等，虽然比霉蛀少，但也时有发生。这些都是中药养护技术研究的内容和采取防范的救治措施。

3. 研究中药储存养护的对象与范围

中药养护研究的范围主要是：因化学因素、物理因素和生物因素引起中药变异的发生及发展变化规律，对此进行储存与养护的传统方法和现代科学技术方法；中药的仓库类型及要求；中药的包装及种类；主要化学成分的检查和质量要求。通过对上述内容的研究分析和阐明中药养护的通用性和适用性，监测中药在购、销、储、运过程中质量的变化规律，制定和建立科学的中药养护方法，以保证中药的安全性和有效性。

# 任务二　中药的质量变异

中药作为一种特殊的商品，其质量的好坏直接关系到人民群众的生命安全和健康。中药质量的好坏，不仅与中药的采集、加工、炮制等有关，而且与中药的储存是否得当有着密切的联系。中药质量再好，若储存不当，药品质量也无法保障。要保证用药安全有效，我们应探讨变异现象的种类，了解发生质变现象的原因，积极采取有效措施进行防治。

## 一、中药的分类及含义

中药和祖国医学一样，历史悠久，是我国人民长期同疾病作斗争的宝贵产物，它是祖国医学的重要组成部分。

中药是指在中医药理论和临床经验指导下用于防治疾病和医疗保健的药物，包括中药材、中药饮片和中成药（成方制剂）。中药材是天然来源未经加工或仅经过简单加工的药物，俗称"药材"，通常分为植物药、动物药和矿物药三大类。根据治疗疾病的需要，将中药材经过净制、切制或炮制后的加工品称之为饮片。中药材及其饮片既可供调配中医临床处方，也可作为生产中药成方制剂或提取有效化学物质的原料药。中成药是以中药材或饮片为原料，根据临床处方的要求，采用相应的制备工艺和加工方法，制备成随时可以应用的剂型。中成药具有固定的型式和特性，包括丸剂、片剂、注射剂等20余种剂型。

## 二、中药常见的质变现象

中药的质变是指中药在储存养护过程中处理不当，在外界因素和自身性质的相互作用下，发生虫蛀、霉变、泛油、变色、气味散失、风化、潮解、粘连、腐烂、升华等质变现象。这些现象有的可导致中药组织破坏、有效成分发生改变或散失，影响中药的质量和疗效或对疾病治疗带来危害；有的甚至直接造成中药损失。因此，采取有效措施防治或延缓这些质变现象的产生，是中药储存与养护工作的主要内容。

### (一)虫蛀

虫蛀是指中药被害虫啮蚀的现象，是中药储存过程中危害最严重的质变现象之一。在害虫的不同时期，以幼虫时期对中药的破坏最为严重。虫蛀使中药出现孔洞、破碎，严重时将中药内部蛀空成粉末状。淀粉、糖、脂肪、蛋白质等成分是有利于害虫生长繁殖的营养物质，因此含有上述成分较多的中药最易虫蛀，如北沙参、木瓜、枸杞子、党参、蛤蚧等。

### (二)霉变

霉变又称生霉，是指药物受潮后，在适宜的温度下造成霉菌的滋生和繁殖，在药物表面或内部布满菌丝的现象。中药初始霉变时可见许多白色毛状、线状、网状物或斑点，继而萌发成黄色、褐色或绿色的菌丝。中药生霉后，霉菌进行的营养代谢活动分解药物体内的有机质，会使有效成分降低，以致不能药用，如麦冬、牛膝、陈皮、五味子等。

### (三)泛油

泛油又称走油，是指某些药材的油质泛出药材表面，或药材因受潮、变色、变质后表面泛出油样物质的现象。中药在产生泛油的质变现象时，常同时伴随着变色、变质等现象。泛油的原因除与中药自身的成分有关外，还与储存温度过高或储存时间过久有关。易泛油的中药有柏子仁、桃仁、麦冬、蛤蚧等。

### (四)变色

变色是指中药自身的固有色泽发生了变化，或失去原来色泽，或变为其他颜色。色泽是中药品质的重要标志。各种中药都具有其固有的色泽，色泽的改变标志着中药质量的改变。引起中药变色的原因主要有中药所含成分、日光与空气、加工与养护方法等。易变色的中药有黄芪、天花粉、白芷、红花、菊花等。

### (五)气味散失

每一种中药都具有其固有的、正常的气味，中药的气味是其质量好坏的重要标志之一。气味散失是指中药固有的气味在外界因素的影响下，或储存不当，其固有的气味变淡薄或散失的现象。中药在发生霉变、变色、泛油等质变现象后，均能使其气味散失。易产生气味散失的中药有细辛、白芷、薄荷、肉桂、砂仁等。

### (六)风化

风化是指某些含有结晶水的矿物中药，与干燥空气接触，逐渐失去结晶水成为粉末状态的现象。某些矿物药风化失水，使药物外形改变，也影响到药物的质量，如芒硝、胆矾、白矾等。

### (七)潮解

潮解是指某些含结晶体的中药或某些含盐类成分的固体药物容易吸收空气中的水分，使其表面慢慢溶化成液体状态的现象。空气相对湿度较大的情况下，温度越高，药材接触空气面积越大，吸湿的速度也越快，中药就越容易被潮解。潮解影响中药的质量，并造成损失。如芒硝、胆矾、咸秋石等。

### (八)粘连

粘连是指某些熔点较低的中药，受潮、受热后容易粘结成块的现象。这类中药的软化点和熔点都比较低，当环境温度升高时，会逐渐被软化而失去原有的外观形态，当受热到一定温度时，便会产生粘连。如阿胶、芦荟、儿茶、乳香、没药等。

### (九)腐烂

腐烂是指某些鲜活的中药，在温度、空气及微生物等因素的影响下会发热，微生物的繁殖和活动增加，导致药物酸败、腐臭的现象，如鲜地黄、鲜生姜、鲜石斛等。

### (十)升华

升华是指在一定温度条件下，中药由固体不经过液体阶段，直接变为气体的现象。如冰片、薄荷脑等。这类中药在储存过程中，由于密封不严，或敞口放置时间过长，温度升高或库房内相对湿度太低，往往容易出现升华现象，致使有效成分降低，失去疗效。

## 三、影响中药质变的因素

中药在储存养护过程中，发生的各种质变现象，严重地影响了其质量和疗效。影响中药各种质变现象发生的因素有内在因素和外在因素两个方面。

### (一)内在因素

内在因素是指中药自身的因素，包括中药的化学成分、中药的含水量、结构及其性质等。

1. 中药的化学成分

中药是各种化学物质所组成的综合体，中药成分不同，化学结构不同，其理化性质也不同。在加工、炮制和储存过程中可不断发生变化，出现各种质变现象，以致影响疗效。与中药储存、养护有密切关系的中药化学成分主要有以下六类。

(1)生物碱类。生物碱是一类存在于生物体内的含氮有机化合物，有似碱的性质，能与酸结合成盐。生物碱多具有特殊而显著的生理活性，是中药中一类重要的化学成分。含有生物碱的中药，常因干燥的方法不适宜，其含量可能降低。同时，此类中药常因久与空气、日光接触，可能有部分氧化、分解而变质，故此类中药应避光储存。

(2)苷类。苷系糖分子中环状半缩醛上的羟基与非糖部分(苷元)中的羟基(或酚羟基)失水缩合而成的环状缩醛衍生物。含苷类成分的中药往往在不同细胞中含有相应的分解酶，在一定温度和湿度条件下可被相应的酶所分解，从而使有效成分减少，影响疗效。如花类中药所含的花色苷可因酶的作用而变色脱瓣。因此含苷类中药采收后，必须用适当的温度迅速干燥。多数含苷中药可在55～60℃干燥，酶被破坏而失去作用，保存药效。总之，含苷类的中药在储存时必须注意干燥，避免湿气的侵入。

(3)鞣质类。鞣质又称单宁或鞣酸，是一类复杂的多元酚类化合物的总称。鞣质易氧化和聚合。若露置在空气及日光中，则渐渐变成棕黑色，特别在碱性溶液中，更易氧化变色。若含鞣质类成分的新鲜皮类中药，其内表面常常是淡色的，但经过一些时间，就会变成棕色或红色，这是因为其中的鞣质与空气接触时，特别在酶的影响下，氧化为红棕色或更深色。防止鞣质氧化变色的方法，一方面要减少与氧接触，另一方面要破坏或抑制氧化酶的活性。

(4)油脂类。油脂是脂肪和脂肪油的简称。大多为一分子甘油与三分子脂肪酸所成的酯。新鲜的脂肪和脂肪油通常具有令人愉快的特殊气味，但是如果储存不当，经常与空气中氧及水分接触，并在日光的影响下，同时又可能有微生物的作用，可导致一部分发生氧化，另一部分则分解为甘油和脂肪酸，以致产生难闻的臭气和味道，油脂中的游离酸也随之增多。这种现象称为油脂的"酸败"。光线、温度、水分以及油脂中的杂质等因素均能加速油脂的酸败。因此，含有大量油脂的中药，必须储存于干燥的场所，严防水分的侵入，避免日光直射，库房的温度要低，以密封储存养护效果尤佳。

(5)挥发油类。挥发油是存在于植物体中的一类具有挥发性、可随水蒸气蒸馏出来的油状液体的总称。温度过高可使所含挥发油散失或泛油。因此含挥发油的中药应保存在密闭容器中，大量时必须堆放于凉爽避光的库房中，控制温度，夏季尤须注意，中药要保持一定的干燥和疏松，避免吸潮挤压。

(6)植物色素类。色素广泛存在于中药中。中药的颜色不仅可作为鉴别中药品质的重要标志，同时也直接关系到中药储存、养护质量的优劣。但有些植物色素很不稳定，易受到空气、日光等影响而遭到破坏，受潮后易发霉变色。因此含有植物色素类的中药干燥时应避免在强烈的日光下暴晒，储存期间应防止氧化及日光的照射，以保持其固有的色泽。

2. 中药的含水量

中药品种繁多、属性复杂，各类中药都含有一定量的水分，中药内所含水分占所取样品重量的百分数，称为含水量或水分含量。中药的含水量是组成中药质量的重要成分之一，对中药的储存与养护有着极密切的关系。中药的含水量过高，可导致霉变、腐烂、虫蛀等现象发生；中药的含水量过低，又可导致风化、失润、干裂等现象发生。因此应将中药的含水量控制在安全范围内。

## (二)外在因素

引起中药质量变异的外在因素主要有温度、湿度、空气、日光。这些外在因素能使中药产生复杂的物理、化学和生物化学的变化。变化程度的大小、快慢，与中药同这些外在因素接触时间的长短、储存的方法有着直接的关系，并且各因素之间又存在着相互促进或相互抑制的作用。

1. 温度

一般情况下，在常温15～20℃下，中药成分基本稳定，利于储存。随温度的升高，可加速中药自身的氧化、水解等化学反应，促使中药产生泛油、气味散失、变色等质变现象，霉菌和害虫也容易滋生繁殖，促使中药产生霉变、虫蛀。但是如果温度过低，对某些鲜活的中药如鲜生姜、鲜地黄、鲜石斛等会产生有害的影响。

2. 湿度

空气湿度对中药的含水量有着密切的影响。当空气相对湿度在60%以下时，中药所含水分会蒸发，含有结晶水的矿物药如芒硝、胆矾、硼砂等则易风化(失去结晶水)；胶类、叶类、花类等中药因失水而干裂变脆，蜜丸剂类易失润变硬。空气相对湿度在70%时，中药所含安全水分不会有较大改变。但是，当空气相对湿度超过70%以上时，中药的含水量会随之增加，富含糖类、淀粉类、黏液质的中药如蜜制品、党参、山药、天门冬等，会因吸潮发霉乃至虫蛀。盐制类中药及含钠盐类的矿物药易吸收水分而潮解。

3. 空气

通常情况下，中药在储存过程中总是与空气接触的。空气是任何生物赖以生存的必需物质。引起中药质变的主要成分是空气中的氧及臭氧等，其能够使含有挥发油、脂肪油、糖类等成分的中药发生氧化、分解、微生物滋生等而出现泛油、变色、霉变、虫蛀等质变现象。

4. 日光

光是一种电磁波，根据各种不同的波长可分为紫外光、可见光和红外光等。日光中的紫外光有较强的杀菌作用，中药可以利用日光暴晒来杀灭微生物和害虫，防止中药霉变和虫蛀。但日光的大量热能，会使暴晒的中药温度升高，导致某些中药产生气味散失、泛油、粘连、融化、干枯等质变现象。日光对某些中药的色素也有破坏作用，可导致其变色。如益母草、薄荷、大青叶、月季花等在日光照射下颜色变浅，大黄可由黄色变成红棕色。

5. 霉菌及害虫

霉菌种类繁多，分布很广，在空气中就有大量霉菌孢子飘散。它对营养条件要求不高，易在多种物质上生长。中药中含有的蛋白质、淀粉、糖类、纤维素及黏液质等，给霉菌的生长、繁殖提供了良好的物质基础。当空气中存在的大量霉菌孢子落于中药表面时，在适宜的温度和湿度下即萌发为菌丝，分泌酵素，溶蚀组织，使众多有机物分解，导致中药霉变。

害虫是造成中药虫蛀的根本原因，通常温度在 16～35℃、相对湿度在 70% 以上、中药含水量在 13% 以上，害虫发育、繁殖非常迅速。中药含有的蛋白质、糖类、淀粉、脂肪等营养成分为害虫的滋生提供了有利条件。反之，如果没有适宜的温度和湿度，害虫是不能滋生的。

## 任务三　现代中药养护技术

中药养护技术是运用现代科学技术与方法来研究中药的储存、保管、养护和影响药物储藏质量及其养护防患的一门新兴综合性技术。是医药仓储工作人员在继承祖国医药学遗产和劳动人民长期积累储藏中药经验的基础上，运用当代多学科的知识和方法对中药加以储存养护。目前，中药常用的养护技术主要有以下几种。

## 一、干燥养护技术

中药材仓库储存的实践证明，如果在一定条件下，将中药材的含水量控制在一定限度内，则不易发生质量变化。如通常情况下在气温30℃时，将党参的含水量控制在16.0%以下时，在储存的过程中不易发生质量变化。这就是所谓的中药材"安全水分"，它是指在一定条件下，能使其安全储存，质量不易发生变异的临界含水量。因此，采收加工后的中药材，必须及时干燥至安全水分限度，才能保证中药材的质量。

目前，中药材的常用干燥技术有远红外加热干燥技术、微波干燥技术等。

### (一)远红外加热干燥技术

远红外加热干燥技术是20世纪70年代发展起来的一项新技术。原理是电能转变为远红外线辐射中药，中药内在组织吸收后产生共振，引起分子、原子的振动和转动，导致物体变热，经过热扩散、蒸发或化学变化，最终达到干燥的目的，并具有较强的杀虫、杀菌、灭卵的能力。

远红外加热干燥技术的特点：红外线介于可见光和微波之间，是波长为$0.72 \sim 1000 \mu m$ 范围的电磁波，一般将 $5.6 \sim 1000 \mu m$ 区域的红外线称为远红外线。目前用作辐射远红外线的物质主要是由金属氧化物如氧化钴、氧化锆、氧化铁等混合物所构成；用这些物质制成的远红外辐射元件能产生 $2 \sim 15 \mu m$ 以上直至 $50 \mu m$ 的远红外线。产生高温可达150℃。

远红外加热干燥技术的优点：干燥快，成本低。但应注意，凡不易吸收远红外线的中药材或太厚(大于10mm)的中药材，均不宜用远红外辐射技术进行干燥。

### (二)微波干燥技术

微波干燥灭虫是20世纪60年代迅速发展起来的一项新技术。微波是指频率为 $300 \sim 300000 MHz$、波长为 $1mm \sim 1m$ 的高频电磁波。目前我国生产的微波加热成套设备只有 $915MHz/s$ 和 $2450MHz/s$ 两个频率。微波加热设备主要由直流电源、微波管、连接波导、加热器及冷却系统等组成。

微波干燥灭虫的特点：微波干燥灭虫是一种感应加热灭虫和介质加热灭虫，中药的水和脂肪等能不同程度地吸收微波能量，并把它转变为热量。仓虫经微波加热处理，体内水分子发生振动摩擦产热，微波被水吸收转变为热能，使虫体内蛋白质遇热凝固。虫体内水分被气化而排出体外，促使仓虫迅速死亡。它具有杀虫时间短、杀虫效力高、无残毒、无药害的特性，但操作人员要采取有效防护措施。

微波干燥灭虫的优点如下：

（1）加热灭虫速度快、时间短。由于微波能深入中药内部，不是依靠中药本身的热传导，因此，常规方法 1/10 到 1/100 的时间即可完成加热灭虫过程。

（2）加热均匀。由于微波加热不是从外部热源加进去，而是在中药内部直接产生。因此，尽管中药性状复杂，加热还是均匀的，不会引起外焦内生、表面硬化等现象。

（3）反应灵敏。常规的干燥灭虫方法如电热、蒸汽、热空气等，达到一定温度需要预热一段时间，而停止加热，温度下降又需较长时间。采用微波加热在开机几分钟后即可正常运转。

微波对中成药的灭虫杀菌，无论是水丸、浓缩丸、颗粒剂、散剂均有一定的效果。尤以水丸、浓缩丸效果为显著。如参苏丸、开胸顺气丸、止咳定喘丸等中成药经微波照射 3min 后，灭菌率达 90% 以上。微波灭虫杀菌与中药的性质及其含水量有密切的关系，由于水能强烈地吸收微波能，所以含水量愈高，吸收的微波能愈多，产生的热能愈大，灭虫杀菌效果就愈佳。

## 二、冷藏养护技术

冷藏养护技术是指采用调控温度的方法（2℃以上，10℃以下）储存中药。常用方法如安装空调、冰箱等制冷设备，可以有效地防止中药虫蛀、霉变、变色等变质现象发生。有些贵重中药现多采用冷藏养护技术。

夏季梅雨来临时，可将中药储存于冷藏库中，温度以 10℃以下，2℃以上为宜，不仅能防霉、防虫，而且不影响中药品质。由于此法需要一定的设备，费用较大，故主要用于贵重中药、特别容易霉蛀的药材以及无其他较好办法储存的中药。例如蛤蚧、人参、菊花、枸杞子、山药、陈皮等常用此法。

中药进入冷库的含水量必须是在安全标准范围内，最好用干燥木箱盛装，内衬防潮纸防潮，也可装塑料袋，以防湿气的侵入。

## 三、无污染药材对抗同储

对抗同储养护虽为传统养护法之一，但因其方法简便易行，防霉驱虫效果显著，且有无污染无公害的自然特色，加之现代科学技术的更新渗透，使其新方法、新技术层出不穷，而成为实用有效、大有发展和推广应用前景的优势养护法。

对抗同储也称异性对抗驱虫养护，是利用不同品种的药材所散发的特殊气味吸潮性能或特有驱虫去霉化学成分来防止另一种药材发生虫霉、变质等现象的一种储藏养护方法。简言之，即是利用不同性能的中药具有相互制约虫害的作用来进行药材储藏保管的一种养护方法。其作用机理均是运用一些有特殊气味，能起驱虫、去霉作用的药材或植物及其他物品与易生虫、发霉的药材一起同放共存，从而达到防止药材生虫、霉变的目的。这实际上也就是相当于现代生物防治中类似"以虫治虫，以药(药材)治药(药材'病')"的种形式。

经试验研究，常见的对人畜无毒害而能防治仓储药材及粮食害虫的植物、矿物、食物和中药材均有不少，如灵香草、除虫菊、天名精、闹羊花、吴茱萸、花椒(叶、果)、柑橘(皮、核)、柚皮、黑胡椒、野蒿、辣蓼、大蒜、苦楝、山苍子(油)、臭椿、千里光算盘珠、姜粉、干辣椒、黄豆粉、茶油油茶麸、花生油、菜籽油等；此外，草木灰、灶心土、生石灰、硫黄、酒精、高度酒、甲鱼板、螃蟹壳、干海带等也有一定的防霉驱虫效果。利用这些药材、植物等物品来防治仓储害虫，一般有混入同储法、层积共藏法、垫底覆盖包围法、密闭储藏法及喷雾撒粉等方法。无论采用哪一种对抗同储法来防治仓虫(霉)，定要实施于药材被蛀、发霉以前，而不宜在其后进行，这样才能收到良好的防虫效果。鉴于我国能驱虫、防霉的中药材等资源种类较多，且应用时无须其他特殊外加条件，各地可因地制宜灵活选用。

(1)与花椒同储。用花椒与蕲蛇、金钱白花蛇、鹿茸、乌梢蛇、海马、海龙、蛤蚧等共同储存，可防虫。

(2)丹皮与泽泻、山药同储。既可防止泽泻、山药生虫，又可防止牡丹皮变色。

(3)西红花防冬虫夏草虫蛀。西红花与冬虫夏草同储于低温干燥的地方，可使冬虫夏草久储不变质。

(4)与荜澄茄同储。用荜澄茄与人参、党参、三七、蕲蛇、白花蛇、鹿茸、乌梢蛇、海马、海龙、蛤蚧等同储，可防虫、防霉。

中药对抗同储养护技术的方法还有许多，如人参与细辛同储；明矾与柏子仁同储；冰片与灯心草同储；土鳖虫与大蒜同储；吴茱萸与荜澄茄同储等。

### 四、无公害气调养护技术

气调就是空气组成的调整管理。用气调方法对储藏商品的养护，称为"气调养护"或"气调储藏"。简称"CA 储藏"（Controled Atmosphere）。

将中药置于密封环境内，通过调整空气的组成，对影响中药质变空气中氧的浓度进行有效的控制，人为地造成低氧状态，或人为地造成高浓度的二氧化碳状态。使中药在气调环境中，仓虫窒息或中毒死亡，新的害虫不能产生和侵入，微生物繁殖及中药自身呼吸需要的氧气受到抑制，延缓了中药的陈化速度，并且隔离了外界的湿气，防止了中药霉变、泛油、虫蛀、变色、潮解、风化等质变现象的产生，从而确保储存中药质量的稳定。

气调养护技术的优点是无残毒，而且能保持药物原有的色泽和气味，适用范围广，对不同质地和成分的中药均可使用，操作安全，无公害。

### （一）气调的密封技术

1. 塑料薄膜罩帐密封

1）塑料薄膜的选择

应选择气密性较好、不渗湿、耐腐蚀、抗压及抗拉力强的塑料薄膜，如聚氯乙烯（PVC）0.3mm 塑料薄膜。

2）罩帐的制作与密封

塑料薄膜罩帐的制作与密封过程分为罩帐的设计下料、热合制帐和密封药材。

2. 密封库

密封库改建的技术要求是：库房结构通常系钢筋混凝土，以承受气体置换中形成库内外的压差；密封材料的选择要兼顾气密性和隔湿性；密封层的组成和处理，可用沥青和塑料薄膜作为气调库密封材料，采取"沥青—塑料薄膜—沥青"组成密封层（须防燃），处理库房内壁，以起到隔湿、隔气、防腐的作用；库门应密封处理，具备相应的气调设施与库内装置等。

### （二）气调的降氧技术

1. 充氮降氧

1）氮气的来源

一是专用机械产生；二是工业生产的钢瓶氮气。

2）充氮降氧的气体指标及影响因素

密封环境内空间气体中氧的含量，称为氧浓度。氧浓度为8%以下时，能有效地防止仓虫的产生；在温度25～28℃、密封时间15～30天、氧浓度2%以下，能有效地杀灭幼虫、蛹和成虫。使用制氮机充氮，氧浓度可降至1%左右，氮气含量可达85%，二氧化碳含量14%，氮浓度可增至正常空气含量的40余倍。在有效气体指标范围内，氧浓度愈低，防治仓虫及防止其他质变的效果就愈好；反之，则效果差。

3）气体置换方法

以制氮机为产气来源。塑料薄膜罩帐的气体置换通常采用"先抽后充"的方法；密封库的气体置换通常采用"先充后抽"的方法。

2. 充二氧化碳降氧

1）二氧化碳的来源

可分为工业产品二氧化碳钢瓶和二氧化碳自制发生器。中药材养护多使用钢瓶装二氧化碳液化气体，纯度99.7%，仅用于塑料薄膜罩帐内。

2）充二氧化碳降氧防治仓虫的影响因素

通常情况下，防虫的二氧化碳浓度应在20%以上。二氧化碳有效地杀灭幼虫、蛹和成虫的指标为：二氧化碳浓度35%以上，温度25～28℃、密封时间15～25天。

3）气体置换方法

用吹尘器的反向作用或真空泵先抽出帐内气体，在薄膜紧贴堆垛后，再灌注液化二氧化碳进行气体置换。

3. 自然降氧

1）原理及作用

（1）自然降氧的基本原理：在密封条件下，利用药材自身、微生物、仓虫等呼吸作用，消耗密封环境内的氧气，使含氧量逐渐下降，二氧化碳量相应地上升，形成不利于仓虫、微生物生长繁殖的低氧环境。在密封缺氧状态下，仓虫窒息死亡，微生物及药材呼吸受到抑制，从而达到安全储存之目的。

（2）作用：自然降氧法主要用于防蛀、防霉。养护对象以新采集的全草类、果实种子类等植物类药材为主。

2）自然降氧具体方法

仅用于药材货垛的塑料薄膜罩帐密封。以六面帐密封效果为佳，罩帐密封中药货垛后，先抽气使薄膜紧贴堆垛，使其自然降氧。密封4～6天氧浓度可降至12%～14%；密封15～20天氧浓度可降至3%～5%；密封40～60天氧浓度可达到 1.2%～2%，从而达到杀虫、防霉的养护效果。

### (三)气调的管理技术与注意事项

**1. 查漏**

发现漏气，应立即堵漏。安装在密封库门和门框之间的充气胶管圈，也应经常检查。若漏气变软、阻气不严，应补充气，使其保持密封性能。气体指标达不到养护要求，还应补充氮气或二氧化碳。

**2. 测气**

测气是检测密封环境内气体成分变化情况，判断气调养护效果的主要方法。应经常定期进行，直至养护结束。检测气体的仪器主要有奥氏气体分析仪及 CH-2 型氧、二氧化碳分析仪等。

**3. 测水分**

气调养护的中药含水量应在安全范围内。为了掌握中药水分含量的变化，气调密封之前和启封以后，均应进行中药水分的测定，以便及时采取相应的技术措施。

**4. 测温测湿**

在气调管理期间，必须系统地观察中药密封罩帐或库房内外温湿度的变化，认真做好记录。

## 五、气幕防潮养护

气幕亦称气帘或气闸，是装在仓库房门上，配合自动门以防止库内冷空气排出库外、库外热空气侵入库内的装置。减少湿热空气对库内的影响，达到防潮的目的。

气幕装置分为气幕和自动门两大部分，用机械鼓动的气流通过风箱结构集中后，从一条狭长缝隙中吹出，形成帘幕。门开启时风幕开始工作，门关闭时风幕即停止工作。

气幕防潮养护能阻止和减轻库外潮湿空气对库内药材的影响。因无吸湿作用，必要时需配合除湿机使用。

## 六、除氧剂封存养护技术

除氧剂是经过特殊处理的活性铁粉制得的化学物质，它和空气中的氧气起化学反应，从而达到除氧的目的。

通常情况下，除氧剂制成颗粒状、片状，包装于一定规格的透气的特制纸袋中，与物品封装在密封的容器中，以防变异。

除氧剂封存养护中药的优点：①能防止霉菌、害虫的滋生及中药氧化变色；②无毒、无污染、无公害；③操作简便。

除氧剂封存养护中药的注意事项：①除氧剂的外包装打开后即开始吸氧，应在规定时间内用完，不能重复使用；②遇油和水，吸氧能力会下降；③暂不使用时应保存于冷暗干燥处；④不与药材直接接触。

## 七、低氧低药量防治法

低氧低药量防治法是仓虫的化学防治法向气调养护法过渡产生的。为减少化学防治养护之弊端，弥补自然降氧之不足，两者结合利于杀虫灭菌，以达安全储存养护之目的。

其基本原理是：在密闭条件下，由于库房内中药、仓虫、微生物的呼吸耗氧，而使密闭库房内氧的含量减少，二氧化碳浓度增高，从而恶化了仓虫的生态条件。同时，又因磷化铝药剂投放后吸收空间水分，产生磷化氢气体，使有限的空间中增大了有效浓度，从而使仓虫死亡或受到抑制，以此达到防治仓虫之目的。

## 八、21世纪的绿色杀虫剂——生物农药防治法

许多植物无毒害、无污染，又具有防治虫霉的作用，可制成生物农药杀虫剂，用于仓储及田间杀虫。如除虫菊、天名精、灵香草、闹羊花、吴茱萸、花椒、柑橘(皮与核)、辣蓼、大蒜、黑胡椒、柚皮、野艾蒿、芸香等。

绿色杀虫剂的使用方法有混入法和喷雾法。

1. 混入法

将除虫菊、灵香草、芸香、花椒、天名精、柑橘皮、黑胡椒、辣蓼、野艾蒿等干燥后任选其中 1 ~ 2 种粉碎成细粉，与中药拌匀(1000g 药材拌 6 ~ 8kg 干粉)，密闭。可防止虫蛀。

2. 喷雾法

将天名精、花椒、大蒜、橘皮、干姜、干辣椒等粉末，1000g 加 4 ~ 7kg 水浸泡 2 天，过滤，取滤液，置喷雾器内，$1m^2$ 面积喷药 15 ~ 20kg，施药时避免药液直接喷洒在药材上，可消毒杀虫。

**知识拓展**

　　除虫菊来源为菊科除虫属植物除虫菊，以花或全草入药。含有除虫菊甲素、除虫菊乙素、灰菊素甲、灰菊素乙等多种有效杀虫成分。其主要杀虫成分除虫菊内酯是国际公认的高效、无毒、无污染的天然光谱强力杀虫剂，普遍用于杀灭农药作物害虫、粮药仓库害虫及苍蝇、蚊子等，可用于多数仓储中药的防毒驱虫养护。

### 九、辐射防霉除虫养护

　　应用放射性 $Co^{60}$ 产生的 $\gamma$ 射线或加速产生的 $\beta$ 射线辐照药材与物质时，附着在物质上的霉菌害虫吸收放射能和电荷，很快引起分子电离，从而产生自由基。这种自由基经由分子内或分子间的反应过程诱发射线化学的各种过程，使机体内的水蛋白质、核酸脂肪和碳水化合物等发生不可逆变化，导致生物酶失活、生理生化反应延缓或停止、新陈代谢中断、霉菌和害虫死亡，故能有效地保护药材和物质的品质，相对地延长储藏期。

　　据试验，40～100kcd 能阻止所有的虫卵、幼虫和蛹发展到下一阶段。据 Barnba 报道，150～120kcd 可杀死蜜柑上的青霉和绿霉。

　　另据试验，用射线辐照中药材和中成药可解决储藏过程中发霉、虫蛀问题。例如，用 $\gamma$ 射线辐射酸枣仁、附子、川贝母、党参、当归、黄芪、川芎等，杀菌灭菌效果显著，其药效并未改变；中成药的各种丸、散膏、丹、片经辐照后，其染菌发霉率也大大降低。

## 任务四　中药的储存与养护

　　中药品种繁多、性质复杂，储存养护技术要求较高。要搞好中药的储存养护工作，必须了解各种中药的性质，了解外界环境对中药质量的影响，研究各环节的储存条件和养护方法，才能防止或延缓中药质变，确保质量。

### 一、中药材的储存与养护

　　中药材是中药仓库储存的主要商品，也是供加工中药饮片和中成药制剂的原料药。在储存过程中，由于受到外界各种因素的影响，易使其产生霉变、虫蛀、泛油、变色等质量变异现象。因此，必须掌握各种中药材的性能和质量变化规律，采取科学合理的储存养护措施。

1. 防霉变

应严格控制中药材自身的含水量和储存场所的温度、湿度，避免日光和空气的影响，使真菌和害虫不易生长繁殖。如薄荷、广藿香、佩兰、紫苏叶等草叶类中药。在霉变检查中以视色泽、嗅气味来辨别新陈。若色泽萎黯、气味淡弱、叶穗凋落、茎枝质脆，即是陈货；若有霉毁枝叶粘连不散，即为受潮热而变质。

应选择阴凉干燥通风的库房，垛堆应离地，可用木条垫高，垛底垫入芦席或油毛毡等隔潮。地面上铺放防潮剂，使药材保持干燥，以防止霉变。

例如，薄荷的储存养护。薄荷一般为压缩打包件，应储存于阴凉干燥避光的仓库内，温度28℃以下，相对湿度70%～75%，安全水分不得超过15.0%。薄荷含挥发油，易散失气味，易虫蛀，受潮易生霉；生霉品出现霉斑，香气散失；水分过少，易失润干枯，影响质量。危害的仓虫发现有印度谷螟，多蜷缩在茎叶部位，常见虫丝、排泄物黏附。

储存时间不宜过长，一般一年左右，发现受潮发热，应及时倒垛摊晾，或翻垛通风。不能暴晒。可用磷化铝熏蒸杀虫。

2. 防虫蛀

中药材入库前，应将库内彻底杀菌灭虫，可用适量的杀虫剂对四壁、地板、垫木以及一切缝隙进行喷洒。

例如，白芷的储存养护。白芷的商品一般用麻袋包装，包件45kg，应储存于阴凉干燥处，温度不超过30℃，相对湿度70%～75%，商品安全水分不得超过14.0%。

白芷因含淀粉及挥发油，极易虫蛀、霉变及变色。仓虫有烟草甲、药材甲、米扁虫、咖啡豆象、日本蛛甲、锯谷盗、赤拟谷盗等。如被虫蛀，其根条有较明显蛀孔。根条头尾部易霉变，可见明显霉斑。储存期间，应定期检查，初始虫蛀、霉变，用微火烘烤，筛除虫尸碎屑，放凉后密封保存，或用塑料薄膜封垛，充氮降氧养护。较多数量时，可用磷化铝、溴甲烷熏蒸进行抑菌、杀虫。

3. 防鼠

因中药含糖、淀粉、脂肪等有机物质，极易遭鼠害。因此，中药仓库须有防鼠设备。

例如，蛤蚧的储存养护。蛤蚧多用严密的木箱或铁筒、铁皮筒盛装，储存于低温干燥处，温度15℃以下，相对湿度65%～75%。蛤蚧易虫蛀、受潮后易霉变、泛油。竹夹片内层霉迹较为严重。受高温高湿影响，肉质色泽加深，手捏不实，有特殊气味，为泛油现象，尤其尾部较早出现。危害的仓虫有尘虱、花背圆皮蠹、黑毛皮蠹、火腿皮蠹、红带皮蠹、斜带褐毛皮蠹、四纹皮蠹、米扁虫、赤拟谷盗、日本蛛甲等。

储存期间，可在包装内置花椒、吴茱萸等，共同密封，用传统对抗同储法防虫蛀；发现虫害，可用溴甲烷、磷化铝熏杀，忌用硫黄、氯化苦；环氯乙烷熏蒸可防止沙门氏菌污染。平时做好防鼠工作。

## 二、中药饮片的储存与养护

中药饮片来源广泛，品种繁多，成分复杂，性质各异，有的怕光，有的怕热，有的怕冻，有的易吸湿，如储存养护不当，易发生虫蛀、霉变、变色、泛油、腐烂等质变现象。为保证中药饮片质量，必须熟知各种饮片的性能及储存养护规律，采取合理的养护措施。

### (一)中药饮片储存的要求

(1)经营中药材、中药饮片的企业，应当有专用的库房和养护工作场所，并保持场所的清洁。

(2)对入库中药饮片的数量、包装、质量等进行检查，经保管员检查无误，签字后方能入库，并做好记录。

(3)保证入库中药饮片按存储要求，将植物药、动物药、矿物药等分类储存。

(4)对库存中药饮片应按其特性及不同药用部位分区存放，以防止和减少害虫和霉菌污染，便于保管、发放及养护。

(5)贵重中药饮片应专区储存。

(6)定期进行检查，勤查、勤翻、勤整理，发现问题及时处理。高温多雨季节增加检查次数。对易虫蛀的应当经常检查周围是否有虫丝、蛀粉；易霉变、泛油的检查包装是否受潮。若有以上情况应立即通知相关人员检查，并及时采取措施。

(7)执行"先进先出"的原则，以避免久储而变质。

### (二)中药饮片养护的要求

中药饮片在储存过程中受内在因素和外在因素的影响易发生质量变化。做好中药饮片的养护工作是保证中药饮片质量的重要环节。为此，应做到以下几点。

1. 根据饮片的不同特性选择适当的储藏容器和储存方法

储存不易变质的草本、木本、藤本和富含纤维的中药饮片如麻黄、苏木、鸡血藤等，多采用木质容器。芳香类中药饮片，如薄荷、冰片、苏合香等，受热后易挥发；油脂类中药饮片如苦杏仁、桃仁、柏子仁等受热易泛油；蜜炙款冬花、炙百部等，受热后易粘连、结块，可选用陶瓷类等适宜的储存容器，避光储存。动物类中药饮片如金钱白花蛇、蛤蚧等，宜装入纸箱，并放置吸潮剂密封存放，防潮、防腐。

2. 药品养护储存人员应每天进行库房温湿度的监测和管理

若库房温湿度超出规定的范围，应及时采取调控措施并予以记录。

1) 常用温湿度监测仪器

(1) 干湿球温度表：主要用于库内相对湿度的测量，它由刻度板、干球温度表、湿球温度表、水盂和转筒组成。使用时注意纱布应干净，水盂上侧应离湿球2~3cm，水盂应盛蒸馏水，保持经常有水，避免干枯。

(2) 指针式温湿度计：可直接通过指针读取温度和湿度。目前使用较为普遍。温湿度监测仪器应有专人管理，定期进行保养，保证仪器使用准确。

2) 监测仪器的设置

应将用于监测库内温湿度的仪器安放在库内中部，距地面1.5m，空气较流通，能客观反映库房温湿度的位置。

3) 温湿度监测和调控

库内温湿度监测一般每日上午、下午各一次，通常为每日8时和14时。应按时观测，防止早测、漏测或迟测，以保证观测结果的真实性。若库内温湿度超出规定范围，应立即采取调控措施，如降温、升温、除湿、增湿等。

3. 对库存饮片进行循环质量抽查，并做好记录

抽查周期一般为一个季度，对易变质的重点品种必须缩短抽查周期，列出重点养护品种并实施检查和养护。在夏季应加大养护比例和养护频率。

4. 拟定计划

拟定检查计划和养护计划，并建立养护档案，定期汇总，分析和上报检查养护情况(表7.4.1)。

对中药材和中药饮片按其特性，采取干燥、降氧、熏蒸等方法养护。在检查中发现的问题及时通知质量管理部门复查处理。

表7.4.1 中药饮片养护记录表

编号： 　　　　　　　　　　　　　　　　　　　　　　　　养护日期：

| 序号 | 中药饮片品名 | 生产企业 | 供货企业 | 进货日期 | 养护方法 | 养护设备或材料 | 养护人员 |
|------|------------|---------|---------|---------|---------|--------------|---------|
|      |            |         |         |         |         |              |         |
|      |            |         |         |         |         |              |         |

5. 对各种养护设备、温湿度检测和监控仪器进行检查、复核和周期检定的送检工作

库内各种养护设备、温湿度检测和监控仪器应进行周期检定、检查和复核，见表7.4.2。

表7.4.2 温湿度调节设备使用记录表

| 设备名称 |  | 使用前状态 |  |
|---------|---|----------|---|
| 用途 |  | 使用后状态 |  |
| 使用原因 |  |  |  |

使用过程及结果：

　　　　　　　　　　　　　　　　　　　　　　养护员： 　　年　　月　　日

6. 储存、养护记录的填写要求

不得使用铅笔填写记录，字迹应清晰，内容真实完整，表格内容填写齐全，不得有漏项，如无内容填写，一律用"—"表示。不得撕毁或任意涂改，确需更改时，应划去后在旁边重写，并在更改处盖本人图章、签字和更改日期，签字盖章要写全名，不得只写姓氏。

### (三)中药饮片的分类储存与养护

中药饮片一般按根及根茎类、果实种子类、全草类、叶类、花类、皮类、茎木类、树脂类、动物类、矿物类及其他类等分类储存。分类储存还包括毒性中药、贵细中药等，应单独分库(区)存放。易虫蛀的中药饮片、易生霉变质的中药饮片也可分类集中存放，利于储存养护。

1. 易虫蛀中药饮片的储存养护

中药饮片经虫蛀后易变色变味，以致降低或丧失疗效。一般可分为极易虫蛀、易虫蛀、一般虫蛀三类，经炮制加工后的饮片多在片面、段、丝的空隙或裂痕处及碎屑中生虫。饮片药斗、木箱内壁、缝隙、死角处也易藏匿仓虫和虫卵。

对饮片仓库害虫的防治原则是"防治并举，防重于治"。每周检查时应按堆放次序逐个进行。首先检查堆垛周围和上面以及垛底是否有虫丝或蛀粉等，然后对易生虫的中药饮片的重点品种进行开箱拆包检查。检查时，若不易从外观上判断是否虫蛀，可采取剖开、折断、打碎、摇晃等方法进行。对大垛中药饮片，首先注意货垛所处的环境，因每个角、每个面、上中下层所接触的温度不同，可以用抽查方法，及时掌握温湿度的变化情况，以防止吸潮后霉变虫蛀。在夏季要经常检查易虫蛀的中药饮片，发现虫卵及时处理，将虫蛀的饮片拣出处理。加强对易生虫的中药饮片的养护，应严格控制库房温湿度。

2. 易霉变中药饮片的储存养护

(1)严格控制中药饮片的含水量。易霉变中药饮片入库前应检查干燥程度，有条件的在入库前应按标准测定饮片含水量，含水量过高的应通风晾晒或烘干后再入库。

(2)控制好库房温湿度。

(3)定期倒垛。将中药饮片从上到下逐层扒落，移到另一货位上，将底层的商品移到新货位上层，并将原货位清扫干净及通风散湿。在储存中要经常检查易霉变中药饮片的干燥程度及是否有霉菌附着。

(4)采取合理的推码形式。对于易霉变的饮片不应堆码过高，应以12~15层为宜，包件之间应留有通风的空隙。

(5)库房应整洁卫生，霉变的旺盛季节，要做好预防准备。

3. 易泛油中药饮片的储存养护

易泛油的中药饮片如当归、怀牛膝、独活、火麻仁、桃仁、苦杏仁等，应放在阴凉通风处储存，并严格控制仓库内温湿度，避免日晒。

4. 易变色中药饮片的储存养护

中药饮片在储存中发生颜色变化，主要是由于酶及非酶的作用产生分解或聚合反应或由于日光照射，破坏了色素，使中药饮片颜色发生变化。易变色饮片如月季花、梅花、玫瑰花、合欢花、款冬花、西红花、金银花等。

(1)密封法。库存量大的可以整库封存，药店、医院药房可以小件容器密封，密封前应检查水分含量，使其达到安全水分标准后再密封。

(2)吸潮法。采用吸潮剂吸潮，应将饮片装在纸袋中封好，或采用机械吸湿法吸潮。

(3)干燥法。饮片含水量高于安全水分标准，可使饮片变色，应放入烘干箱烘干后储存。

（4）通风法。掌握仓库温湿度，定时通风。

5. 易散失气味中药饮片的储存养护

含有挥发性成分的中药饮片因储存不当，如温湿度过高、储存时间过长，在空气中氧化、分解等，可使含挥发性成分的饮片逐渐失去固有的气味。如薄荷、佩兰、荆芥、广藿香、香薷、紫苏叶、细辛、八角茴香、丁香、檀香、沉香、肉桂等。

（1）低温低湿。气味易散失中药饮片应储存在干燥阴凉避光库房内，不宜多通风。

（2）密封储存。不常出库的饮片可采取此方法，存放在小库房里密封或以小件密封。

（3）管理上"先进先出"。含有挥发性成分的饮片应坚持"先进先出"的管理方法，储存时间不宜过长。

# 实训（八）——中药及中成药的在库养护

## （一）实训目的

使学生初步掌握中药储存与养护的基础知识，熟练掌握中药常用养护技术。

## （二）实训内容

砂糖包埋法储存人参，对抗储存法储存蛤蚧。

## （三）实训步骤

1. 砂糖包埋法储存人参

人参肉质、含油，有时浸糖，在储存过程中容易受潮、发霉、生虫及返糖，必须保持干燥。选用可密封的玻璃、搪瓷容器洗净、干燥，将干燥、无结块的白砂糖铺于容器底部 2 ~ 3cm 厚，上面平列一层人参，用白砂糖覆盖使其超过参面 1 ~ 2cm，糖面又置一层人参，再覆以白砂糖。如此一层层排列，最后用白砂糖铺面，加盖密封，置阴凉处。使用时，可按需要量取用，然后加盖密封即可。此法储存小批量人参能确保此类药固有的色泽和气味，为理想、简便、有效的方法。它主要适用于新开河参、高丽参、普通红参、西洋参、一般生晒参。

2. 对抗储存法储存蛤蚧

蛤蚧极易受潮发霉虫蛀，蛤蚧尾部是药用的主要成分，尤其要特别注意保护。选用可密封的玻璃、搪瓷容器洗净、干燥，将生石灰用透气性较好的纸包裹好放在容器的四角，上面用草纸覆盖，然后在容器的底部撒一层花椒或吴茱萸（花椒的效果较好）。将干燥的蛤蚧均匀地摆放在上面，如果蛤蚧较多，可摆放几层蛤蚧后再撒层花椒，摆放完后密封容器，置阴凉干燥处储存。

### (四)实训提示

(1)人参在夏季最好储存于冷藏库中，能防虫防霉，并保持色泽不变，但必须注意容器的严密，避免潮气侵入。

(2)人参可储于石灰缸中保存，石灰约占容器的1/4。该法干燥效果较好，但石灰为强碱性干燥剂，储存时间长则易导致人参碎裂，色泽改变，失去香气，使外观和内在质量均受到影响。

(3)蛤蚧除对抗储存外，也可采用密封储存。选用密封塑料袋放入蛤蚧，然后放入小袋包装的吸潮剂和除氧剂进行密封即可。

### (五)工作记录

1. 砂糖包埋法储存人参

| 商品规格 | 数量 | 质量状况 | 盛装容器 | 砂糖用量 | 养护结论 |
|---|---|---|---|---|---|
|  |  |  |  |  |  |
|  |  |  |  |  |  |
|  |  |  |  |  |  |

2. 对抗储存法储存蛤蚧

| 商品规格 | 数量 | 质量状况 | 盛装容器 | 花椒用量 | 养护结论 |
|---|---|---|---|---|---|
|  |  |  |  |  |  |
|  |  |  |  |  |  |
|  |  |  |  |  |  |

### (六)实训思考

1. 当人参储存量较大时，采用什么方法储存才能较好地保证人参的质量？
2. 人参储存时应注意什么问题？
3. 列举一些常见的中药易变品种，并简述其储存方法。

## 目标检测

**一、单项选择题**

1. 下列药材容易风化的是( )。
   A. 冰片                 B. 龙骨
   C. 芒硝                 D. 乳香

2. 下列药材易泛油的是( )。
   A. 苦杏仁             B. 山药
   C. 芒硝                 D. 大黄

3. 下列中药具有升华性的是( )。
   A. 山药                 B. 樟脑
   C. 芒硝                 D. 黄芩

4. 引起中药发生质量变异的内因之一是( )。
   A. 空气                 B. 湿度
   C. 中药含水量        D. 高温

5. 乳香受热易( )。
   A. 泛油                 B. 风化
   C. 潮解                 D. 粘连

6. 要对一批 300 件的中药饮片进行验收, 其取样量为( )。
   A. 取样 5 件
   B. 按 5% 取样
   C. 按 10% 取样
   D. 100 件之内按 5% 取样, 超过 100 件部分按 1% 取样

7. 常用中药饮片的养护技术中不包括( )。
   A. 气调养护法        B. 密封养护法
   C. 冷藏养护法        D. 高温养护法

8. 宜与泽泻同储的是( )。
   A. 丹皮                 B. 细辛
   C. 花椒                 D. 冰片

9. 糖浆剂保管养护的关键是( )。
   A. 防霉败             B. 防沉淀
   C. 防变色             D. 防潮

10. 中药注射剂最易发生的变质现象是( )。
    A. 霉变                 B. 沉淀
    C. 潮解                 D. 挥发

11. 药物受潮后，在适宜温度下造成霉菌滋生和繁殖，在药物表面布满菌丝的现象为
（　　）。

  A. 发霉        B. 潮解

  C. 变色        D. 风化

12. 某些含有结晶水的矿物药，经风吹日晒或过分干燥逐渐失去结晶水成为粉末的现象为
（　　）。

  A. 发霉        B. 潮解

  C. 变色        D. 风化

13. 某些盐类固体药物容易吸收潮湿空气中的水分，表面慢慢溶化成液体状态为（　　）。

  A. 潮解        B. 虫蛀

  C. 变色        D. 风化

14. 某些熔点比较低的固体树脂类或动物胶类药物，受潮、受热后黏结成块的现象为
（　　）。

  A. 发霉        B. 粘连

  C. 变色        D. 风化

15. 一般炮制品的含水量宜控制在（　　）。

  A. 2% ~ 5%      B. 3% ~ 7%

  C. 7% ~ 13%     D. 15% ~ 17%

16. 当气温较高时，含脂肪油多的饮片就容易出现（　　）。

  A. 挥发        B. 泛油

  C. 潮解        D. 粘连

17. 不适合花类药材储存的措施是（　　）。

  A. 阴干        B. 避免重压

  C. 避免火烤或曝晒    D. 硫黄熏仓

18. "哈喇"属于（　　）变异现象。

  A. 潮解        B. 粘连

  C. 腐烂        D. 泛油

19. 中药饮片片剂的验收，异形片不得超过（　　）。

  A. 10%        B. 5%

  C. 15%        D. 20%

20. 凡含挥发油多的药材，切成饮片后干燥温度不能过高，一般应在60℃以下，以免损害
有效成分。应置于阴凉、干燥处储存。下列不属于这类药材的是（　　）。

  A. 薄荷        B. 当归

  C. 知母        D. 川芎

二、多项选择题

1. 下列属于中药材常见的质量变异现象的有(　　)。
   A. 霉变　　　　　　　　　　B. 虫蛀
   C. 泛油　　　　　　　　　　D. 粘连
   E. 变色

2. 影响饮片变质的环境因素是(　　)。
   A. 水分　　　　　　　　　　B. 空气
   C. 温度　　　　　　　　　　D. 日光
   E. 湿度

3. 水丸易发生的变异现象有(　　)。
   A. 霉变　　　　　　　　　　B. 挥发
   C. 虫蛀　　　　　　　　　　D. 松碎
   E. 结皮

4. 中药饮片验收的依据包括(　　)。
   A.《中华人民共和国药典》2020 年版(一部)
   B. 验收人员的经验
   C.《全国中药炮制规范》
   D. 进货合同
   E. 入库凭证上所要求的各项质量条款

5. 中药饮片的入库验收内容包括(　　)。
   A. 包装检查　　　　　　　　B. 标签标识检查
   C. 显微鉴别　　　　　　　　D. 理化鉴别
   E. 含水量测定

6. 中药饮片在储存过程中发生虫蛀、发霉、泛油、变色、变味等变异现象,主要与(　　)自然因素有关。
   A. 空气　　　　　　　　　　B. 日光
   C. 温度　　　　　　　　　　D. 湿度
   E. 微生物

7. 胶囊剂的保管养护方法有(　　)。
   A. 密封　　　　　　　　　　B. 防潮
   C. 防热　　　　　　　　　　D. 冷处
   E. 防重压

8. 易泛油的药材基本的养护措施是(　　)。
   A. 低温法　　　　　　　　　B. 吸潮法
   C. 气调法　　　　　　　　　D. 化学防治法

E. 高温法

9. 预防中药材发霉的方法有(　　)。

A. 低温法　　　　　　　　　　　B. 吸潮法

C. 气调法　　　　　　　　　　　D. 化学防治法

E. 密封法

10. 注射剂的储存方法有(　　)。

A. 避光　　　　　　　　　　　　B. 防沉淀

C. 防冻结　　　　　　　　　　　D. 防吸潮

E. 防高热

**三、简答题**

1. 说出中药常见的质量变异现象。

2. 微波干燥灭虫的优点有哪些?

3. 丸剂应如何储存养护?

4. 软膏剂在储存中应注意哪些问题?

5. 说出栓剂的质量变异现象及其原因。

# 项目八  常见剂型的储存与养护

### 学习目标

熟悉药品的概念；

熟悉药品的分类；

熟悉常见剂型药品的储存与养护。

本项目主要阐述现代药品不同剂型、不同种类的储存与养护。教学目的是为了让学生了解不同剂型药品的验收入库及质量检测方法；熟悉不同剂型药品的变异现象及产生的原因。掌握其储存与养护方法，能够防止或延缓药品的质量变异，做到安全储存、科学养护、合格出库，保证药品的质量安全、可靠、有效。

## 任务一  药品分类

药品的分类是从不同的角度进行的，以便于对其进行储存、养护、运输等操作。

### (一)按照药品的来源分类

1. 动物性药

动物性药是利用动物的全体或者部分脏器或其分泌物、排泄物直接制成的药物，如全蝎等。

2. 植物性药

植物性药是利用植物的各部分，例如，皮、根、茎、花、叶、果实等制成的药品或者提取植物药用部位中有效成分的药物，如人参、阿胶、芦丁等。

3. 矿物药

矿物药是直接利用矿物或经过加工而制成的药物，如硫黄、硼砂等。

4. 抗生素

抗生素是利用生物(包括微生物、植物和动物)在其生命活动过程中所产生的(或其他方法获得的)有机物制成的药物，如青霉素、链霉素等；或利用上述有机物进行人工合成制得的半合成抗生素，如利福平等。

5. 生物药

生物药是根据免疫学原理用微生物(细菌、病毒等)、微生物和动物的毒素、人和动物的血液及组织等制成的药物，如疫苗、人体白蛋白等。

6. 人工合成药

人工合成药是利用化学方法合成的药物，如阿司匹林。

**(二)按照药物剂型分类**

按剂型分类能在一定程度上反映出药品的外观形态、给药途径、制备方法及储存养护要求等。药品剂型主要有片剂、注射剂、胶囊剂、丸剂和滴丸剂、膜剂、液体制剂、软膏剂、颗粒剂、栓剂、气雾剂、控释剂等。

**(三)按照处方药和非处方药分类**

1. 处方药

处方药简称 Rx 药，是指必须凭执业医师或执业助理医师处方，才可调配、购买和使用的药品。

2. 非处方药

非处方药简称 OTC 药品，是指不需要凭执业医师或执业助理医师处方，消费者可自行判断、购买和使用的药品，消费者按照药品标签和说明书就可自行使用。

根据药品的安全性，非处方药分为甲、乙两类。

**(四)按照国家基本药物和非国家基本药物分类**

1975 年，WHO 在第 28 届世界卫生大会首次提出国家基本药物，随后又出版了《制定国家药物政策的指导原则》及《基本药物目录》。我国自 1992 年起结合医疗保险制度的改革，开展制定国家基本药物的工作。

1. 国家基本药物

国家基本药物指从我国临床应用的各类药物中通过科学评价，筛选出来的具有代表性的药物。《国家基本药物目录》原则上每三年调整一次。

2. 非国家基本药物

非国家基本药物指未列入《国家基本药物目录》的品种，国家仍允许继续发展、继续生产使用，国家鼓励创制新药。

**(五)按照传统药和现代药分类**

《中华人民共和国药品管理法》规定："国家发展现代药和传统药，充分发挥其在预防、治疗和保健中的作用。"

**1. 传统药**

传统药又称民族药，是指按照传统医药学理论指导用于疾病预防、治疗的物质，包括中药、蒙药、藏药、维药等。其主要来源是天然药物及其加工品，包括植物药、动物药、矿物药等。

**2. 现代药**

一般指在现代医学理论指导下用于预防、治疗、诊断疾病的物质，也称为西药。现代药是从 19 世纪发展起来的，是用现代医学、药学理论方法和化学技术、生物技术等现代科学技术手段发现或获得的。根据来源不同，现代药通常分为化学药品、抗菌药物、生物制品和生化药品，如阿司匹林、青霉素、尿激酶、干扰素等。

### (六)按照药品管理的特殊性分类

药品按特殊性可分为特殊管理药品和普通药品。

**1. 特殊管理药品**

《药品管理法》规定，国家对麻醉药品、精神药品、医疗用毒性药品、放射性药品实行特殊管理。

(1)毒性药品：指的是毒性剧烈、治疗量与中毒量相近，使用不当会导致人中毒或者死亡的药品。

(2)麻醉药品：指的是连续使用可以使躯体产生依赖性和精神产生依赖性的药品、药用原植物或者物质。经营麻醉药品的全国性批发企业必须经过国家食品药品监督管理部门批准；区域性批发企业，必须经过省、自治区、直辖市食品药品监督管理部门批准；麻醉药品不准零售，有麻醉药品需求的生产企业的年度需求计划必须上报国家食品药品监督管理部门审批备案。

(3)放射性药品：是指用于临床诊断或者治疗的放射性核素制剂或者其标记化合物。放射性药品含有的放射性核素能放射出射线，凡在分子内或制剂内含有放射性核素的药品都称为放射性药品。

(4)精神药品：是指作用于中枢神经系统使之兴奋或者抑制，不合理使用或者滥用可以产生药物依赖性的药品或者物质，包括兴奋剂、致幻剂、镇静催眠剂等。分为第一类精神药品和第二类精神药品。经营第一类精神药品的全国性批发企业，必须经国家食品药品监督管理部门批准，区域性批发企业，必须经省、自治区、直辖市食品药品监督管理部门批准。专门从事第二类精神药品批发的企业，必须经省、自治区、直辖市食品药品监督管理部门批准，全国性和区域性批发企业可以从事第二类精神药品的批发。第一类精神药品不准零售，第二类精神药品可在批准的药品零售连锁企业凭医疗机构处方销售。

2. 普通药品

普通药品又称普药，指在临床上已经广泛使用或使用多年的常规药。普药一般毒性较小、不良反应较少、安全范围较大、技术含量低，市场上有多家企业生产销售，产品进入市场比较容易，价格较低，临床上已经形成固定的用药习惯。

### (七)基本医疗保险药品

基本医疗保险国家药品目录将药品分为三类：

(1)甲类药品，可以全部进入医保报销范围，按医保比例报销。

(2)乙类药品，用此类药需个人先按一定的比例承担部分费用后，剩余部分进入医保报销范围，按医保比例报销。

(3)丙类药品，这部分的药是不报销的，全部由个人承担。

甲类药品是指全国基本统一的、能保证临床治疗基本需要的药品。这类药品的费用纳入基本医疗保险基金给付范围，并按基本医疗保险的给付标准支付费用。乙类药品是指基本医疗保险基金有部分能力支付费用的药品，这类药品先由个人支付一定比例的费用后，再纳入基本医疗保险基金给付范围，并按基本医疗保险给付标准支付费用。

不能纳入基本医疗保险用药范围的药品有：起滋补作用的药品；部分可以入药的动物或动物脏器；干(水)果类；用中药材和中药饮片泡制的各类酒制剂；各类药品中的果味制剂、口服泡腾剂；血液制品、蛋白类制品(特殊适应证与急救、抢救除外)；劳动和社会保障部门规定基本医疗保险基金不予支付的其他药品。

# 任务二 不同剂型的储存与养护方法

## 一、注射剂

### (一)注射剂的验收和质量检测

1. 注射剂的验收

1)包装

检查安瓿是否有漏气、爆裂的现象；圆柱形瓶装注射剂，应检查其瓶盖、瓶塞密封是否严密、有无松动；大输液、代血浆等大体积的水溶液注射剂，应检查其铝盖、瓶塞密封是否严密、瓶壁是否出现裂纹等。

2) 可见异物

应按照《中华人民共和国药典》(2020版)的规定，采用灯检法对注射剂内容物中有无可见异物进行检验、判断。

3) 内容物性状

注射剂在储存、运输过程中可能会发生澄明度变化。因此，在注射剂入库验收时，一般应按照《中华人民共和国药典》的规定，在黑色背景、照度1000lx的伞棚下、眼睛水平检视注射剂的澄明度。

检查液体注射剂的内容物有无变色、颜色深浅不一、絮状物或悬浮物、白点、白块、结晶等现象，对于析出结晶的，还应检查其在加温后是否消失、是否澄清；检查粉末型注射剂，应注意检查其粉末内容物有无色泽不一、变色、粘连、溶(熔)化、结块等现象。

2. 注射剂的质量检测

注射剂除按照《中华人民共和国药典》品种项下规定的检验项目外，还应检查"装量"或"装量差异""可见异物"和"无菌"。

静脉用注射剂应加查"热原"或"细菌内毒素"；溶液型静脉用注射液、溶液型静脉注射用粉末及注射用浓溶液应加查"不溶性微粒"；静脉输液及插管注射用注射液应加查"渗透压摩尔浓度"。

1) "装量"检查法

本法适用于50mL和50mL以下的单剂量注射液的装量检查。目的在于保证单剂量注射液的注射用量不少于标示量，以达到临床用药剂量要求；标示装量为50mL以上的注射液和注射用浓溶液，按最低装量检查法标准操作规范检查，应符合规定；凡规定检查含量均匀度的注射液(如噻替哌注射液)，可不进行"装量"检查。

(1)仪器与用具：注射器及注射针头，量筒(量入型)。

(2)操作方法：

①按下表规定取用量抽取供试品。

②取供试品，擦净瓶外壁，轻弹瓶颈部使液体全部下落，小心开启，将每支内容物分别用相应体积的干燥注射器(包括注射器针头)抽尽，注入预经标化的量筒内，在室温下检视，读出每支装量。

③如供试品为油溶液或混悬液时，检查前应先微温摇匀，立即按步骤②方法

操作，并冷至室温后检视。

| 标式装量 | 供试品取用量/支 |
| --- | --- |
| 2mL 或 2mL 以下 | 5 |
| 2mL 以上至 50mL | 3 |

（3）结果与判定：每支注射液的装量不得少于其标示装量；如有少于其标示装量者，即判为不符合规定。

2）可见异物检查法

除另有规定外，溶液型注射液、溶液注射用无菌粉末及注射用浓溶液均按照可见异物检查法标准操作规范检查，应符合规定。

3）无菌检查法

按照无菌检查法标准操作规范检查，应符合规定。

4）热原或细菌内霉素检查法

除另有规定外，静脉用注射剂按该品种项下的规定，按照热原或细菌内毒素检查法标准操作规范检查，应符合规定。

5）不溶性微粒检查法

除另有规定外，溶液型静脉用注射液、注射用无菌粉末及注射用浓溶液，按照不溶性微粒检查法标准操作规范检查，应符合规定。

**（二）注射剂的储运与养护方法**

注射剂在储运过程中的稳定性除与本身的理化性质、生产工艺和包装有关外，储存条件和保管方法也是影响稳定性的重要因素，主要表现在以下几个方面：

（1）温湿度：不同的注射剂储存温度不一样，但必须按照药品包装标签说明书上标示的温度进行储存。有的储存在普通冷库（2～8℃），如注射用胸腺素类、胰岛素、脏器或酶类注射剂、生物制品等；有的储存在阴凉库或常温库，如氯化钠注射液、葡萄糖注射液、蛋白同化激素等；有的储存在冷冻库（-20℃以下），如脊髓灰质炎减毒活疫苗长期储存时，应储存在冷冻库中才能保证 2 年有效期内性质稳定。

注射剂仓库的相对湿度一般是35%～75%。

（2）避光：注射剂应按照药典或药品包装上规定的条件采取遮光措施，以防紫外线照射而发生变色、变质、产生沉淀等。油溶性注射剂的溶剂是植物油，含有不饱和脂肪酸，因日光、空气或高温的影响发生变色，进而发生氧化酸败，所以储存中应避光、避热。

（3）防冻：药物受冻后可能因为容器破裂被污染或药品本身发生质变，所以水溶液注射剂在冬季注意防冻，库房温度一般保持在0℃以上。20%~50%葡萄糖注射液由于浓度较大，冰点温度较低，在-13~-11℃才发生冻结，库房温度可以适当降低。

（4）防潮：小瓶装注射用粉针剂的封口是橡胶塞外轧铝盖再烫蜡，不能保证完全不漏气，仍可能受潮变质。尤其是在储运过程中骤冷骤热，使瓶内的空气骤然膨胀或收缩，致使外界潮湿空气进入瓶内，药品发生变色、结块，从而变质，所以在储存中应注意防潮。

（5）储存时间：钙、钠类的注射液如氯化钠、乳酸钠、柠檬酸钠、水杨酸钠、碘化钙、溴化钙、葡萄糖酸钙等注射液，在储存过程中可能侵蚀玻璃，使安瓿发生脱片或浑浊。所以，这类注射液在保管时注意"先产先出"，不宜久储，并加强澄明度检查。

### （三）注射剂养护实例

1. 尼莫地平注射液（Nimodipine Injection）

【成分】

本品主要成分为尼莫地平。

【性状】

本品为几乎无色的澄明液体。

【类别】

钙通道阻滞药。并有抑制血小板聚集、抗血栓形成的作用。防蜘蛛网膜干腔出血引起的脑血管痉挛及缺血性脑血管疾病。

【稳定性】

（1）本品中的主要成分尼莫地平遇光易变质，因此应避光储存；

（2）其溶媒为乙醇，不易冻结，因此，无须防冻；

（3）本品多为胶塞铝盖包装，易吸潮，长时间倒置可能导致污染变质。因此，应注意防潮，不得倒置。

【储存与养护】

（1）本品应遮光、密封储存。从包装箱中取出尼莫地平注射液后，应保存在25℃以下，并避免日光直射；

（2）注意防潮，不得倒置；注意"效期"的规定及"先产先出，近期先出"。

2. 碳酸氢钠注射液(Sodium Bicarbonate Injection)

【成分】

本品为碳酸氢钠的灭菌水溶液。含碳酸氢钠应为标示量的95.0%～105.0%。

【性状】

本品为无色的澄明液体。

【类别】

抗酸药。可用于治疗代谢性酸中毒、碱化尿液，作为制酸药，治疗胃酸过多引起的症状等。

【稳定性】

(1)本品为水溶媒的注射剂，温度过低时，易冻结，因此，应注意防冻；

(2)本品主要成分碳酸氢钠遇光、受热易分解、变质，因此，应注意避光、防热储存；

(3)本品多为胶塞铝盖包装，易吸潮，长时间倒置可能导致污染变质，因此，应注意防潮，不得倒置。

【储存与养护】

(1)本品应避光密闭储存于干燥处，注意防冻、防热，不得倒置；

(2)注意"效期"的规定及"先产先出，近期先出"。

## 二、片剂

### (一)片剂的验收和质量检测

1. 片剂的验收

1)包装

检查药品的包装是否完整，包装封闭是否严密，是否出现遗漏、破损、松散等情况。检查外包装上的药品名称、生产批号、包装数量、药品规格等是否与包装内的药品相符合。

2)虫蛀、异臭

检查含有生物化学、蛋白质类、动物脏器类成分是否出现异臭、虫蛀等现象。

3)形状

对于一般片剂，应注意检查是否出现变色、粘瓶、霉变、松片、裂片、异物斑点等现象。对于包衣类的片剂，除检查上述现象外，还应注意检查其是否出现褪色、龟裂、粘连、溶(熔)化、光泽改变等现象；对于主药性质不稳、易氧化变质的包衣片，还应注意观察片心有无变色和花斑。

4）装量差异

对于贵重药品，应抽样其包装内的装量差异是否符合规定。

5）注意事项

（1）开封检查片剂时，应使用干燥、清洁的药匙取药，不能用手抓取。

（2）取出的药片应铺于白纸或干燥、清洁的白瓷盘内，肉眼逐片检验。

（3）检查时间不宜过长，以免影响片剂的质量。

（4）检验合格后的片剂应及时装回原容器，并重新密封或贴标签。

2. 片剂的质量检测

片剂的质量要求除外观应完整光洁、色泽均匀、有适宜的硬度和耐磨性，以及药典品种项下规定的检验项目外，还应检查重量差异和崩解时限。

（1）仪器与用具：分析天平，扁形称量瓶，弯头或平头手术镊。

（2）操作方法：

①取空称量瓶，精密称定重量；再取供试品 20 片，置此称量瓶中，精密称定。两次称量值之差即为 20 片供试品的总重量，除以 20，得平均片重。

②从已称定总重量的 20 片供试品中，依次用镊子取出 1 片，分别精密称定重量，得各片重量。

（3）结果与判定：每片重量与平均片重相比较，超出重量差异限度的药片多于 2 片；或超出重量差异限度的药片虽不多于 2 片，但其中 1 片超出限度 1 倍的；均判为不符合规定。

3. 崩解时限检查法

各类片剂（包括口服普通片、薄膜衣片、糖衣片、肠溶片、泡腾片、含片、舌下片及可溶片），除另有规定外，照崩解时限检查法标准操作规范检查，应符合规定。

凡规定检查溶出度、释放度或融变时限或分散均匀性的片剂以及咀嚼片，不再进行崩解时限检查。

4. 融变时限检查法

除另有规定外，阴道片按照融变时限检查法检查，应符合规定。

**（二）片剂的储存养护**

一般而言，片剂应密封储存，防止受潮、霉变、变质。储存片剂的仓库，相对湿度以 60% ~70% 为宜。梅雨季节或在南方潮热地区，相对湿度超过 80% 时，应注意采取防潮、防热的措施。

片剂种类较多，不同种类的药品应注意采取不同的储存养护措施。

**1. 包衣片(糖衣片、肠溶衣片)的储存养护**

该类片剂较普通片剂而言，更易吸潮，在吸潮、受热后，容易出现包衣褪色、失去光泽、粘连、溶(熔)化等现象，甚至出现霉变、膨胀、脱壳等现象。因此，这类片剂应注意防潮、防热，应将其密闭储存于干燥、阴凉处。

**2. 含片的储存养护**

含片在吸潮、受热后较普通片剂而言更易出现粘连、溶(熔)化、霉变等现象。因此，此类片剂应密封储存于干燥、阴凉处。

**3. 含生药、脏器或蛋白质类药品的片剂的储存养护、**

这类片剂(如健胃片、甲状腺片、酵母片等)，容易因吸潮而出现松散、霉变、虫蛀现象。因此，这类片剂应注意密封储存于干燥处。

**4. 主药对光敏感的片剂的储存养护**

主药对光敏感的片剂(如磺胺类片剂)遇光易分解、变质。因此，这类片剂应盛放于遮光容器内(如棕色瓶)，并注意避光保存。

**5. 含有易挥发性药物的片剂的储存养护**

这类片剂在受热后，其所含易挥发性的药物容易挥散，导致有效成分含量降低，从而影响药品的效用，因此，这类药品应注意密封、防热储存于阴凉处。

 **知识拓展**

### 片剂的质量验收

外观检查：大小一致，色泽均匀，无斑点、异物、麻面、粘连、发霉、结晶、飞边毛边、裂片松片，无虫蛀、异臭等。

包装检查：包装完好、装量准确，封口严密，名称、批号、数量等相符，印字清晰端正。

其他检查：重量差异检查，崩解时限检查，硬度检查，溶出度、释放度检查，含量均匀度检查，微生物限度检查，包衣片还需做片心检查。

### (三)片剂的储存与养护实例

1. 氯雷他定片(Loratadine Tablets)

【成分】

本品每片含氯雷他定10mg，辅料为淀粉、蔗糖、碳酸氢钙、羧甲淀粉钠、硬脂酸镁。

【性状】

本品为白色或类白色片剂。

【类别】

抗变态反应用药。

【稳定性】

本品中的氯雷他定、淀粉、蔗糖、羧甲淀粉钠易吸潮变质，碳酸氢钙易吸潮，遇光、受热或与空气中的二氧化碳接触易变质，从而影响药品质量。因此，本品应注意防潮、避光、密封。

【储存与养护】

密闭、避光储存于阴凉干燥处。

2. 复方对乙酰氨基酚片（Ⅱ）（Compound Paracetamol Tablets）（Ⅱ）

【成分】

本品为复方制剂，每片含对乙酰氨基酚 250mg、异丙安替比林 150mg、无水咖啡因 50mg。辅料为低取代羟丙纤维素、二氧化硅、硬脂酸镁、聚维酮、交联羧甲纤维素钠、淀粉、羟丙甲纤维素。

【性状】

本品为白色片剂。

【类别】

解热镇痛类药。用于发热、头痛、关节痛等。

【稳定性】

(1)本品主要成分对乙酰氨基酚易吸潮、氧化而变质、变色。因此，应注意避光、密封储存；

(2)本品含有的咖啡因、淀粉、聚维酮、羟丙甲纤维素等成分易吸潮。因此，应注意防潮。

【储存与养护】

遮光、密闭储存于干燥处。

## 三、胶囊剂

### (一)胶囊剂的验收和质量检测

1. 胶囊剂的验收

1)形状

检查胶囊大小、粗细是否均匀；外壁是否光洁，有无松散、发黏、软化、膨胀、发硬、开裂、异物黏着等现象；囊壁(尤其是含有生药、生物脏器、蛋白质等成分的胶囊剂壁面)有无虫眼或砂眼等质变现象。

2)颜色

检查囊壁色泽是否均匀，有无浑浊、褪色、变色、色斑等现象。

3)有无漏夜、漏粉

检查软胶囊壁面有无囊液溢漏、表面是否发黏；检查软胶囊壁面或轻敲容器，查看壁面和容器底部是否出现有囊内填充的细粉，如有则为漏粉。

4)装量差异

对于贵重药品胶囊剂，还应抽验其装量差异是否符合规定。

2. 胶囊剂的质量检测

胶囊剂的质量要求，除外观应整洁，不得有粘连、变形、渗漏或囊壳破裂现象，还应无异臭，以及药典品种项下规定的检验项目外，还应检查装量差异和崩解时限(或溶出度、释放度)。

1)装量差异检查法

本法适用于胶囊剂的装量差异检查，目的在于控制各粒装量的一致性，保证用药剂量的准确。

仪器与用具：分析天平，扁形称量瓶，小毛刷，剪刀或刀片，弯头或平头手术镊。

2)操作方法

(1)软胶囊：取供试品20粒，分别精密称定每粒重量后，依次放置于固定位置；分别用剪刀或刀片划破胶囊壳，倾出内容物(不得损失囊壳)，用乙醚等易挥发性溶剂洗净，置通风处使溶剂自然挥发尽，再依次精密称定每一囊壳重量，即可求出每粒内容物的装量和平均装量。

(2)硬胶囊：取供试品20粒，分别精密称定每粒重量后，取开囊帽，倾出内容物(不得损失囊壳)，用小毛刷或其他适宜用具将囊壳(包括囊体和囊帽)内外拭净，并依次精密称定每一囊壳重量，即可求出每粒内容物的装量和平均装量。

3)结果与判定

每粒装量与平均装量相比较，超出装量差异限度的胶囊多于2粒；或超出装量差异限度的胶囊虽不多于2粒，但有1粒超出限度的1倍；均判为不符合规定。

4)崩解时限检查法

除另有规定外，按照崩解时限检查法标准操作规范检查，应符合规定；但对于规定检查溶出度或释放度的胶囊剂，可不进行崩解时限的检查。

## (二)胶囊剂的储存养护

一般而言，胶囊剂的储存与养护应以防潮、防热为主，可密封储存于玻璃容器内，存放于干燥、阴凉处或在瓶内放入少量无水氯化钙等干燥剂防潮。温度不得高于30℃，相对湿度应保持在70%左右，防止受潮、霉变。若遇胶囊剂轻微受潮而未变质时，可在容器内放入少量无水氯化钙等干燥剂吸潮。胶囊剂不宜久储，1年左右应检查一次其溶出度。

不同的胶囊剂所含的主药不同，因此，在进行胶囊剂的储存与养护时，应结合考虑各种主药的特性。

### 1. 对光敏感的胶囊剂的储存与养护

对光敏感的胶囊剂，应注意避光储存于干燥阴凉处，防止主药遇光变质，影响药品质量。

### 2. 含有生药、生物脏器、蛋白质等成分的胶囊剂的储存与养护

含有生药、生物脏器、蛋白质等成分的胶囊剂，如力勃隆胶囊、复方胚宝胶囊、蜂王浆胶囊等，吸潮、受热后易霉变、生虫、发臭，较之普通胶囊剂，更应注意密封、防潮、防热，应将其储存于干燥阴凉处。

### 3. 抗生素类胶囊剂的储存与养护

苯唑青霉素钠胶囊、乙氧萘青霉素钠胶囊等抗菌类药品，在吸潮、受热后易导致效价下降、毒性增加。因此，应特别注意密封于干燥凉暗处保存。另外，抗菌素类胶囊一般都有"效期"规定，应按照"先产先出，近期先出"的原则出库。

 知识拓展

### 胶囊剂的质量验收

外观检查：整洁，大小一致，无异臭，无黏结、变形、渗漏或囊壳破裂等现象，囊壳无变质，无霉变、生虫等。

包装检查：包装等检查应符合要求。

其他检查：装量差异检查，崩解时限检查。

## (三)胶囊剂的储存与养护实例

### 1. 诺氟沙星胶囊(Norfloxacin Capsules)

【成分】

本品主要成分为诺氟沙星。

【性状】

本品内容物为白色至淡黄色颗粒或粉末，无臭，味微苦。

【储存与养护】

遮光、密封储存于干燥阴凉处。同时，应注意检查其生产日期和有效期。

2. 维生素 E 软胶囊(Vitamin E Soft Capsules)

【成分】

本品主要成分是维生素 E。

【性状】

本品为淡黄色透明胶丸，其内容物为淡黄色至黄色的油状液体。

【类别】

维生素类药物。补充维生素 E。

【稳定性】

本品内容物维生素 E 为脂溶性油状液体，对热不敏感，对氧敏感。因此，应密封隔离空气储存；同时，本品为软胶囊剂，受热、吸潮后易发生粘连、膨胀甚至溢漏、变质。因此，应注意防热、防潮。

【储存与养护】

密封、避光储存于阴凉干燥处。

## 四、水剂类

### (一)水剂的验收和质量检测

1. 封口检查

检查封口是否严密，容器有无破损，是否有渗漏。

2. 药液检查

检查药液内是否有杂质、异物，是否浑浊、沉淀、变色，有无异味、异臭、霉变现象。

3. 装量检查

检查装量是否准确无误。

4. 标签检查

检查所贴标签是否符合规定。

### (二)各种剂型的检查项目

1. 溶液剂、芳香水剂

溶液应澄明、不浑浊、无沉淀，没有杂质、异物；不得有变色、异臭、酸败、霉变等不良现象。

**2. 混悬剂**

检查颗粒大小是否符合要求，是否均匀一致、下沉缓慢，振摇后能否均匀分散，有无结块现象；不得有变色、异味、酸败、霉变等现象。

**3. 乳剂**

检查有无酸败、异臭、异味、分层等现象；若有分层，振摇后能否再次均匀混合。

**4. 合剂**

溶液型合剂应检查是否澄清，无变色、沉淀、结晶、颗粒和异物；混悬型合剂应先进行扶摇，看能否混悬均匀，数分钟后有无分层现象；胶体型合剂应无凝聚、结块等现象。

**5. 滴眼剂、滴鼻剂和滴耳剂**

一般按注射剂的检查方法做可见异物的检查，溶液应澄明，不得有结晶、较大絮状物沉淀、色块、玻璃屑等异物，色泽应均匀一致，不得有变色、异味异臭、霉变等不良现象。如包装容器不易用目检视时，可抽样转至透明洁净容器中检查(注意：检查后的样品不能再装入容器中使用)。混悬型滴眼液应做可见异物的检查，不得检出色块、纤维等异物。

总之，水剂类的检查验收一般采用肉眼观察的方法，非必要时不宜开启瓶盖。若检查时必须开启瓶盖，检查后须立即固封，以防污染。装量检查一般采取与同规格、包装相同的药品进行比较，若有疑问，再抽样转至洁净量筒中测量。滴眼剂系无菌制剂，不做装量检查，验收时不能破坏其包装的完整，要注意清洁卫生，防止细菌等微生物污染。

**(三)水剂的储存与养护**

(1)温湿度 水剂一般均储存于常温库(0~30℃)；对湿度没有严格的要求，但仍以35%~75%为标准。芳香水剂在高温下芳香成分挥发，冰冻使挥发性成分游离；乳剂在高温下分层，低温下析出结晶。

(2)防冻 水剂在低温下易发生冻结，因此在冬季要注意防冻。

(3)防霉 水剂类溶剂为水，防腐性差，不稳定，易变质，有时还会变色、变味、沉淀、分层、挥发、分解等，所以要防霉，严防污染。尤其滴眼剂是无菌包装，在储运中更要注意防霉。

(4)防撞击。很多水剂类药品是用玻璃容器盛装，碰撞易碎，所以在搬运过程中注意外包装上的运输指示性标志，轻拿轻放，以免破裂受损。

（5）避光。芳香水剂的主要成分是挥发性油，溶剂是水，防腐性和稳定性都很差，光和空气均可影响其质量，使光化降解、霉败变味或滋生微生物。因此，必须密封保存，并避光放在凉处，冬季防冻。

（6）时间。由于水剂稳定性较差，在储运中注意有效期，掌握"先进先出、近期先用"的原则，以防过期失效。

### （四）水剂储存养护实例

1. 复方甘草合剂

【规格】

每100mL内含甘草流浸膏12mL，酒石酸锑钾0.024g，复方樟脑酊12mL，甘油12mL。

【性状】

棕色或棕黑色液体，稍具甜味。

【稳定性】

①本品久存后可能发生少量沉淀，低温时更易发生，一般不影响使用，可摇匀后服用。②本品组分复方樟脑酊中含有阿片酊，而主要生物碱吗啡遇空气、光易分解变质，久存后含量下降。③遇低温易冻结，解冻后产生大量沉淀，温暖后沉淀大量消失，一般不影响质量。

【类别】

镇咳、祛痰药。

【储存方法】

①放于遮光容器中，密闭、避光保存；注意防冻。②不宜久储。

2. 氯霉素滴眼液

【规格】

含量0.25%。

【性状】

无色澄明液体。

【稳定性】

本品性质不稳定，主要易水解，遇光、热或久储后分解、降价失效。

【类别】

抗生素类药。

【储存方法】

塑料滴眼瓶应熔封，遮光密闭保存。

3. 牙痛水

【规格】

每 100mL 内含樟脑 15g，丁香粉 1.5g，水合氯醛 10g，乙醇（95%）适量。

【性状】

无色或微黄色液体，有樟脑特臭。

【稳定性】

本品所含成分具有挥发性，水合氯醛遇热或久储后易分解。

【类别】

牙痛止痛药。

【储存方法】

①密封、避光、阴凉处保存。②检查有无挥发、漏渗现象，注意封口是否严密。③乙醇含量高，不必防冻。

【储存方法】

密封、防冻保存。如有酸败或溶液中产生网状霉块则不能再供药用。

# 五、散剂与颗粒剂

## (一)散剂的验收和质量检测

1. 散剂的验收

1）包装

检查药品的包装是否完整，是否出现有浸润、遗漏的痕迹。

2）气味

检查包装内的药品是否出现异味或异臭。

3）性状

检查包装内的药品是否出现结块，形成其他异状。

4）颜色

对散剂进行加样检查时，取适量药品，平铺于白纸或洁白瓷盘上，在光线充足的地方，以肉眼观察药品是否出现色点、色泽不均匀、变色、其他异物、虫蛀等现象。

5）装量差异

按照《中华人民共和国药典》(2020 版)抽查药品的装量差异是否符合要求。

6)分类检查

内服散剂和外用散剂应分开检查。内服散剂在按照上述几点进行检查时，没有特殊情况，尽量避免拆封药品，以免影响销售；外用散剂一般也不做开包检查，除非出现包装不够完整、不够清洁或出现质量疑点等情况。

2. 散剂的质量检测

散剂的质量要求除应干燥、疏松或混合均匀、色泽一致，以及品种项下规定的检验项目外，还应检查外观均匀度、干燥失重或装量以及无菌或微生物限度。局部用的散剂还应检查粒度。

1)外观均匀度检查法

本法适用于散剂的外观均匀度检查，目的在于控制散剂在生产中混合不匀、色泽不一致的情况，以免影响质量。

(1)仪器与用具：光滑纸，短尺20cm，玻板10cm×10cm。

(2)操作方法：取供试品适量(0.2～0.5g)，置光滑纸上，平铺5cm²，用玻板将其表面压平；将表面压平的供试品移至亮处观察。

(3)结果与判定：供试品呈现均匀的色泽，无花纹与色斑，判为符合规定。

2)干燥失重检查法

本法适用于散剂的干燥失重检查，目的在于控制散剂在生产中或储存期间吸收水分，以保证其干燥、疏松的外观形状及其稳定性。

(1)仪器与用具：分析天平，扁形称量瓶，烘箱，干燥器。

(2)操作方法：

①取扁形称量瓶置105℃干燥至恒重；

②取供试品，均匀混合，分取约1g或该品种项下规定的重量，平铺于已干燥至恒重的称量瓶中(平铺厚度不超过5mm，如为疏松物质，厚度不超过10mm)，精密称定；

③在105℃进行干燥(首次干燥2～3h，以后每次干燥1h)，干燥时应将称量瓶盖取下，置于称量瓶旁，或将瓶盖半开，取出时须将瓶盖盖好；

④干燥后取出称量瓶，置于干燥器中，放冷至室温(约需30～60min)，精密称定重量；

⑤重复步骤③和④的方法操作，直至恒重(连续两次干燥后的重量差异在0.3mg以下)。

(3)结果与判定：减湿重量未超过2.0%，判为符合规定。

3）微生物限度检查法

按照微生物限度检查法标准操作规范检查，应符合规定。

 **知识拓展**

颗粒剂的质量验收

外观检查：干燥，颗粒均匀，色泽一致，大小符合要求。

包装检查：包装等检查符合要求。

其他检查：粒度检查，干燥失重检查，溶化性检查，装量差异检查，装量检查。

## （二）散剂颗粒剂的储存养护

1. 散剂的储存与养护

1）纸质包装的散剂

纸质包装易吸潮、破裂，易被虫蛀、鼠咬。因此，对于纸质包装的散剂，应严格注意防潮，避免重压和撞击。同时，应注意防虫、防鼠。

2）塑料薄膜包装的散剂

塑料薄膜包装的散剂比纸质包装的散剂较为稳定，但仍应注意防潮。储存时间不宜过长，尤其是在潮湿、炎热地区。

3）易吸附和有特殊臭味的散剂

对于易吸附和有特殊臭味的散剂，应将其分开隔离储存，防止串味。

4）易挥发的散剂

对于易挥发的散剂，应注意其储存温度和湿度。因此，应将其密封储存于干燥阴凉处。

5）易吸潮、易变质的散剂

对于易吸潮、易变质的散剂，应注意防潮、防霉变、防虫蛀。因此，应密封储存于干燥处，并重点检查其储存情况；贵重药品散剂应密封储存于容器内，加入吸潮剂。同时，应对其进行定期检查和更换吸潮剂。

6）遇光易变质的散剂

对于遇光易变质的散剂，应防止阳光直射，在密封、遮光、干燥处储存。

7）含结晶水的散剂

因其含有结晶水，为防止失去结晶水，这类散剂的储存应注意其库房的相对湿度。

8）不同种类的散剂

内服散剂和外用散剂应分开储存；特殊药品散剂应专柜或专库储存于密闭容器，必要时加入吸潮剂。

2. 颗粒剂的储存与养护

颗粒剂系指将药物与适宜的辅料制成具有一定粒度的干燥颗粒状制剂。

颗粒剂与散剂一样，比表面积较大，吸湿性和风化性都比较显著，极易发生潮解、结块、变色、分解、霉变等质变现象，严重影响药品质量和用药的安全性。因此，颗粒剂的储存与散剂类似，应密封置干燥处储存，防止受潮。

### （三）散剂颗粒剂的储存与养护实例

1. 达克宁胶剂（硝酸咪康唑散）（Miconazole Nitrate Powder）

【成分】

本品每克含主要成分硝酸咪康唑20mg，辅料为滑石粉、微粉硅胶和氧化锌。

【性状】

本品为白色粉末。

【类别】

抗真菌药。皮肤科用药，主要用于真菌和酵母菌引起的指（趾）间癣与腹股沟癣、尿布疹。

【稳定性】

（1）本品中的主要成分硝酸咪康唑为结晶性粉末，易吸潮，对光、热不敏感；

（2）滑石粉吸附性强，易吸潮；

（3）氧化锌能与空气中的二氧化碳反应。在正常压力下易升华，遇氧化剂（如氧气）易变质。因此，应注意密封储存、隔离空气。

【储存与养护】

密封储存于阴凉、通风处；应注意与氧化剂分开存放。

2. 抗病毒颗粒

【成分】

主要成分为板蓝根、忍冬藤、山豆根、川射干、鱼腥草、重楼、贯众、白芷、青蒿。辅料为甘露醇、环拉酸钠。

【性状】

本品为棕褐色颗粒，味甜、略苦。

【类别】

清热解毒，用于病毒性感冒。

【稳定性】

本品中的药物成分性质较为稳定，环拉酸钠易吸潮。因此，需注意密封、防潮储存。

【储存与养护】

密封储存于干燥处。

## 六、半固体制剂

### (一)半固体制剂的验收和质量检测

1. 半固体制剂的验收

1)包装的检查

检查包装容器是否严密，运输过程中有无因碰撞、挤压出现破损、漏药现象；检查包装上的标签、说明书和产品合格证、质检报告单等是否符合相关规定。

2)外观检查

检查软膏剂是否均匀、细腻，有无酸败异臭、色泽改变、流油发硬、异物产生、变色、霉变等现象。

3)装量检查

用目视对比法检查装量是否符合规定。

2. 软膏剂、乳膏剂、糊剂的质量检测

软膏剂、乳膏剂、糊剂除按照药典品种项下规定的检验项目外，还应检查粒度、装量、无菌和微生物限度。

1)粒度检查法

本法系根据粒度和粒度分布测定法制定，适用于混悬型软膏剂的粒度检查。软膏剂中所含药物如不溶于基质，在生产过程中应预先研成细粉，使均匀分散于基质中制成混悬型软膏剂。因药物的颗粒过大，会影响其释放，故药典规定本检查项目。

(1)操作方法：目镜测微尺的标定后，取适量的供试品，置载玻片上，涂成薄层，薄层面积相当于盖玻片面积，共涂 3 片，分别置显微镜下，调节焦距使物像清晰，检视图层全部视野，记录大于 180μm 的药物粒子。

(2)注意事项：直接取样时，取样量应适量；若量过多，粒子重叠不易观察、判断；若过少，则代表性差。对于形状不规则的粒子，测量时取其最大粒径为该粒子的大小。

（3）结果与判定：3 张图片中，均未检出大于 180μm 的药物粒子，判为符合规定。如检出大于 180μm 的药物粒子，判为不符合规定。

2）装量检查法

本项检查的目的在于控制各支软膏剂、乳膏剂、糊剂的最低装量。

（1）操作方法：取供试品 5 支（标示装量为 50g 以上者取 3 支），除去外盖和标签，容器外壁用适宜的溶剂洗净并干燥，分别精密称定重量，除去内容物，容器内壁用适宜的溶剂洗净并干燥，分别精密称定容器的重量，求出每支装量与平均装量。

（2）注意事项：每支供试品的两次称量中，应注意编号顺序和空容器的配对。洗涤容器应用易挥发的有机溶剂。挥散溶剂时，应在通风处使其自然挥散。洗涤容器内壁时，应避免洗去外壁上的可溶物。

（3）记录与计算：记录检查支数，每支供试品及其自身空容器的数量、数据，根据每支供试品重量与其自身空容器之差求算每支装量，5 支装量之和除以 5，得平均装量。保留三位有效数字。

（4）结果与判定：每个容器内容物的装量及其平均装量，均应符合下表中的规定。如有一个容器装量不符合规定，另取供试品进行复试，应全部符合规定。

| 标示装量 | 固体、半固体 | |
|---|---|---|
| | 平均装量 | 每个容器装量 |
| 20g 以下 | 不少于标示装量 | 不少于标示装量的 93% |
| 20～50g | 不少于标示装量 | 不少于标示装量的 95% |
| 50g 以上 | 不少于标示装量 | 不少于标示装量的 97% |

3）微生物限度检查法

按照微生物限度检查法标准操作规范检查，应符合规定。

4）无菌检查法

用于烧伤或严重创伤的软膏剂与乳膏剂，按照无菌检查法标准操作规范检查，应符合规定。

3. 眼用半固体制剂的质量检测

眼用半固体制剂的质量检测，除按照药典品种项下规定的检查项目外，还应检查金属性异物、装量和无菌；混悬型眼用半固体制剂需要另外检查粒度。

1）金属性异物检查法

本法适用于眼用半固体制剂的金属性异物检查，目的在于控制设备和加工过程中带入的金属微粒，以免引起对眼部的伤害。

（1）操作方法：取供试品 10 支，拭净各支容器外部，拧下帽盖，分别将每支的全部内容物挤入各自的平底培养皿中，加盖，85℃保温 2h，使融化并摊布均匀，室温放冷至凝固。将目镜测微尺置目镜内，在 30 倍显微镜下，用镜台测微尺校正其刻度。将均匀摊布有眼用半固体制剂的培养皿翻转，逐个倒置于显微镜台上，用聚光灯从上方45°角的入射光照射皿底，缓缓移动培养皿。用 30 倍显微镜检视每支供试品中等于或大于 50μm 且具有光泽的金属性异物并计数。

（2）结果判定：若 10 支供试品中，每支内含有金属性异物数超过 8 粒者不多于 1 支，且其总数未超过 50 粒时，判为合格。若供试品金属性异物超过规定时，应另取 20 支按上述方法复试，其结果判定要求为初、复试结果合并计算。若 30 支中每支内含金属性异物数超过 8 粒者不多于 3 支，且其总数未超过 150 粒时，亦判为合格。

2）装量差异检查法

眼用半固体制剂，按照最低装量检查法标准操作规范检查，应符合规定。

3）无菌检查法

眼用制剂按照无菌检查法标准操作规范检查，应符合规定。

## （二）半固体制剂的储存与养护

1. 软膏剂、乳膏剂、糊剂和眼用半固体制剂的一般储存方法

（1）一般软膏剂应密闭、避光，置干燥处，25℃以下储存。乳化基质和水溶性基质制成的软膏，还应防冻、避热储存，防止水分与基质分离，失去其均匀性。

（2）软膏剂中含有不稳定的药物或基质时，除加强保管外，还应掌握"先产先出"原则，避免久储。

（3）有"效期"规定的软膏剂如抗生素类软膏、避孕软膏等，应严格掌握"先产先出，近期先出"原则，防止过期失效。

（4）具有特殊臭味的软膏剂，如碘仿软膏、黑豆馏油软膏、复方松馏油软膏等，应置凉处，并与一般药物隔离存放，以防串味。

（5）眼用软膏的包装已经过灭菌，储存中不应随便开启，以防微生物污染。

（6）根据软膏包装容器的特点，储存中尚须注意：

①锡管装：已具备遮光、密闭条件。在 25℃以下存放即可，但在储存和运输过程中要防止重压，堆码不宜过高，防止锡管受压发生变形或破裂。

②塑料管装：因质软、有透气性，装有亲水性基质的软膏，储存中应注意避

光、避免重压与久储。

③玻璃瓶装：棕色瓶装的已经达到避光要求，可密闭在干燥处储存。若系无色玻璃瓶装的，必要时还应考虑避光。储存和运输过程中应防止重摔，不得倒置侧放，防止破碎、流油。

④扁形金属或塑料盒装：已经达到避光要求，可密闭储存于干燥处，储存和运输中应防止重压，亦不得倒置侧放。

2. 不能药用情形

（1）酸败油臭。

（2）严重融化、流油。

（3）明显分层。

（4）霉变、变色。

## （三）半固体制剂的储存与养护实例

1. 鱼石脂软膏（Ichthammol Ointment）

【成分】

本品含主要成分鱼石脂，辅料为黄凡士林。

【性状】

本品为棕黑色软膏，有特臭。

【类别】

消毒防腐药。

【稳定性】

（1）鱼石脂系植物油经硫化、碳化，再与氨水反应后得到的混合物。因具有焦沥青样的臭气，故与易吸附的药品存放在一起时可引起串味。

（2）由于鱼石脂具有亲水性，本品遇热易引起鱼石脂与基质分离。

【储存与养护】

（1）密闭保存。

（2）因本品有焦沥青样的臭气，应结合包装情况，注意与易吸附的药品隔离存放，防止串味。

2. 氧化锌软膏（Zinc Oxide Ointment）

【成分】

本品含氧化锌应为 14.0% ~ 16.0%。

【性状】

本品为淡黄色软膏。

【类别】

收敛药。用于急性或亚急性皮炎、湿疹、痱子、溃疡等。

【稳定性】

本品性质稳定。但是氧化锌在水与某些有机物质存在时，在日光作用下可促进过氧化氢的生成。

【储存与养护】

密封保存。

3. 醋酸曲安奈德乳膏（Triamcinolone Acetonide Acetate Cream）

【成分】

本品主要成分为醋酸曲安奈德。

【性状】

本品为乳剂型基质的白色乳膏。

【类别】

肾上腺皮质激素药。

【稳定性】

（1）本品基质为水包油（O/W）型乳剂基质，含水量大，久储受热或受冻后能使其中水相与油相分离而失去均匀性。

（2）本品储存温度过高，易发霉变质。

【储存与养护】

（1）密封，在阴凉处保存。

（2）冬季应注意防冻。

（3）本品有效期为 24 个月，应严格掌握"先产先出，近期先出"。

4. 红霉素眼膏（Erythromycin Eye Ointment）

【成分】

本品含主要成分为红霉素，辅料为液体石蜡、黄凡士林。

【性状】

本品为白色至黄色的软膏。

【类别】

大环内酯类抗生素。用于沙眼、结膜炎、角膜炎、眼睑缘炎及眼外部感染。

【稳定性】

（1）红霉素眼膏的稳定性取决于红霉素与基质（黄凡士林、液体石蜡）的性质、配伍情况、包装情况（低密度聚乙烯药用眼膏管）和储存条件。

（2）影响本品稳定性的主要因素是含水量和温度。若含水量大或遇热则稳定性变差，本品即分解和融化。金属离子、亲水性表面活性剂或甘油均影响红霉素的稳定性。

【储存与养护】

密封，在阴凉干燥处保存。

## 七、糖浆剂

### （一）糖浆剂的验收和质量检测

1. 糖浆剂的验收

验收时，一般以整瓶肉眼观察为主，非必要时尽量不开启封口，以防污染；需开启瓶塞时，要在符合卫生洁净要求的条件下，按照规定检查后严封。

检查内容有包装及外观的检查，包括包装及澄清度、浑浊、沉淀、结晶析出、异物、酸败、发酵、产气、霉变、渗漏、异臭等。

1）检查包装容器

检查包装容器封口是否严密，有无渗漏现象；瓶外是否清洁，有无未拭净的糖浆痕迹。

2）检查外观

对光检视糖浆剂是否澄清，有无浑浊、沉淀；有无结晶析出；同一批号中各瓶色泽是否一致，有无变色、褪色情况；有无杂质异物；有无生霉、发酵。可疑时可开瓶检查有无酸败引起的异臭、异味。

3）检查装量

必要时检查装量是否准确。

2. 糖浆剂的质量检测

糖浆剂除按照药典品种项下规定的检验项目外，还应检查装量和微生物限度。

1）装量检查法

本法适用于单剂量灌装的糖浆剂的装量检查，目的在于保证用药剂量的准确。多剂量灌装的糖浆剂，按照最低装量检查法标准操作规范检查，应符合规定。

（1）仪器与用具：经标化的量入式量筒。

（2）操作方法：取供试品 5 支，小心开启，将内容物分别倒入经标化的干燥量筒中，尽量倾净，在室温下读取每个容器内容物的装量（取三位有效数字）。

（3）注意事项：所用量筒必须洁净、干燥并经定期检定合格；其最大刻度值应与供试品的标示装量一致，或不超过标示装量的 2 倍。糖浆剂一般为黏稠液体，倾入量筒后，应将供试品容器倒置 15min，尽量倾尽。

（4）记录与计算：记录室温、供试品支数、供试品的标示装量、每支供试品的实测装量。

（5）结果与判定：每支供试品装量与标示装量相比较，均大于或等于标示装量或少于标示装量的不多于 1 支，并且不少于标示装量的 95%，均判为符合规定；否则为不符合规定。

2）微生物限度检查法

按照微生物限度检查法标准操作规范检查，应符合规定。

**（二）糖浆剂的储存与养护**

1. 糖浆剂的一般储存方法

糖浆剂应密封，在不超过 30℃ 处储存。水分、热、光线可使糖浆剂发生质量变异，如霉变、酸败、产生气体等。

2. 糖浆剂的防霉变措施

（1）含糖量 80% 以上的糖浆剂具有良好的防腐作用，微生物不易繁殖。但如果久储或低温储存，则糖浆剂易析出结晶，影响糖浆剂的澄明度，故高浓度糖浆剂应注意密封保存。

（2）含糖浓度低的糖浆剂虽然加有防腐剂，仍易滋生微生物。在储存养护期间，如糖浆剂包装不严、受热或被污染，则易出现霉变、发酵等质变现象。有时发酵产生的二氧化碳气体较多、受热膨胀，可使容器爆破。

糖浆剂的储存养护关键是防止糖浆霉变，其主要措施应以防热、防污染为主。如炎热季节温度较高，应置阴凉通风处储存，或采取降温措施；梅雨季节需加强养护和检查，防止因封口不严出现霉变现象的发生。此外，应掌握"先产先出、近期先出"原则，加速流通，不宜久储。

3. 糖浆剂沉淀的处理

含浸出制剂的糖浆剂，在储存过程中会出现浑浊或沉淀。如含少量沉淀，摇匀后能均匀分散者，则仍可供药用；若糖浆剂变质产生浑浊、沉淀，则不可再供药用。

4. 糖浆剂的防冻措施

符合 GSP 要求的药品仓库和零售药店一般不会出现糖浆剂的冻结现象。冬季在极其寒冷的地区，含糖量较低的糖浆易发生冻结。冻结的糖浆剂一般呈疏松凝冻状态，质地松软，但没有包装破裂现象，放置室温中即可自行全部解冻，无蔗糖析出的不溶现象，澄明度不变。含糖量在60%以上的糖浆剂一般可不防冻，个别特冷地区可根据情况决定；含糖量60%以下的糖浆，则应根据处方及各地气温情况考虑是否需要防冻。

5. 不能药用的情形

（1）霉变、酸败；

（2）出现大量浑浊、沉淀、杂质异物，且沉淀系无效物质或对病人用药不利；

（3）包装出现渗漏现象，瓶外有糖浆痕迹者。

 知识拓展

### 糖浆剂的质量验收

外观检查：色泽均匀，无可见异物，无发霉、酸败、产生气体等现象。

包装检查：包装等符合要求，渗漏检查合格。

其他检查：装量检查，微生物限度检查。

### （三）糖浆剂的储存与养护实例

1. 单糖浆（Simple Syrup）

【成分】

本品为蔗糖的近饱和水溶液。

【性状】

本品为无色至淡黄白色的浓厚液体，味甜。

【类别】

药用辅料，矫味剂和黏合剂等。

【稳定性】

（1）本品为高浓度的蔗糖近饱和溶液，有良好的防腐作用，不易霉败，性质稳定。若封口不严、受热或被微生物污染，仍有可能生霉、发酵。

（2）本品遇热易发酸变质。

【储存与养护】

（1）密封，在30℃以下遮光保存。

（2）梅雨、炎热季节应加强养护和检查，防止霉变、发酵。

2. 可愈糖浆（Codeine and Guaifenesin Syrup）

【成分】

本品为复方制剂，其成分为愈创木酚甘油醚、磷酸可待因。

【性状】

橙红色的浓厚液体，带调味剂的芳香气味。

【类别】

祛痰镇咳药，用于感冒所引起的咳嗽多痰。

【稳定性】

含糖量为48%（g/mL），储存不当可引起霉变、发酵。

【储存与养护】

(1) 应遮光、密闭保存。

(2) 本品有效期为一年，注意"先产先出"和"近期先出"。

(3) 梅雨、炎热季节应加强养护和检查，防止霉变、发酵。

3. 葡萄糖酸亚铁糖浆（Ferrous Gluconate Syrup）

【成分】

本品主要成分是葡萄糖酸亚铁，辅料为蔗糖、柠檬酸、食用香精、蒸馏水、苯甲酸钠。

【性状】

淡黄棕色澄清的浓厚液体，带调味剂的芳香气味，味酸甜。

【类别】

抗贫血药。用于小儿缺铁性贫血的治疗。

【稳定性】

本品主药一般为灰绿色或微黄色，在储存过程中受空气中氧的影响，易氧化使颜色变深，光照会加速变化而变质。

【储存与养护】

遮光，密闭于干燥处储存。

## 八、原料药的储存与养护

原料药系指用于配制各种制剂的药物，是一切制剂的基础。通常情况下，根据原料药存在的状态，可以分为固体原料药和液体原料药（见图8.2.1）。此种物质在疾病的诊断、治疗、症状缓解、处理或疾病的预防中有药理活性或其他直接作用，或者能影响机体的功能或结构。可由化学合成、植物提取或者生物技术所制备的各种用来作为药用的粉末、结晶、浸膏等。其中呈固态者为固体原料药，呈液态者为液体原料药。

(a)粉末原料药

(b)粉末原料药

(c)液体原料药

图 8.2.1　原料药

原料药主要用于配制各种制剂，是一切制剂的基础。因此，做好原料药的储存、保管、养护工作具有更广泛的意义。原料药品种繁多，性质各不相同，要做好原料药的储存、保管、养护工作，首先必须了解原料药的理化性质和生物特点，研究其在各种不同的外界条件下质量变化的情况，然后采取正确合理的储存方法，才能有效地保证药品的质量。

### (一)原料药的储存养护

一般而言，原料药均应进行密闭储存，需要注意包装的完好程度，严防灰尘等异物对原料药的污染。但对于原料药的储存与养护，应根据不同原料药的不同特性，进行分类储存养护。

1. 易潮解的原料药

对于易吸潮、受潮而发生变化的原料药，在储存时应于干燥处储存，密封包装，注意防潮。如碳酸氢钠、阿司匹林等。

2. 易风化的原料药

对于含有结晶水、易风化的原料药，在储存时应置于凉处储存，并严密包装，不能将其放置于过于干燥或通风的地方。如咖啡因、硫酸镁、硼砂等。

3. 遇光易变质的原料药

对于遇光易变质的原料药，应将其置于避光容器内，并密闭储存于暗处。如磺胺类、苯酚、硝酸银等。

4. 易吸收二氧化碳的原料药

对于该类原料药的储存，应将其密封以隔绝空气，避免与二氧化碳的接触。如氧化镁、磺胺类钠盐、茶碱等。

5. 易挥发的原料药

对于易挥发的原料药，温度升高将会加速其挥发而减量，因此，这类药品应密封于凉处保存。如薄荷脑、樟脑以及挥发油类等。

6. 吸附性较强的原料药

对于这类药品的储存，应注意将其与有特殊气味的药品分开储存，尽量避免同柜、混合堆放和近旁储存，防止串味。如矽碳银、药用炭、氢氧化铝等。

7. 生化制品

这类原料药因大多含有蛋白质或多肽，容易受温度、光线、水分和微生物等影响，而出现生虫、霉变、腐败、有效成分破坏、异臭等变异现象。因此，这类药品的储存和养护必须注意密封，置凉爽处避光储存。如胃蛋白酶、甲状腺粉等。

8. 危险药品

这类药品易燃易爆，其储存与养护应严格按照有关部门的规定和制度进行。易燃易爆的药品应储存在危险品仓库或远离一般库房的专库，在凉暗处注意防火储存，如麻醉乙醚；强氧化剂遇甘油、糖等还原剂，经摩擦撞击会引起燃烧爆炸，在储存中应与还原剂远离，如高锰酸钾；毒性药品应专柜加锁保管；腐蚀性药品应放置专门货区、专门货架进行储存。

知识拓展

### 原料药的质量验收

外观检查：色、臭、味符合规定，无异常，无结块、溶化、风化，无灰尘、纸屑等外来杂质，无发霉、发臭、虫蛀、鼠咬等现象。

包装检查：包装完好，名称、批号、数量、封口、印字等符合要求。

其他检查：重量（或容量）检查，某些液体原料药需作澄清度检查。

### (二)原料药储存养护实例

1. 碳酸氢钠(Sodium Bicarbonate)

【性状】

本品为白色结晶性粉末；无臭，味咸：在潮湿空气中即缓缓分解。

【类别】

抗酸药。

【稳定性】

(1)受热易分解，在65℃以上迅速分解；

(2)在干燥空气中无变化；在潮湿空气中缓慢分解。

【储存与养护】

密封，在干燥处储存。

2. 阿司匹林(Aspirin)

【性状】

本品为白色结晶或结晶性粉末；无臭或微带醋酸臭，味微酸；遇湿气即缓缓水解。

【类别】

解热镇痛非留体抗炎药，抗血小板聚集药。

【稳定性】

在干燥空气中稳定，遇湿气则缓慢水解成水杨酸和醋酸，分解后伴有显著的醋酸臭，水溶液呈酸性。

【储存与养护】

(1)密封，在干燥处储存；

(2)如储存时间过长或出现明显醋酸臭，应检查其分解产物是否符合《中华人民共和国药典》对"游离水杨酸"的规定；

(3)如果包装严密，本品在5~30℃的温度下储存，3年内质量应无变化。

3. 咖啡因(Caffeine)

【性状】

本品为白色或带极微黄绿色、有丝光的针状结晶；无臭，味苦；有风化性。

【类别】

本品为中枢兴奋药。

【稳定性】

本品因含有结晶水，易风化，风化部分变成白色粉末；遇热易失去结晶水，加热至100℃，则变成无水咖啡因。

【储存与养护】

(1)密封储存；

(2)本品属于第一类精神药品，应按特殊管理药品的规定加强管理。

4. 硫酸镁(Magnesium Sulfate)

【性状】

本品为无色结晶;无臭,味苦、咸;有风化性。

【类别】

泻药、利胆药。

【稳定性】

本品在空气(干燥)中易风化为粉状,加热时逐渐脱去结晶水变为无水硫酸镁。

【储存与养护】

(1)本品应密封储存于阴凉、通风的库房;远离火种、热源,防止阳光直射;

(2)本品应与氧化剂分开存放,切忌混存。

5. 苯酚(Phenol)

【性状】

本品为无色至微红色的针状结晶或结晶性块。有特臭,有引湿性,遇光或在空气中色渐变深。

【类别】

消毒防腐药。用于消毒外科器械和排泄物的处理,也用于皮肤杀菌、止痒及中耳炎。

【稳定性】

(1)本品露置在空气中有吸湿性;

(2)本品在空气中能氧化成红色的醌类化合物,颜色变深;

(3)本品具有强腐蚀性。

【储存与养护】

(1)遮光、密封保存,避免光照;

(2)本品腐蚀性极强,接触时应佩戴防毒面具和橡胶手套,并且应与氧化剂、酸类、碱类、食用化学品分开存放;

(3)本品应严格执行危险化学品管理制度,并配备相应品种和数量的消防器材。

6. 硝酸银(Silver Nitrate)

【性状】

本品为无色透明的斜方结晶或白色的结晶,有苦味。

【类别】

杀菌剂。本品常用作杀菌剂、腐蚀剂。

【稳定性】

(1)本品属于强氧化剂,与部分有机物或硫、磷混合研磨、撞击可燃烧或爆炸,并且具有刺激性及腐蚀性;

(2)本品对蛋白质有凝固作用,接触皮肤会产生黑斑;有毒,半数致死量(小鼠,经口)为50mg/kg;

(3)会对环境造成一定的污染,主要是重金属污染。

【储存与养护】

(1)密封储存于阴凉、通风的库房,实验室应储存于棕色玻璃瓶里,避免光照,远离火种、热源;

(2)应与易(可)燃物、还原剂、碱类、醇类、食用化学品分开存放,切忌混存;

(3)该品属于易爆物品,根据《危险化学品安全管理条例》受公安部门管制,应严格执行"五专"管理制度。

7. 氯化镁(Magnesium Oxide)

【性状】

本品为白色粉末,无臭、无味,在空气中能缓缓吸收二氧化碳。

【类别】

抗酸药,用于抗酸和轻泻。

【稳定性】

(1)本品露置空气中易吸收水分和二氧化碳逐渐生成碱式碳酸镁;

(2)本品极微溶于纯水,因二氧化碳的存在可增加其溶解度,与水缓慢作用生成氢氧化镁。

【储存与养护】

密封保存。

8. 樟脑(天然)(Camphor, Natural)

【性状】

本品为白色结晶性粉末或无色半透明的硬块,有刺激性特臭,味初辛、后清凉。

【类别】

皮肤刺激药。

【稳定性】

(1)在常温中易挥发，高温下能迅速挥发；

(2)遇明火、高热或与氧化剂接触，有引起燃烧爆炸的危险。燃烧时发生黑烟及有光的火焰。

【储存与养护】

(1)密封储存于阴凉、通风的库房，避免光照，远离火种、热源；

(2)库温不超过30℃，相对湿度不超过80%；

(3)应与易(可)燃物、氧化剂、易吸附的药品分开储存，切忌混存。

9. 氢氧化铝(Dried Aluminium Hydroxide)

【性状】

本品为白色粉末，无臭，无味。

【类别】

抗酸药。作用慢、持久、较强，有收敛作用，具黏膜保护作用。常用于肠胃类抑制胃酸用原料药，亦可用于药用辅料，作为疫苗的免疫佐剂。

【稳定性】

(1)熔点300℃，不溶于水和乙醇，溶于稀无机酸和氢氧化钠溶液；

(2)具有较强吸附性。

【储存与养护】

(1)密封储存，久储后应测定制酸力；

(2)本品应与有特殊气味的药品分开储存。

10. 葡萄糖(Glucose)

【性状】

本品为无色结晶或白色结晶性或颗粒性粉末，无臭，味甜。

【类别】

营养药。

【稳定性】

(1)本品有一分子的结晶水，当温度达到83℃，可溶于自身的结晶水；

(2)本品具有吸湿性，可因吸潮而出现结块，滋生微生物及霉变等现象。

【储存与养护】

(1)密封储存，同时应注意防鼠；

(2)注意区分本品的口服用和注射用两种规格，避免混淆。

11. 胃蛋白酶(Pepsin)

【性状】

本品为白色至淡黄色的粉末，无霉败臭。

【类别】

助消化药。

【稳定性】

(1)本品有引湿性，水溶液显酸性反应；吸潮受热后可出现黏瓶结块或者霉坏异臭等现象，消化蛋白的能力会降低或失去；

(2)干燥的胃蛋白酶在热环境下较稳定；长时间储存后，对蛋白质的消化能力将逐渐下降。

【储存与养护】

(1)密封，在阴凉干燥处储存；

(2)不宜久储，注意有效期。

12. 甲状腺粉(Powdered Thyroid)

【性状】

本品为淡黄色至淡棕色粉末，微有特臭。

【类别】

甲状腺激素药。能够维持正常的身体发育，促进新陈代谢等。

【稳定性】

本品为生物制品，因含有蛋白质和多肽，易受温度、光线、水分和微生物影响，引起腐败、霉变或虫蛀等质变现象，出现异臭，有效成分被破坏。

【储存与养护】

遮光，密封保存。

13. 高锰酸钾(Potasium Permanganate)

【性状】

本品为黑紫色、细长的菱形结晶或颗粒，带蓝色的金属光泽，无臭。

【类别】

消毒防腐药。

【稳定性】

(1)本品为强氧化剂，置于空气中无变化；

(2)本品在受潮、强热、摩擦、冲击等情况下，或与酸类、易燃有机物、还原剂等有机物或氧化物等接触时能分解，并引起燃烧和爆炸。

【储存与养护】

(1)密封保存，防止高热、日晒、潮湿、冲击、摩擦等；

(2)应将其与乙醇、硫黄、甘油、苯酚、淀粉、糖、碘化钾等还原剂或易燃有机物隔离储存；

(3)本品在运输和储存时，均应按危险品的规定进行管理。

14. 麻醉乙醚(Anesthetic Ether)

【性状】

本片为无色澄明、易流动体，有特臭，味灼烈、微甜。

【类别】

吸入性全麻药。

【稳定性】

(1)本品具有极强的挥发性和燃烧性，蒸气与空气混合后，遇火能爆炸；

(2)本品遇空气易产生醋酸，遇潮湿易产生乙醛，遇强光易产生有机过氧化物等有害物质，使其刺激性和毒性增强；

(3)本品能溶解于有机物，能溶解或腐蚀软木塞、火漆、橡胶、蜂蜡等，使药物受到污染；

(4)本品的氧化分解产物能被洁净的铁、锌片等金属还原。

【储存与养护】

(1)遮光，几乎装满、严封或熔封，在阴凉避火处储存；必要时，可加入洁净的铁、锌片；

(2)玻璃瓶包装麻醉乙醚易挥发，如果发现包装不严、出现漏气、减量等现象，或者临时启用后，超过24小时，该品不能再供药用；

(3)搬运时应注意轻拿轻放、避免震动，进出货及运输均应避开高温时间，可以在夜间或者凉爽的早晚出入库；

(4)本品为危险化学品，运输和储存时均应按危险品进行严格管理；

(5)本品储存两年后，应重新检查药品，符合规定后方可使用。

15. 薄荷脑(I - Menthol)

【性状】

本品为无色针状或棱柱状结晶或白色结晶状粉末，有薄荷的特殊香气，味初灼热后清凉，乙醇溶液显中性反应。

【作用】

常外用于各种原因引起的皮肤瘙痒和瘙痒性皮肤病。

【稳定性】

（1）本品在乙醇、三氯甲烷、乙醚中极易溶解，在水中极微溶解；

（2）常温下易升华。

【储存与养护】

密封、置阴凉处储存。

# 实训（九）——糖浆剂的运输

【任务引入】某医药公司欲发运一批感冒止咳糖浆，请你设计运输的方法及注意事项。

【分析结果】感冒止咳糖浆属于中药制剂，主要成分有柴胡、葛根、金银花、连翘、黄芩、青蒿、苦杏仁、桔梗、薄荷脑等。适宜的储运环境为密封、阴凉（不超过20℃）。所以在运输工作中，遵循"及时、准确、安全、经济"的原则，遵照国家有关药品运输的各项规定，合理组织药品运输，压缩待运期，把药品安全、及时地运达目的地。

## （一）工作目标

1. 能说出药品装卸注意事项。

2. 掌握不同药品的运输方法。

3. 掌握运输过程中保持药品质量的方法。

## （二）工作内容及要求

1. 正确选择发运方式

发运前必须复核，药品未经质量复核不得发运。

按照运输计划及时组织发运，做到包装牢固、标识明显、凭证齐全、手续清楚、单货同行。

2. 药品检查

药品发运前必须检查药品的名称、规格、单位、数量是否相符，包装标识是否符合规定。生产企业直销药品未经质量验收的不得发运。

3. 药品搬运装卸

感冒止咳糖浆用熟料瓶；1瓶/盒。在运输过程中怕撞击、怕重压，搬运装卸时必须轻拿轻放，防止重摔，且不得倒置。如发现药品包装破损、污染或影响运输安全时，不得发运。

4. 药品运输

在运输途中防止日晒雨淋，保证运输车的温度不超过20℃。

(三)工作流程

1. 成立学生药品运输小组，由组内推选组长负责后期任务组织工作。

2. 初步设计药品运输的方案和路线。

3. 审查运输过程中的注意事项，填写"药品运输记录单"。

4. 学生小组组内讨论研究药品运输的具体方法。在书面报告中，报告人要把药品运输的方法、拟采取措施建议、报告人姓名、报告接收人姓名、报告时间等写清楚。

5. 进行药品运输方法整改工作。

6. 对各学生小组查出的药品运输注意事项进行登记，建立药品运输信息档案。

(四)工作记录

表9.1　药品运输记录单

| 任务布置者：<br>(教师姓名) | 部门：×××车间 | 时间 |
| --- | --- | --- |
| 任务承接者：<br>(学生姓名) | 部门：×××车间 | |

1. 工作任务：
现需要发运一批止咳糖浆。要求在×××个工作日内完成。
2. 完成方式：
以工作组为单位学习该项目，以工作小组(5人/组)完成止咳糖浆的运输方法及注意事项。
3. 提交材料：

| 任务编号：20×××××××××× | 项目完成时间：××个工作日 |
| --- | --- |

## (五)工作总结及评价

**表9.2　药品运输工作总结**

| 任务布置者:<br>(教师姓名) | 部门: ×××车间 | 时间 |
|---|---|---|
| 任务承接者:<br>(学生姓名) | 部门: ×××车间 | |

任务总结

教师点评:

| 任务编号: 20×××××××××× | 任务评分: |
|---|---|

## ☆ 目标检测 ★

### 一、单项选择题

1. 药品不包括(　　)。

　　A. 化学原料药及其制剂、放射性药品

　　B. 抗生素、生化药品

　　C. 血清、疫苗、血液制品和诊断药品

　　D. 天然药物

2. 散剂装量差异限度检查时,取散剂10包(瓶),每包(瓶)装量与平均装量相比应符合规定,超出装量差异的散剂不得多于(　　)。

　　A. 1包(瓶),并不得有1包(瓶)超出装量差异限度1倍

　　B. 2包(瓶),并不得有1包(瓶)超出装量差异限度1倍

C. 3 包(瓶)，并不得有 1 包(瓶)超出装量差异限度 1 倍

D. 4 包(瓶)，并不得有 1 包(瓶)超出装量差异限度 1 倍

3. 散剂装量差异检查，平均装量或标示在 0.5g 以上至 1.5g 以下，其装量差异限度为
（　　）。

A. ±15%　　　　　　　　　　　　　B. ±10%

C. ±8%　　　　　　　　　　　　　　D. ±7%

4. 吸潮、受热后，容易产生褪色、失去光泽、粘连、溶(熔)化、霉变，甚至膨胀脱壳等
现象，常见于(　　)。

A. 胶囊剂　　　　　　　　　　　　　B. 肠溶衣片

C. 栓剂　　　　　　　　　　　　　　D. A + B + C 均是

5. 对中国进口的药品进行分包装后，除进口药品注册证号外，还必须有(　　)。

A. 中国国家药品批准文号即国药准字

B. 批号

C. 药品治疗作用

D. 药品的用法、用量

6. 同一药品、同一规格、不同生产企业的药品，SFDA 发给(　　)。

A. 同一药品批准文号　　　　　　　　B. 不同的药品批准文号

C. 不发药品批注文号　　　　　　　　D. 禁止生产

7. 不属于药品变异现象的是(　　)。

A. 潮解　　　　　　　　　　　　　　B. 挥发

C. 超过有效期　　　　　　　　　　　D. 变色

8. 药品发生变异现象的根本原因在于(　　)。

A. 库房不符合要求　　　　　　　　　B. 温湿度过高

C. 避光不严　　　　　　　　　　　　D. 药品的结构

9. 药品发生引湿现象，将会使药品本身首先发生(　　)。

A. 稀释　　　　　　　　　　　　　　B. 变性

C. 变色　　　　　　　　　　　　　　D. 挥发

10. 外界因素氧气使药品主要发生的变异现象是(　　)。

A. 还原　　　　　　　　　　　　　　B. 氧化

C. 风化　　　　　　　　　　　　　　D. 引湿

11. 药品具有被吸附药品气味的现象称为(　　)。

A. 吸湿　　　　　　　　　　　　　　B. 挥发

C. 串味　　　　　　　　　　　　　　D. 吸附

12. 二氧化碳对药品的影响，不会导致药品(　　)。

A. 改变药物的酸度　　　　　　　　　B. 促使药物分解变质

　　C. 导致药品产生沉淀　　　　　　　　　　　D. 使药品 pH 值升高

13. 不容易被氧化的药品是(　　　)。

　　A. 肾上腺素　　　　　　　　　　　　　　　B. 左旋多巴

　　C. 水杨酸钠　　　　　　　　　　　　　　　D. 明矾

14. 目前，药品生物外观质量主要是采用(　　　)。

　　A. 感官实验　　　　　　　　　　　　　　　B. 嗅觉实验

　　C. 视觉实验　　　　　　　　　　　　　　　D. 理化实验

15. 药品发生分化现象后，往往使药品(　　　)。

　　A. 疗效增强，毒性增加　　　　　　　　　　B. 降低疗效或失效，毒性降低

　　C. 疗效降低或失效，毒性增加　　　　　　　D. 疗效增强，毒性降低

16. 栓剂在储存过程中，一般要求其储存温度不超过(　　　)。

　　A. 10℃　　　　　　　　　　　　　　　　　B. 20℃

　　C. 30℃　　　　　　　　　　　　　　　　　D. 2℃

17. 需要防潮的药品不包括(　　　)。

　　A. 阿司匹林片　　　　　　　　　　　　　　B. 硫酸阿托品

　　C. 含碘喉片　　　　　　　　　　　　　　　D. 甘油栓

　　E. 碳酸氢钠片

18. 散剂储存养护的重点应该是(　　　)。

　　A. 防止吸潮而结块、霉变　　　　　　　　　B. 防止风化而发硬

　　C. 防止挥发而失效　　　　　　　　　　　　D. 防止虫蛀

19. 片剂盛装时，在瓶口下和瓶子上的空隙部位填塞硅胶或棉花、吸水纸等，其作用是(　　　)。

　　A. 吸水、防潮　　　　　　　　　　　　　　B. 排除空气

　　C. 排除二氧化碳　　　　　　　　　　　　　D. 防止碰撞

20. 要注意防冻、防裂，在储存运输过程中，不可横卧倒置，不可扭动、挤压或碰撞瓶塞的药品制剂是(　　　)。

　　A. 以水为溶液的注射剂　　　　　　　　　　B. 以油为溶液的注射剂

　　C. 固体粉末的注射剂　　　　　　　　　　　D. 栓剂

**二、多项选择题**

1. 药品发生的变异现象常见有(　　　)。

　　A. 酸败　　　　　　　　　　　　　　　　　B. 变色

　　C. 风化　　　　　　　　　　　　　　　　　D. 吸潮

　　E. 软化

2. 生物制品储存的最佳温度是 2~10℃，是因为(　　　)。

　　A. 21℃是一般生物制品所忍受的最高温度

B. -1℃是一般生物制品所忍受的最低温度

C. 微生物在 2 ~ 10℃不适宜生长

D. 此温度不易引起容器破裂

E. 此温度是微生物生长的最适温度

3. 正确储存养护药品的意义是(    )。

A. 根据药品的性质、剂型和包装储存养护药品

B. 根据不同的环境和条件因地制宜地储存养护药品

C. 保证药品质量好、数量准确、储存安全

D. 同时兼顾节省财力、物力

E. 尽量提高工作效率和提高药品库房的有效利用率

4. 散剂养护储存的重点是(    )。

A. 防止吸潮而结块　　　　　　　B. 防止熔化

C. 防止霉变　　　　　　　　　　D. 防止氧化变色

E. 防止出现斑点

5. 注射剂的储存养护应做到(    )。

A. 注射剂应置玻璃容器内，密封或熔封

B. 避光，在凉暗处保存

C. 冬季严防冻结

D. 橡胶塞小瓶粉针剂应防潮以免引起粘瓶结块

E. 大输液不得横置倒放，不要震动、挤压、碰撞瓶塞而漏气

6. 药品入库进行包装检查时包括(    )。

A. 外包装的名称、批号、包装数量等是否与药品的内容物相符合

B. 包装密封是否严密

C. 有无破漏、破损现象

D. 印字应清晰、端正

E. 装量差异限度是否符合要求

7. 易风化的药品是(    )。

A. 硫酸阿托品　　　　　　　　　B. 硫酸可待因

C. 胃蛋白酶　　　　　　　　　　D. 明胶

E. 硫酸钠

8. 在储存养护中要重点排除二氧化碳影响的药品是(    )。

A. 氨茶碱片　　　　　　　　　　B. 磺胺类钠粉针

C. 巴比妥钠粉针　　　　　　　　D. 苯妥英钠粉针

E. 氨茶碱注射剂

9. 关于包装纸的散剂叙述正确的是(　　)。

　A. 纸质包装的散剂容易吸潮，应严格注意防潮储存

　B. 纸质包装的散剂容易破裂，故应避免重压、撞击，以防破漏

　C. 纸质包装散剂应注意防止虫蛀、鼠咬

　D. 纸质包装的散剂不必要外包装

　E. 纸质包装的散剂在湿度大于75%时，其质量无影响

10. 片剂的储存养护正确的叙述是(　　)。

　A. 除另有规定外，片剂都应置于密闭、干燥处储存，防止受潮、霉变、变质

　B. 含有生物、动物脏器以及蛋白质类成分的片剂，在干燥阴凉处储存

　C. 主要对光敏感的片剂必须盛装于遮光容器内，注意遮光储存

　D. 含有挥发药品的片剂应注意防热，置于阴凉处储存

　E. 有少量霉点的光滑片剂可以供药用

## 三、简答题

1. 散剂在储存过程中出现的变异现象有哪些？怎样储存养护散剂？

2. 怎样正确储存养护胶囊剂、注射剂、栓剂、糖浆剂、软膏剂？

3. 片剂在储存过程中出现的变异现象有哪些？怎样储存养护片剂？

## 四、实例分析

1. 三硝酸甘油溶液：成分为三硝酸甘油酯的醇溶液，含量为0.9%~1.1%(质)，相对密度为0.814~0.8420。小量储存于密塞的棕色玻璃瓶中，避光保存于阴凉处，远离火源。请分析储存原因。

2. 头孢哌酮钠储存条件的分析和设置原因。

3. 分别准备好以下药品将其分类储存养护：异烟肼片、过氧化氢溶液、注射用青霉素G钾、复方氯丙嗪注射液、维生素AD胶丸。

# 项目九　生物药品的储存与养护

**学习目标**

理解生物药的分类；

熟悉生物药品的质量变异现象；

掌握生物药品的质量变异的原因；

掌握生物药品的储存与养护。

## 任务一　生物药品的分类

通常把天然存在于生物体(动物、植物、微生物和海洋生物)中，通过提取、分离、纯化获得的具药理作用的有效成分称为天然生化药品。其化学本质多数已经比较清楚。故一般按其化学本质和药理作用进行分类和命名，如氨基酸类药品、多肽和蛋白质类药品、酶与辅酶类药品、核酸及其降解物和衍生物类药品、多糖类药品、脂类药品和细胞生长因子与组织制剂等。生物制品包括预防用制品、治疗用制品和诊断用制品。预防用制品主要指各类疫苗(卡介苗、甲肝疫苗、白喉类毒素等)；治疗用制品有特异性治疗用品与非特异性治疗用品，前者如狂犬病免疫球蛋白，后者如清(白)蛋白等；诊断用制品中最主要的是免疫诊断用品，如结核菌素、锡克试验毒素及多种诊断用单克隆抗体、酶联免疫诊断试剂等；血液制品包括静脉注射用丙种球蛋白、各种特异性免疫球蛋白、血液中各种成分如红细胞、白细胞、血小板、血浆蛋白等。生物技术药品主要包括基因重组药品和基因药品。基因重组药品指通过基因重组技术获得的各种生物活性蛋白质、多肽及其修饰物、抗体、疫苗、连接蛋白、嵌合蛋白、可溶性受体等；基因药品指治疗基因、反义药物和核酶等。

由于基因工程的应用开发，生物药品也不再限于来自天然材料加工而成的产品，还包括来自人工合成的化合物。应用范围也不局限于常见传染病的预防和治疗，在痛症、多发性硬化症、贫血、发育不良、糖尿病、肝炎、心力衰竭、血友病、囊性纤维变性及一些罕见的遗传性疾病的诊断与治疗上，发挥着越来越大的作用。随着生物科学的迅速发展，生物药品在品种和数量上都得到了快速发展。在此领域中将会出现更多的高效、特异性优良的药品和试剂，使人类更加及时地了解和控制病情，更快地得到治疗和康复。

## 一、按临床用途分类

### 1. 治疗药品

生物药品对许多常见病、多发病有着很好的疗效，如应用抗生素治疗感染、应用胰岛素治疗糖尿病。对于某些疑难病，如免疫性疾病、内分泌性疾病、肿瘤、心脑血管疾病等，生物药品的治疗效果是其他药品难以比拟的。

### 2. 预防药品

许多疾病，尤其是传染性疾病，如天花、脊髓灰质炎、乙型肝炎等，预防远比治疗更为重要。生物药品尤其是各种疫苗在预防疾病方面已经显示了其不可替代的作用。

### 3. 诊断药品

部分临床诊断试剂属于生物药品，这也是生物药品的重要用途之一。如诊断乙型肝炎的酶联"两对半"诊断试剂；做血型鉴定的标准血清。生物诊断试剂的特点是速度快、灵敏度高、特异性强。

## 二、按生物药品的化学本质和化学特性分类

### 1. 氨基酸及其衍生物类

包括天然氨基酸和氨基酸混合物，以及氨基酸衍生物。这是一类结构简单、分子量小、易制备的药品，约有 60 多种。主要生产品种有谷氨酸、蛋氨酸、赖氨酸、天冬氨酸、精氨酸、半胱氨酸、苯丙氨酸、苏氨酸和色氨酸。氨基酸的使用可用单一氨基酸，如用蛋氨酸防治肝炎、肝坏死和脂肪肝；谷氨酸用于防治肝昏迷、神经衰弱；乙酰半胱氨酸用于将痰中的脓性成分及其他黏液和黏液分泌物从黏稠变为稀薄；也可用复方氨基酸作为血浆代用品和向病人提供营养等。

### 2. 多肽与蛋白质类

多肽和蛋白质的化学性质相似，但分子量不同，蛋白质分子量较多肽大，因此在生物学上的性质差异也较大，免疫原性也不同。常用的多肽类药品有缩宫素、降

钙素、胰高血糖素等；蛋白质类药品有丙种球蛋白、血清白蛋白、胰岛素等。

3. 酶及辅酶类

酶的化学本质依然是蛋白质，但因其具有特殊的生化功能，故可单独列为一类。酶类药品用处十分广泛，如胃蛋白酶、凝乳酶、纤维素酶、麦芽淀粉酶等有助消化作用；溶菌酶、胰蛋白酶、糜蛋白酶、胰 DNA 酶、菠萝蛋白酶、无花果蛋白酶等可用于消炎、消肿、清创、排脓和促进伤口愈合；胶原蛋白酶用于治疗褥疮和溃疡；木瓜凝乳蛋白酶用于治疗椎间盘突出症；弹性酶能降低血脂，用于防治动脉粥样硬化；血管舒缓素有扩张血管、降低血压的作用。一部分辅酶也属于核酸类药品。

4. 核酸类及其衍生物类

包括核酸（DNA、RNA）、单核苷酸、多聚核苷酸、核苷、碱基等。人工化学修饰的核苷酸、核苷、碱基等的衍生物亦属于此类药品。如从猪、牛肝中提取的 RNA 制品可用于慢性肝炎、肝硬化和肝癌的辅助治疗；从小牛胸腺或鱼精中提取的 DNA 可用于治疗精神迟缓、虚弱和抗辐射；多聚胞苷酸、聚肌苷酸 – 聚胞苷酸、聚肌苷酸及巯基聚胞苷酸是干扰素的诱导剂，用于抗病毒、抗肿瘤；较为重要的核苷酸及衍生物有混合核苷酸、混合 DNA 注射液、三磷酸腺苷（ATP）、三磷酸胞苷（CTP）、一磷酸腺苷（AMP）和肌苷等。将它们进行化学修饰后也用于治疗肿瘤和病毒感染。

5. 糖类

以黏多糖为主。化学结构中都具有多糖结构，由糖苷键将单糖连接而成。由于单糖结构、糖苷键的位置不同，其种类繁多，药理功能各异，广泛存在于各种生物中。多糖类药品来源广泛，它们有抗凝、降血脂、抗病毒、抗肿瘤、增强免疫功能和抗衰老等多方面的生理活性。这类常用药品有肝素、硫酸软骨素 A、透明质酸、壳聚糖。各种真菌多糖还具有抗肿瘤、增强免疫功能和抗辐射作用，有的还有使血细胞升高和抗炎作用，常用的有银耳多糖、灵芝多糖、茯苓多糖、香菇多糖等。

6. 脂类

脂类药品包括许多非水溶性的但能溶于有机溶剂的小分子生理活性物质，其化学结构差异较大，包括脂肪酸、磷脂等药品。脂类药品用途广泛，如脑磷脂、卵磷脂可用于治疗肝病、冠心病和神经衰弱症；多价不饱和脂肪酸（PUFA）和前列腺素、亚油酸、亚麻酸、花生四烯酸和二十四碳六烯酸（DHA）、二十碳五烯酸（EPA）等有降血脂、降血压、抗脂肪肝的作用，可用于冠心病的治疗；前列腺素是一大类含五元环的不饱和脂肪酸，已成功地用于催产和中期引产，去氧胆酸可治疗胆囊炎，猪去氧胆酸可治疗高血脂，鹅去氧胆酸可作胆石溶解药；胆固醇是人工牛黄的主要原料。

7. 生物制品类

从微生物及各种动物和人源的细胞、组织和液体生物材料直接制备或用现代生物技术等方法制备的，用于人类疾病预防、治疗和诊断的药品，统称为生物制品。此类药品有疫苗、免疫血清、血液制品、细胞因子、诊断制品等。

8. 动物器官或组织制剂

指利用动物脏器或其他器官、组织，经过相加工，未完全分离、精制，其有效成分是混合的或尚待分析，但临床上确有疗效的一类粗提物制剂。该类药品有近40种，如动脉浸液、脾水解物、骨宁、眼宁、蜂王浆、蜂毒、地龙浸膏、水蛭素等。

## 三、按原料来源分类

1. 植物组织来源的药品

该类药品是由植物制得的具有生物活性的天然有机化合物，如酶、蛋白质、核酸等。我国药用植物资源极其丰富。过去在研究药用植物时，往往忽视了其所含的生化成分，常常把药用植物中的生物大分子物质当作杂质除去而未利用。近年来，对植物中的蛋白质、多糖、酯类、核酸类等生物大分子物质的研究和利用逐渐引起了人们的重视，分离出的品种也不断增加，如相思豆蛋白、菠萝蛋白酶、木瓜蛋白酶、木瓜凝乳蛋白酶、无花果蛋白酶、苦瓜胰岛素、前列腺素E、伴刀豆球蛋白、人参多糖、刺五加多糖、黄芪多糖、天麻多糖、红花多糖、薜荔果多糖、茶叶多糖以及各种蛋白酶抑制剂等。

2. 动物组织来源的药品

该类药品包括所有由动物脏器、组织制得的品种，如胰岛素、肝素等。最初的生化药品实际上大多数都来自动物的脏器。由于制药学的发展，原料来源不断扩大，已经不仅仅限于动物脏器，但脏器来源药仍占重要地位和相当大的比例。动物来源的生化原料药品现已有160种左右，主要来自猪，其次来自牛、羊、家禽等，主要从动物的脑、心、肺、肝、脾、胃肠及黏膜、脑下垂体、血液、胆汁等脏器中获得各种生化药品。此外，肾、胸腺、肾上腺、松果体、扁桃体、甲状腺、睾丸、胎盘、羊精囊、骨及气管软骨、眼球、毛及羽毛、牛羊角、蹄壳、鸡冠、蛋壳等也均是生化制药的原料。但由于种属差异，此类药品的不良反应较人体组织来源的生物药品多。

人体提供的原料制成的生物药品品种多、疗效好，且副作用少，目前应用较多的品种主要有人血白蛋白、人胎盘内种球蛋白等。但由于人体提供的原料受到法律或伦理方面的严格限制，故未来批量生产寄托在生物技术制药的研究上。

3. 微生物来源的药品

微生物的种类繁多，包括细菌、放线菌、霉菌、酵母菌等。它们的生理结构和功能较简单，可变异，易控制和掌握，生长期短，能够实现工业化生产，是生化制药非常有发展前途的资源。抗生素是该类药品的典型代表。此外，很多氨基酸、维生素、酶类等药品也可由微生物大量制得；许多基因工程药物也借助微生物制得。现已知微生物的代谢产物已超过1000多种，微生物酶也近1300种，开发潜力十分巨大。

4. 海洋生物来源的药品

海洋生物是丰富的药品资源宝库。目前生存在海洋里生物有20多万种，它们统称为海洋生物。从海洋生物中制取的药品，称为海洋药品。自20世纪60年代开始，各国科学家对海洋藻类、腔肠动物类、节肢动物类、软体动物类、棘皮动物类、鱼类、爬行动物类、海洋哺乳动物类等八大类海洋生物进行了广泛的研究，从中分离和鉴定了数千种海洋天然物质。20世纪80年代后，由于现代精密分析仪器的发展与使用，使得更多复杂的海洋生物微量活性成分能得到快速分离、提纯和鉴定。它们的特异化学结构多是陆地天然物质无法比拟的。许多物质具有抗菌、抗病毒、抗肿瘤、抗凝血等药理活性作用。这些活性物质的发现为海洋新药的开发研究打下了基础。

5. 人工生物技术来源的药品

生物技术药品是通过生物技术——基因工程技术和杂交瘤细胞技术生产的生物药品。原先这些药品多数可以由动物材料或微生物源获得，但因受资源与工业成本的限制，尤其是对那些药理活性极强而在体内的含量又极微量的生理活性物质，已不可能用常规的生化方法来大量提取产品。现在不少品种可以应用DNA重组技术生产，如白细胞介素、红细胞生成素等。

## 任务二  生物药品的质量变异现象和原因

生物药品稳定性差，有的还是活微生物，具有生物活性易消失等特性，一般都怕热、怕光、怕冻。如血液制品在室温下保管容易变质失效。除另有规定外，多数药品适宜在 2~10℃ 干燥低温条件下保存；除冻干制品外，温度过低也可使含蛋白制剂、乳剂、胶体制剂冻结，析出沉淀或变性分层。药品即使储藏条件适宜，久存也易降低效价或变质。如肾上腺素受到光照的影响可发生氧化反应，逐渐变为红色至棕色，甚至不可使用。除了上述因素外，尚有药品的包装容器及材料等因素也可对药品的质量产生影响。

## 一、影响生物药品稳定性的内在因素

影响生物药品稳定性的内在因素除了与生物药品的处方组成和生产工艺有关以外，主要与生物药品本身的化学性质和物理性质有关，这些因素往往不单纯表现在一个方面，有时几个方面同时影响。

### (一)影响生物药品化学稳定性的因素

1. 水解性

水解的范围很广，包括盐类、酯类、酰胺类、苷类和其他水解。

1）盐的水解

盐的水解系指盐和水作用产生酸和碱的反应。强酸强碱盐在水中只电离，不水解。

2）酯的水解

酯类包括无机酸酯、脂肪酸酯、芳酸酯、芳链烃酸酯、杂环羧酸酯及内酯等。这一类药品很多，如阿司匹林、阿托品、普鲁卡因、硝酸甘油、葡萄糖醛酸内酯、毛果芸香碱以及大环内酯类抗生素等。

酯类药品水解的难易程度也不一样。有的较易水解，如阿司匹林在湿空气中就可以缓缓水解生成水杨酸和乙酸；有的酯类药品比较稳定，可以制成比较稳定的水溶液制剂(如注射液)，但在偏碱性的溶液中及热压灭菌处理或久储后亦容易水解。

3）酰胺及酰肼的水解

一般来说，酰胺类药品比其相应的酯类药品稳定，如普鲁卡因比普鲁卡因酰胺易水解。但酰胺在一定条件下，可水解成羧酸和氨基化合物，可水解的酰胺类药物有巴比妥类、青霉素类、头孢菌素类、氯霉素类。

4）苷的水解

苷广泛存在于植物体内，具有多方面的生理活性，是一类重要的中草药有机物质，在临床上广泛应用。结构属于苷类的药物如洋地黄毒苷、毒毛旋花苷，均易水解。苷类化合物水解后产生苷元和糖。

2. 氧化性

氧化反应是药品分解失效的重要因素之一。大多数药物的氧化分解包含自由基的自氧化键反应,结果使药品变质,颜色变深,形成沉淀物,或产生有毒物质。如有机砷剂氧化后,颜色变暗,毒性增加;麻醉乙醚氧化后生成有毒的过氧化物等。具有氧化性的药物,遇光易还原而变质,如过氧化氢、硝酸银、呋喃西林等。

3. 还原性

一些具有还原性的药物易被空气中的氧或化学氧化剂所氧化,即自动氧化和化学氧化。药品在流通过程中所发生的氧化多是由空气中的氧所引起的,这类氧化常使药品变质失效,是影响药品稳定性的重要原因。影响药品自动氧化的因素是复杂的,如氧浓度、溶液 pH 值、光、温度、水分、附加剂以及金属离子等。

4. 其他因素

药物的异构化、脱羧、聚合、碳酸化以及霉变,都可以影响药品的稳定性。

## (二)影响药品物理稳定性的因素

药品的物理稳定性是指药品的形态、颜色、气味、熔点、沸点、密度、溶解度、吸湿性、风化性、挥发性等。每一种药品都有其固定的物理性状。药品的不稳定性常常表现在物理性状方面的改变,而物理性状的变化又与药品稳定性密切相关。因此,要做好药品的保管养护工作,除了要了解药品的化学性质外,还必须知道物理性质对其质量的影响。

1. 吸湿性

吸湿性是药物的重要特性。药物吸湿后可发生结块、潮解、稀释甚至发霉、分解变质等现象。如氯化钙易吸湿潮解,胃蛋白酶易吸湿发霉。

2. 风化性

许多含有结晶水的药物都易风化。例如芒硝($Na_2SO_4 \cdot 10H_2O$)等。药物风化后,药效虽未改变,但因失水量不定,往往影响使用剂量的准确性。

3. 挥发性

一些沸点较低的药物成分常温下就能变为气体扩散到空气中,如乙醇、挥发油、樟脑等,它们在常温下即有很强的挥发性。

4. 升华

有些固态药物不经过液态而变为气态,这种性质称为药物的升华。例如碘、冰片、樟脑、薄荷脑、麝香草酚等均具有升华的性质。

5. 熔化

某些药物在一定温度下即开始熔化。例如以香果脂或可可豆酯作基质的栓剂，在夏季因库温过高而发生熔化。

6. 冻结性

某些以水或稀乙醇作溶剂的液体药物，当温度过低时往往发生冰冻，导致体积膨胀而引起容器破裂。

## 二、影响生物药品稳定性的外在因素

1. 温度

温度对生物药品质量的影响很大，温度过高或过低都能促使生物药品变质失效。温度对生物药品的影响，可以从温度过高和温度过低两个方面说明。

1) 温度过高

高温可促使生物药品发生化学和物理的变化，从而影响生物药品的质量。

其主要影响有：

(1) 促进变质：温度增高可促进氧化、水解、分解等化学反应或促进昆虫和微生物的生长繁殖而加速生物药品变质。例如抗生素受热后会加速分解失效；糖浆剂温度过高易发酵霉变。

(2) 挥发减量：温度过高可使具有挥发性、沸点低的药品加速挥发而造成损失。如挥发油等挥发后可因含量的变化而影响药效。温度高还可使含结晶水的药物加速风化。

(3) 破坏剂型：温度过高易使糖衣片熔化粘连、软膏熔化分层、胶囊剂碎裂、栓剂粘连软化变形等，失去原有剂型的作用。

2) 温度过低

一般生物药品均宜储存于冷处，但温度过低也能使一些生物药品产生沉淀、冻结、凝固，甚至变质失效。有的则使容器破裂而造成损失。

(1) 遇冷变质：例如生物制品因冻结而失去活性，胰岛素注射液久冻后可发生变性；乳剂、凝胶冻结后分层且无法恢复原状。

(2) 冻破容器：注射剂及水溶液制剂在 0℃ 以下能发生冻结，体积膨胀，使玻璃容器破裂。

2. 湿度

空气中水蒸气的含量称为湿度。空气中水蒸气含量越高，湿度就越大；反之，湿度越小。湿度对药品质量的影响很大，湿度过大能使生物药品吸湿而发生潮解、变形、发霉、稀释、水解；湿度过小又容易使某些生物药品风化或干裂。药品受湿度影响而发生的常见变质现象如下：

(1)潮解：是指某些易溶于水的药品露置于潮湿的空气中，逐渐吸收空气的水分，使其部分溶解呈现液状的现象，如胃蛋白酶等。

(2)变形：是指药品吸湿后引起物理形态改变的现象。如片剂、丸剂受潮后出现松片、裂片；胶囊剂受潮后粘连软化变形。

(3)稀释：是指一些具有吸水性的液体药品在潮湿的空气中能吸收水分而使浓度变小的现象。如甘油、干糖浆等。

(4)水解：是指有些药品吸收水分后能分解变质的现象。如阿司匹林吸潮后水解生成水杨酸和醋酸；青霉素吸潮水解生成青霉醛和青霉胺而失效。

(5)风化：是指许多含有结晶水的药物在干燥空气中容易失去结晶水的现象。有的药品风化后易察觉，如蓝色结晶硫酸铜风化后为白色粉末；有的不易察觉，如重硫酸奎宁含 10 个分子结晶水，无论失水与否均为白色粉末。

3. 空气

空气是由许多气体组成的混合物，其主要成分是氮(78.095%)、氧(20.95%)、二氧化碳(0.03%)以及稀有气体(0.93%)等。此外，在空气中还含有水蒸气及灰尘等固体杂质和微生物。在工业城市或工厂附近还混杂有二氧化硫、硫化氢、氯化氢和氨等有害气体。空气中主要以氧及二氧化碳对药品的影响最大。

4. 光线

光线是由不同波长的电磁波所组成。光线使药品变质，紫外线起着主要作用，它能直接引起或促进药品发生氧化、变色、分解等化学反应。

在光的作用下进行的反应称为光化反应。光由各种波长的电磁波组成，除了可见光(波长在 390~770nm)外，还有肉眼看不见的红外线和紫外线。红外线亦称红外光，波长在 770nm 以上，有显著热效应。紫外线亦称紫外光，波长约为 40~390nm，能量较大。光线照射物质引起化学变化主要是因紫外线的作用，它能直接引起或促进(催化)药品的氧化、变色、分解等化学反应。

各种药品对光的敏感程度是不相同的，有的遇光变化较快，有的变化则较慢，有的仅受直射光的影响，而有的甚至仅受散光照射亦可引起变化。光对药品的影响在很多情况下并不是孤立地起作用，而常常是伴随着其他因素(如氧气、水分、温度等)共同起作用的。如酚类药品及维生素 A、维生素 D 等是在光和氧的共同影响下，被氧化而失效；升汞溶液在水分参与下受光的作用分解出甘汞沉淀；维生素 C 在光照射下易被氧化，当加热使温度升高时可加速其被氧化，从而变色而失效；碘化钾在碳酸参与下受光照易被氧化并析出游离碘等。

5. 时间

药品储存时间对其质量也会有影响。有些药品即使储存条件适宜，但储存过久，亦会引起变质失效。如抗生素类药品、生物制品、脏器制剂以及某些化学药品都规定有一定的有效期限，过期或效力降低，或毒性增加，或两者兼有。有些制剂的剂型，如乳剂、水剂、栓剂等即使无有效期规定，但时间过长也会影响质量，不能长久保存使用。

药品储存时间还可以影响片剂的生物利用度。如阿司匹林片久储后崩解时限延长，溶出速度下降，造成的原因可能是因水解生成的酸使崩解剂淀粉糊化所致。辅料采用阿拉伯胶或明胶浆制成的片剂在储存中也可使崩解时间延长。

药品储存时限与外界因素(如空气、光、温度、湿度等)有一定关系。若储存不当，又受外界因素的影响，虽储存时间不长或未过有效期，但也有可能发生变质失效。一般说来，药品储存皆不宜过久。应注意先生产的产品先用，以免久储后影响药效。

6. 微生物和昆虫

药品在储存期间若暴露于空气中，微生物(细菌、霉菌、酵母菌等)和昆虫极易混入。由于微生物的繁殖可引起药品发霉、腐败从而造成变质失效，特别是含有营养性成分的药物制剂(如含淀粉、糖类、蛋白质类等)更易遭受污染、霉变或虫蛀。

若温度适宜，空气中湿度又较高，则更有利于微生物的生长繁殖。药品受微生物和昆虫的侵袭后，如长霉、虫蛀、染菌，都不能再供药用。

7. 容器

包装容器是直接盛装和保护药品的器物，种类很多，质量有别，对药品的影响也不一样。包装材料选择是否恰当、质量优劣对药品受外界环境的影响及药物自身的稳定都有直接的关系。包装药品最常用的容器材料有玻璃、金属、陶瓷、塑料、纸质、橡胶等。具体特点如下：

(1)玻璃：玻璃性质稳定，不与药物及空气中的氧、二氧化碳等作用，但在溶液中可能会释放出碱性物质和不溶性脱片，这可通过改变玻璃化学组成及组成成分的比例来克服。

(2)金属：金属具有较高的机械强度，如锡、镀锡的铝、铝软管等，金属容器牢固、密封性能好，药物不易受污染。但一般金属的化学稳定性较差，易被氧化剂、酸碱性物质所腐蚀，选用时注意表面要涂环氧树脂保护层以耐腐蚀，但不宜用于氯化物的包装。

(3)陶瓷：陶瓷较玻璃硬，对多数化合物有良好的耐蚀性，但对氢氟酸及氢氧化钠(烧碱)不耐蚀，瓷质脆，有少许透光性。陶瓷可上釉，但应采用质量良好无毒的釉，即在加热或受潮之后不能析出铅，只有里外都上釉者才不透光。这类瓷器主要用于盛装软膏，也可用于盛装散剂等。

(4)塑料：塑料是聚氧乙烯、聚苯乙烯、聚乙烯、聚丙烯等一大类高分子聚合物的总称。塑料容器质轻，约为同容器玻璃重量的1/5，机械性能良好，耐碰撞，具有高度的耐蚀性，价格低廉。与玻璃相比较，塑料最大的缺点是有两向穿透性，即容器中的溶液可通过塑料进入环境，周围环境中的物质也可通过塑料进入到溶液中，影响药物的稳定性。不同的塑料其穿透性也不相同，有些药物能与塑料中的添加剂发生理化作用，或药液黏附在容器壁上。总之，选用塑料包装时要根据其理化性质与药品性质、剂型等进行选择，必要时需做物理试验(如塑料与药液的相互作用及水蒸气透过试验)及生物试验(如毒性试验)等，以保证药品质量和用药安全。

(5)纸质容器：纸质容器重量轻，厚纸板还有一定的弹性，具有不同程度的抗震作用，价格也很低廉。纸质包装遇潮、淋雨破损。上过胶者可防潮、防水，但不甚坚固；蜡纸防潮效果较好；玻璃纸不透油脂。可根据药物性质选择适宜的纸质包装。

(6)橡胶：橡胶常被用来作塞子、垫圈、滴头等部件，使用时应注意橡胶塞与瓶中溶液接触可能吸收主药和防腐剂，需用该防腐剂浸泡后使用。橡胶塞用环氧树脂涂覆，可有效阻止橡胶塞中成分溶于溶液中而产生白点干扰药物分析等现象；还应注意橡胶塞中是否有与主药、抗氧剂和防腐剂相互作用的现象，以确保药品的质量。

# 任务三　生物药品的储存养护

## 一、温湿度自动监测系统

在储存生物药品的仓库中和运输生物药品的设备中配备温湿度监测系统，对药品储存过程和生物药品运输过程的温湿度状况进行实时自动监测和记录，有效防范储运过程中可能发生的影响药品质量安全的各类风险，确保储存和运输过程的药品质量。

1. 温湿度自动监测系统的组成

温湿度自动监测系统由测点终端、管理主机、不间断电源以及相关软件等组成。各测点终端能够对周边环境温湿度进行实时数据的采集、传送和报警；管理主机可对各测点终端监测数据进行收集、处理和记录，并具有报警功能。

2. 温湿度要求及数据测量误差

1）温湿度要求

药品应按包装标示的温度要求储存，包装上没有标示具体温度的，按照药典规定的储存要求进行储存。储存药品相对湿度应为35% ~ 75%。

2）数据测量误差

系统温湿度测量设备的最大允许误差应当符合以下要求：

（1）测量范围在0 ~ 40℃之间，温度的最大允许误差为±0.5℃。

（2）测量范围在25 ~ 100℃之间，温度的最大允许误差为±1.0℃。

（3）相对湿度的最大允许误差为±3% RH。

3. 数据更新及记录时间

（1）数据更新：时间系统应当自动对药品储存运输过程中的温湿度环境进行不间断监测和记录。系统应当至少每隔1min更新一次测点温湿度数据。

（2）数据记录：时间储存过程中至少每隔30min自动记录一次实时温湿度数据，运输过程中至少每隔5min自动记录一次实时温湿度数据。当监测的温湿度超出规定范围时，系统应当至少每隔1min记录一次实时温湿度数据。

（3）数据记录备份和保存时间：企业应当对监测数据采用安全、可靠的方式按日备份，备份数据应当存放在安全场所，数据应当至少保存5年。

4. 系统自动报警

当监测的温湿度数据达到设定的临界值或者超出规定范围，以及系统发生供电中断等情况，系统应当能够实现就地和在指定地点进行声光报警，同时采取短信通讯等方式对不少于3名指定人员报警。

5. 系统监测点数量的设置

药品库房或仓间安装的测点终端数量及位置应当符合以下要求：

（1）每一独立的药品库房或仓库至少安装2个测点终端。

（2）平面仓库每300m²面积至少安装1个监测终端，每增加300m²面积至少增加1个测点终端，不足300m²的按300m²计算。仓库测点终端安装的位置不得低于药品货架或药品堆码垛高度的 2/3 位置。

(3)高架仓库或全自动立体仓库的货架层高在 4.5~8m 的，每 300m² 面积至少安装 2 个测点终端，并均匀分布在货架上、下位置；货架层高在 8m 以上的，每 300m² 面积至少安装 3 个测点终端，并均匀分布在货架的上、中、下位置；不足 300m² 的按 300m² 计算。

高架仓库或全自动立体仓库上层测点终端安装的位置，不得低于最上层货架存放药品的最高位置。

(4)储存冷藏、冷冻药品仓库测点终端的安装数量，应当符合上述各项的要求，其计算安装数量的单位按每 100m² 面积计算。

(5)每台独立冷藏、冷冻药品运输车辆或车厢，安装的温度测点终端数量不得少于 2 个。

车厢容积超过 20m² 的，每增加 20m³ 至少增加 1 个测点终端，不足 20m³ 的按 20m³ 计算。每台冷藏箱或保温箱至少应当放置一个可移动的测点终端。

6. 测点终端的安装与校准要求

1)安装要求

测点终端的安装布点位置应当考虑仓库的结构、出风口、门窗、散热器分布等因素，防止因安装位置不合理而影响对环境温湿度检测的准确性。

测点终端应当安装牢固、位置合理准确，可有效防止储运设备作业及人员活动对监测设备造成影响或损坏，测点终端的安装位置不得随意调整。

2)校准要求

企业应当至少每年对测点终端进行一次校准，对系统设备进行定期检查、维修、保养，并建立档案。

## 二、防虫

1. 仓库常见害虫种类

仓库害虫的种类很多，主要有药材甲、米象、咖啡豆象、谷蠹、印度谷螟、地中海粉螟等。

2. 常见害虫感染途径及预防方法

见表 9.3.1。

表 9.3.1 常见害虫感染途径及预防方法

| 感染途径 | 原因 | 预防方法 |
|---|---|---|
| 货物内潜伏 | 货物在入库前已有害虫潜伏其中，如中药材内一般均含有害虫或虫卵，在加工的过程中如果没有进行彻底的杀虫处理，成品中就会出现害虫 | 做好货物入库前的检疫工作，确保入库货物不携带害虫及虫卵 |
| 包装内隐藏 | 仓库包装物内藏有害虫，入库货物放入包装后，害虫即可以危害货物 | 对可重复利用的包装物进行定期消毒，杀死其中隐蔽的害虫 |
| 运输工具感染 | 运装过带有害虫的运输工具，害虫就可能潜伏在运输工具中，进而感染其他货物 | 注意对运输工具的消毒，运输时严格区分已感染货物与未感染货物 |
| 仓库内隐藏 | 害虫还有可能潜藏在仓库建筑的缝隙以及仓库内的各种备用器具中，或者在仓库周围生长，并最终带入仓库 | 做好库房内、外环境的清洁工作，对库房内用具进行定期消毒，防止害虫滋生 |
| 邻垛间相互感染 | 当某一货垛感染了害虫后，害虫会爬到邻近的货垛上去继续危害 | 对已感染了害虫的货垛及时隔离并对其相邻货垛进行严密监控 |

**3. 仓库害虫的防治**

1）卫生防治

库房要保持清洁卫生，使害虫不易滋生，彻底清理仓具和密封库房内外缝隙、孔洞等，严格进行消毒；严格检查入库货物，防止害虫进入库内，并做好在库货物的经常性检查，发现害虫及时处理，以防蔓延。

2）物理防治

（1）暴晒法：适宜于一般不易变色、融化、脆裂、泛油的药材。一日中较适宜暴晒时间为上午9时至下午5时，以下午1~3时温度最高，暴晒过程中每隔0.5~1h翻动一次，以便晒匀，加速水汽散发。晒完还须摊晾，使热气散尽后，再包装堆垛。

（2）高温干燥法：某些易吸湿的品种或含水量较高的品种可采用烘箱或烘房进行干燥，既可杀虫，也可控制药物的含水量。

（3）低温冷藏法：一般温度控制在8℃以下，环境温度-4℃为仓库害虫的致命临界点。

3）化学防治

（1）少量药物化学防治法：利用乙醇挥发的蒸气防治仓库害虫。将一定浓度的乙醇放在敞口容器内，然后存放储品容器中，但不得沾染药物。可使用

75%～95%浓度的乙醇，使蒸气逐渐挥发，达到防虫杀虫的目的。

（2）大量药物化学防治法：常用的药剂性质可分为触杀剂和熏蒸剂两大类。为了达到经济、有效、安全之目的，一般多与其他防治方法配合使用。

4）其他维护方法

包括自然降氧防治法、低氧低药量防治法、气调养护防治法、远红外干蒸法、微波防治法、电离辐射防治法等。

# 实训（十）——生物药品的出库验发

生物药品大部分需冷藏存放，所以此次任务以需冷藏的生物药品为例练习出库流程。

## （一）工作目标

掌握生物药品复核、拼箱包装要求和出库程序，掌握生物药品出库设备使用知识。

## （二）工作流程

1. 原辅料称量程序

（1）目的：规范原辅料的称量。

（2）范围：适用于生产所用原辅料。

（3）职责：物控部、制造部、质量管理部负责此规程的实施。

（4）规程：

①原辅料在流转中应严格称重计量，并填写"称量记录"。

②称量过程中应有交接双方及 QA 人员同时在场，并预先校对计量器具。

③原辅料入库前应称其总量，对分件包装货物，如其各件重量差值过大影响到车间岗位操作的，还应抽样称重单件货物，检验其重量是否在允许误差范围以内。

④送发料时，物料称量应由发、领料双方或发、领、送料三方共同复核签字。

⑤发料时应复核存量，如有差错，应立即查明原因。

⑥衡器要有校验记录，并在有效期内。

2. 原辅料、包装材料发放程序

（1）目的：建立原辅料、包装材料出库的管理规程，规范原辅料、包装材料发放程序。

（2）范围：适用于原辅料、包装材料的出库管理。

（3）职责：物料管理部长、仓库保管员、发货员、复核员对本规程的实施负责。

（4）规程：

①原辅料的发放：发货员依据车间主任签字的领料单所列品名、编号、批号、规格、数量等，根据出库原则按库卡确定的物料批号，将所需原辅料备齐并码放于备料区。

仓库保管员按批生产指令核对领料单所列原辅料的各项内容，确定所备物料有质管部出具的合格证或检验报告单后才发料出库。

需拆零的原辅料可根据其性质在指定区域拆包称量，并将被拆包件及称取的原料装入洁净容器，分别将拆包件开口封严，填写好标签，送回原位。

发货员将物料批号填在领料单上，并将每件原辅料密封，随同领料单送入生产车间（对有含量要求的原辅料，应准确计算出原辅料的实际重量并进行称量，由质量监督人员审核签字）。

车间领料人员逐项核对点收所送原辅料的品名、批号、规格、数量无误后，发货员和领料人员双方在领料单上签字。交接完毕由车间领料人员将原辅料送到使用工序。

发料后，仓库保管员应填写台账及货位卡，注明货物去向及结存数量。领料单和相应记录归档保存。

②包装材料发放：仓库保管人员按领料单的要求，备齐包装材料，在发货区码放整齐。

按照批包装指令，保管员核对领料单所列包装材料的品名、规格、数量等内容，并有质管部出具的包装材料合格证或检验报告单后方可出库。

发料后，仓库保管员要填写发放记录，并在货位卡及台账上填写去向及结存数量，领料、发料人均在记录及领料单上签字。

车间领料员将从仓库领取的包装材料存放于指定地点，标签等标示包装材料应按品种、规格、批号等分类专柜存放并上锁，由领料人员负责保管，同时做好发放记录及标示卡。

③标签、说明书的发放：仓库标签、说明书发放，必须根据生产部包装指令及车间领料单计数发放。

领料人、发料人依据包装指令共同对品种、数量逐一核对，确认质量符合要求方可发货，双方签字并注明日期。

发料后，库存货位卡和台账上应详细填写标签去向，结存情况。

仓库保管员对领用退回数、残损数及剩余数做好确认记录和结存情况。

不合格的标签、说明书不得发出使用，销毁时应有专人监督并在记录上签字。

3. 原辅料、半成品(中间体)交接规程

(1)目的：建立原、辅料、半成品(中间体)接收管理的标准操作程序，规范接收过程的操作。

(2)范围：原、辅材料、半成品(中间体)的入库接收过程。

(3)职责：供应室负责人、仓库保管员、采购人员。

(4)规程：

①车间原辅料交接制度：各工序生产的原辅料应以"工艺规程"规定的质量标准作为交接验收的依据。原辅料的货位处应挂待验牌和用黄色标记围栏。

原辅料由车间检验室抽样检验，被抽样的容器上应贴上原辅料待验或标有待验标记，根据检验结果，由车间检验室发放原辅料合格证，取下黄色标记和待验牌后，才能移交下道工序。

交接时，必须填写原辅料交接记录。

不合格的原辅料应贴上不合格证，放于规定的区域，立红色不合格牌，未经有关部门批准不准使用或转移。

②半成品(中间体)交接制度：各工序生产的半成品(中间体)应以"工艺规程"规定的质量标准作为交接验收的依据。半成品(中间体)的货位应挂待验牌和用黄色标记围栏。

半成品(中间体)由车间检验室抽样抽验，被抽样的容器上应贴上半成品(中间体)待验或标有待验标记，根据检验结果，由车间检验室发放半成品(中间体)合格证，取下黄色标记和待验牌后，才能移交下道工序。交接时，必须填写半成品(中间体)交接记录。不合格的半成品(中间体)应贴上不合格证，放于规定的区域，立红色不合格牌，未经有关部门批准不准使用或转移。

4. 成品出库验发与复核程序

(1)目的：规范药品出库管理，确保药品销售符合质量标准，杜绝不合格药品出库。

(2)范围：适用于仓库区内成品药的出库、复核和质量检查。

(3)职责：仓储管理部、质量管理部、保管员、发货员、复核员。

(4)规程：

①保管员按销售凭证[药品出库单或发票、药品(出库、复核)清单]备货后，将应发实物移到发货区底垫上(零货置拼箱工作台上)，逐一核对收货单位、发票印鉴、开票时间(即"三查")，核对货号、品名、规格、厂家、数量及发货日期(即"六对")。按"先产先出""近期先出""易变先出""按批号发货"(即四先出)的原则出库。

②复核人按复核记录项目进行质量检查和复核，并做好"药品出库复核记录"。如药品质量存疑或有过期、虫蛀、鼠咬、包装破损、封口不牢、衬垫不实、封条严重损坏、包装内有异常响动、渗漏等现象应立即停发，报有关部门处理。

③麻醉药品、一类精神药品、医疗用毒性药品、贵重药品发货应由发货员、复核员两人进行质量复核并做好质量跟踪记录。

④拼箱零货发放应选择合适包装、物料和方法，做到包装牢固。外包装注明拼箱标志、收货单位、数量、复核员等。

⑤发货后及时清场，填好"药品保管卡"，立即销账及动态盘点，做到账、货、卡相符及相关材料归档。所有记录保存至超过药品有效期1年，不得少于3年。

(5)出库验发结尾工作：

①检查出库验发复核所有记录或票单相关账卡，收发结存情况是否正确。仓储采用微机管理系统的除外。

②所有物料均应归回原处，在适合条件下放置。对出库验发、复核涉及的账表、记录等材料均应整理归档。各项记录、凭证均应建档留存3年备查。

③对搬运设施、计量器具要归位归零，妥善保养存放。

④对地面、台面等工作场地进行清洁卫生整理，保持良好环境。

## (三)工作记录

1. 称量记录

| 品名 | | 规格 | | 批号 | | 日期 | |
|---|---|---|---|---|---|---|---|
| 原辅料名称 | 单位 | 毛重 | 皮重 | 净重 | 称量人 | 复核人 | |
| | | | | | | | |

## 2. 领料单

| 领料单位 | | | | 发料单位 | | | |
|---|---|---|---|---|---|---|---|
| 编号 | | | | | 编号 | | |
| A(原料) | | B(辅料) | | C(包装) | | D(其他物料) | |
| 代码 | 品名 | 规格 | 单位 | 请领 | 实领 | 单价 | 金额 |
| | | | | | | | |

材料会计：          保管员(发料员)：                制单人：

领料单位负责人：          领料人：

## 3. 标签发放领取记录

| 日期 | | 名称 | 批号 | 规格 | 件数 | 标签张数 | 发放人 | 领取人 |
|---|---|---|---|---|---|---|---|---|
| 月 | 日 | | | | | | | |
| | | | | | | | | |

## 4. 药品存放货位卡

名称：

包装规格：                代码：                    规格：

货位号：                  储存条件：                效期：

| 日期 | | 质量检验报告单号 | 批号编号 | 产地 | 来源去向 | 入库数量 | 出库数量 | 结存 |
|---|---|---|---|---|---|---|---|
| 月 | 日 | | | | | | | |
| | | | | | | | | |
| | | | | | | | | |

## 5. 药品出库单

客户编号：        购货单位：        填写日期：    年  月  日            共  页第  页

| 编号 | 品名 | 规格 | 单位 | 数量 | 批发单价 | 实收金额 | 零售单价 | 零售金额 | 批号 | 产地 |
|---|---|---|---|---|---|---|---|---|---|---|
| | | | | | | | | | | |

总计金额(小写)：                              (大写)：

付货仓库：        发货员：        复核员：        业务员：        制票员：

## 6. 药品保管卡

| 货号 | | 品名 | | 规格 | | | |
|---|---|---|---|---|---|---|---|
| 包装 | | 批号 | | 效期 | | | |
| 月 | 日 | 摘要 | 收入 | 发出 | 结存 | 经手人 | 货位 |
| | | | | | | | |

# 项目十　特殊管理药品的储存与养护

★ 学习目标 ★

了解特殊管理药品的概念及分类；

熟悉特殊管理药品的管理措施；

熟悉麻醉药品、精神药品的储存和保管要求；

熟悉毒性药品和放射性药品的储存和保管要求。

## 任务一　特殊管理药品的分类

### 一、特殊管理药品的含义

《中华人民共和国药品管理法》第61条规定，"疫苗、血液制品、麻醉药品、精神药品、医疗用毒性药品、放射性药品、药品类易制毒化学品等国家实行特殊管理的药品不得在网络上销售。"

《中华人民共和国药品管理法》规定，国家对麻醉药品、精神药品、医疗用毒性药品、放射性药品实行特殊管理。故将麻醉药品、精神药品、医疗用毒性药品和放射性药品定义为特殊管理药品，简称"麻、精、毒、放"（图10.1.1）。

特殊管理药品具有双重性，当其作为药品使用时与其他药品一样，具有医疗价值，在预防、诊断、治疗疾病等过程中必不可少，正确使用能发挥防病、治病的积极作用，具有不可替代性。反之，由于特殊管理药品具有特殊的生理、药理作用，若使用不当或管理不善，会造成人体健康、公共卫生、社会治安和经济等方面的严重问题及危害。因此，世界各国对特殊管理药品都采取了比其他药品更为严厉的管理模式，国际上还专门组建了管制机构，制定了国际公约，对其研制、生产、流通、使用和管理等全部过程实行严格的监督管理，且制定了严厉的处罚措施，在保证满足正常医疗、教学、科研需要的同时，防止这些药品被滥用或流入非法渠道。我国政府同样对麻醉药品、精神药品、医疗用毒性药品和放射性药品实施特殊管理，制定了相应的法律、法规，对特殊管理药品的研制、生产、流通、使用、管理等各个环节实行严格的监督管理，以确保人民合法、安全、合理地使用，防止它们被滥用或流入非法渠道。

图 10.1.1　特殊药品标识

## （一）麻醉药品

指具有依赖性潜力，连续使用、滥用或不合理使用易产生生理依赖性和精神依赖性（即成瘾性），列入麻醉药品目录的药品和其他物质。

## （二）精神药品

指直接作用于中枢神经系统，使之兴奋或抑制，具有依赖性潜力，滥用或不合理使用能产生药物依赖性且列入精神药品目录的药品和其他物质。根据对人体产生依赖性和危害人体健康的程度不同，可将精神药品分为第一类精神药品和第二类精神药品。

## （三）医疗用毒性药品

简称毒性药品，指毒性剧烈、治疗剂量与中毒剂量相近，使用不当会致人中毒或死亡的药品。医疗用毒性药品分为毒性中药和毒性西药。毒性中药如砒霜、雄黄、洋金花等共 27 种，毒性西药如阿托品、洋地黄毒苷、水杨酸毒扁豆碱等共 11 种。

### (四)放射性药品

指用于临床诊断或治疗的放射性核素制剂或其标记药物，包括裂变制品、加速器制品、放射性同位素发生器及其配套药盒、放射性免疫分析药盒等。

### (五)疫苗管理

国家对疫苗实行最严格的管理制度，坚持安全第一、风险管理、全程管控、科学监管、社会共治。国家坚持疫苗产品的战略性和公益性，其标识见图 10.1.2。

图 10.1.2 "免疫规划"专用标识

### (六)血液制品管理

血液制品是特指各种人血浆蛋白质品，包括人血白蛋白、人胎盘血白蛋白、静脉注射用人免疫球蛋白、肌注入免疫球蛋白、组织胺人免疫球蛋白、特异性免疫球蛋白、免疫球蛋白、人凝血因子Ⅷ、人凝血酶原复合物、人纤维蛋白原、抗人淋巴细胞免疫球蛋白等。

### (七)兴奋剂管理

《反兴奋剂条例》所称兴奋剂指兴奋剂目录所列的禁用物质等。

(1)国家体育总局、商务部、国家卫生健康委、海关总署、国家药品监督管理局于 2019 年 12 月 30 日联合发布 2020 年兴奋剂目录公告，《2020 年兴奋剂目录》自 2020 年 1 月 1 日起施行。

(2)《2020 年兴奋剂目录》分为两个部分。第一部分：兴奋剂品种；第二部分：对运动员进行兴奋剂检查的有关规定。

(3)我国公布的《2020 年兴奋剂目录》，将兴奋剂品种分为七大类，共计 349 个品种(比 2019 年增加 5 个)，类别分布如下：蛋白同化制剂品种 87 个，肽类激素品种 65 个，麻醉药品品种 14 个，刺激剂品种 75 个，易制毒化学品 3 个，医疗用毒性药品品种 1 个，其他(β - 受体阻滞剂、利尿剂等)104 个。

## 二、特殊管理药品的分类

### (一)特殊管理药品的分类

1. 按来源及化学成分分类

(1)阿片类：如阿片粉、阿片酊、阿桔片。

(2)阿片生物硫类：如阿片全碱注射剂(或片剂、栓剂)。

(3)可卡因类：如辛可卡因注射剂。

(4)吗啡类：如盐酸吗啡注射液、硫酸吗啡片。

(5)大麻类：如大麻。

**2. 按剂型分类**

注射剂(美沙酮注射液)、片剂(吗啡)、糖浆剂(磷酸可待因糖浆)、散剂(阿片粉)、透皮贴剂(枸橼酸芬太尼透皮贴剂)、栓剂(阿片全碱栓剂)等。

**3. 按临床应用分类**

麻醉用(辅助麻醉和麻醉诱导与维持用)，如舒芬太尼；镇痛用，如枸橼酸芬太尼、盐酸哌替啶；镇咳用，如阿桔片等。

**4. 疫苗分类**

疫苗分为免疫规划疫苗和非免疫规划疫苗。

(1)免疫规划疫苗：是指居民应当按照政府的规定接种的疫苗，包括国家免疫规划确定的疫苗，省、自治区、直辖市人民政府在执行国家免疫规划时增加的疫苗，以及县级以上人民政府或者卫生健康主管部门组织的应急接种或者群体性预防接种所使用的疫苗。

居住在中国境内的居民，依法享有接种免疫规划疫苗的权利，履行接种免疫规划疫苗的义务。政务免费向居民提供免疫规划疫苗，接种单位接种免疫规划疫苗不得收取任何费用。

(2)非免疫规划疫苗：是指由居民自愿接种的其他疫苗。接种单位接种非免疫规划疫苗，除收取疫苗费用外，还可以收取接种服务费。接种服务费的收费标准由省、自治区、直辖市人民政府价格主管部门会同财政部门制定。

**(二)麻醉药品和精神药品的分类**

《麻醉药品品种目录(2013 版)》共 121 个品种，其中我国生产及使用的品种及包括的制剂、提取物、提取物粉共有 27 个品种，具体有如下品种：可卡因、罂粟浓缩物、二氢埃托啡、地芬诺酯、芬太尼、氢可酮、氢吗啡酮、美沙酮、吗啡、阿片、羟考酮、哌替啶、瑞芬太尼、舒芬太尼、蒂巴因、可待因、右丙氧芬、双氢可待因、乙基吗啡、福尔可定、布桂嗪、罂粟壳。

《精神药品品种目录(2013 版)》共有 149 个品种，其中第一类精神药品有 68 个品种，第二类精神药品有 81 个品种。

目前，我国生产及使用的第一类精神药品有 7 个品种，具体有以下品种：哌醋甲酯、司可巴比妥、丁丙诺啡、γ－羟丁酸、氯胺酮、马吲哚、三唑仑。

我国生产及使用的第二类精神药品有 29 个品种，具体如下品种：异戊巴比妥、格鲁米特、喷他佐辛、戊巴比妥、阿普唑仑、巴比妥、氯氮、氯硝西泮、地西泮、艾司唑仑、氟西泮、劳拉西泮、甲丙氨酯、咪达唑仑、硝西泮、奥沙西泮、匹莫林、苯巴比妥、吡唑坦、丁丙诺啡透皮贴剂、咖啡因、安钠咖、地佐辛、麦角胺咖啡因、氨酚氢可酮片、曲马多、扎来普隆、佐匹克隆。

### (三)医疗用毒性药品的分类

1988 年颁布施行的《医疗用毒性药品管理办法》将毒性药品分为两类。

1. 毒性中药品种

砒石(红砒、白砒)、砒霜、水银、生马前子、生川乌、生草乌、生白附子、生附子、生半夏、生南星、生巴豆、斑蝥、青娘虫、红娘虫、生甘遂、生狼毒、生藤黄、生千金子、生天仙子、闹阳(羊)花、雪上一枝蒿、红升丹、白降丹、蟾酥、洋金花、红粉轻粉、雄黄。

2. 西药毒药品种

去乙酰毛花苷丙、阿托品、洋地黄毒苷、氢溴酸后马托品、三氧化二砷、毛果芸香碱、升汞、水杨酸毒扁豆碱、亚砷酸钾、氢溴酸东莨菪碱、士的宁。

### (四)放射性药品的分类

1. 按核素分类

一类是放射性核素，本身即是药物的主要组成部分，利用其本身的生理、生化或理化特性以达到诊断或治疗的目的，如 $^{131}I$、$^{125}I$ 等；另一类是利用放射性核素标记的药物，通过被标记物本身的代谢过程来体现的，如 $^{131}I$ – 邻碘马尿酸钠。

2. 按医疗用途分类

一类是用于诊断治疗，即利用放射性药品对人体各脏器进行功能、代谢的检查以及动态或静态的体外显像，是放射性药品最主要的用途，如甲状腺吸 $^{131}I$ 试验；一类是少量的放射性药品用于如 $^{131}I$ 治疗甲亢、$^{90}Sr$ 敷贴治疗皮肤病等。

## 三、特殊管理药品的管理措施

### (一)麻醉药品与精神药品的管理

目前，滥用麻醉药品和精神药品的现象在很多国家都十分严重。此行为给个人、家庭以及社会带来了很大的负担，成为世界范围的严重公害。吸毒者为了追求吸食后的快感，反复用药以致成瘾，成瘾者健康水平明显下降，丧失人格、道德沦落，青少年吸毒者严重的甚至妨碍了其身心发育；吸毒者为满足个人毒瘾，不惜花费大量金钱购买药品，造成家庭经济衰败，加上成瘾者个人道德沦落，从而导致家庭破裂；吸毒上瘾者劳动能力下降影响劳动生产率，造成社会经济严重损失，且不择手段获取毒品构成犯罪行为，给社会带来严重的治安问题。因此国家对麻醉药品和精神药品使用管理的宗旨是：强调保障合法需求，防止非法滥用，即在加强监督力度的同时，要完善法规，规范用药环节，提高用药水平，促进流通体制改革、定价办法改革，促进流通使用环节的信息化建设等。

2018 年 11 月 9 日颁布的《麻醉药品和精神药品管理条例》，该条例九章八十九条，既明确了条例制定的依据和监管部门的职责划分，又在麻醉药品和精神药品的"种植、实验研究和生产""经营""运输""储存""使用""审批程序和监督管理""法律责任"等各个环节制定了详细的管理办法。除此条例外，麻醉药品和精神药品的管理还须参照《药品管理法》《药品管理法实施条例》《麻醉药品和精神药品经营管理办法》《麻醉药品和精神药品生产管理办法》《麻醉药品和精神药品邮寄管理办法》等法律、法规。

麻醉药品和精神药品的基本管理制度包括：

(1)种植、生产实行总量控制，生产(种植)定点和计划管理。

(2)开展实验研究活动需经批准。

(3)实行定点经营制度，并规定布局和销售渠道。

(4)医疗机构使用麻醉药品和第一类精神药品实行购用印鉴卡管理。

(5)专用处方。

(6)运输或邮寄实行运输证明或邮寄证明管理。

(7)对已经发生滥用且造成严重社会危害的麻醉药品和精神药品，要采取一定期限内终止生产、经营、使用或者限定其使用范围和用途等措施。对不再作为药品使用的，撤销其批准文号和药品标准，对上市销售但未列入管制的药品发生滥用，已经造成或者可能造成严重社会危害的，及时将其列入管制或调整管制类别。

(8)建立监控信息网络，对麻醉药品和精神药品的流向进行监控。

**(二)医疗用毒性药品的管理**

医疗用毒性药品的管理措施以 1988 年 11 月 27 日发布的《医疗用毒性药品管理办法》为准。

医疗用毒性药品供应及使用管理基本制度包括：

(1)毒性药品的收购和经营，由药品监督管理部门指定的药品经营企业承担，配方用药由有关药品零售企业、医疗机构负责供应，其他任何单位或者个人均不得从事毒性药品的收购、经营和配方业务。

(2)毒性药瓶的包装容器上必须印有毒性药品标志，在运输过程中应采取有效措施，防止事故发生。

(3)药品经营企业(含医疗机构药学部门)要严格按照 GSP 或相关规定的要求，对毒性药品做到"五专"管理，即专人负责、专柜加锁、专用处方、专用登记、专用账册。必须建立健全采购、验收、保管、领发、核对等制度，严防收假、发错，严禁与其他药品混存。

(4)药品零售企业供应毒性药品，需凭盖有医生所在医疗机构公章的处方；医疗机构供应和调配毒性药品，需凭医生签名的处方，每次处方剂量不得超过 2 日剂量。

(5)科研和教学单位所需毒性药品，必须持本单位的证明信，经所在地县级以上药品监督管理部门批准后，供应单位方能发售。

药品生产企业、经营企业及医疗机构应严格执行《药品管理法》《药品管理法实施条例》《医疗用毒性药品管理办法》等有关法律、法规。对违反有关法律和法规，擅自生产、收购、经营毒性药品的单位或个人，将没收其全部毒性药品，并处以警告或按非法所得的 5~10 倍罚款，情节严重、致人伤残或死亡，构成犯罪的，由司法机关依法追究其刑事责任。

### (三)放射性药品的管理

放射性药品是一类特殊管理药品，其释放出的射线具有穿透性，当其通过人体时，可与人体组织发生电离作用。因此，对其质量管理比一般药品更加严格，以保证达到诊断与治疗的目的，又不使正常组织受到损害。

《放射性药品管理办法》根据《中华人民共和国药品管理法》制定，并于 2017 年 3 月第二次修订。该管理办法明确了办法制定的依据，并从放射性新药的研制、临床研究和审批；放射性药品的生产、经营和进出口；放射性药品的包装和运输；放射性药品标准和检验等几个方面制定了详细的管理办法。

放射性药品标准管理指药品检验机构根据国家制定的标准对药品质量进行监督检查，可概括为三方面：物理检查(查性状、放射性纯度及强度)、化学检查(包括 pH 值、放射化学纯度、载体含量等)和生物学检查(要求无菌、无热原、进行生物学特殊实验)。

## 任务二  特殊管理药品的储存与养护

### 一、麻醉药品和精神药品的储存保管

#### （一）麻醉药品和第一类精神药品的储存保管

1. 验收入库

麻醉药品和第一类精神药品的质量验收必须严格执行《药品质量检查验收的管理制度》，必须由双人进行验收并逐件验收至最小药品包装。

麻醉药品和第一类精神药品验收入库前，按照原包装实物，将药品名称、规格、数量、厂家、批准文号、批号、有效期、总件数、内外包装、来货单位等登记清楚，交货人、接收人、检查验收开箱人要签字，对包装不整、破损、标志模糊不清或有其他可疑情形作详细记录，对零箱或零瓶要开箱或开瓶检查数量，无问题后方可签字封箱或封瓶，然后可办理入库，送至麻醉药品和第一类精神药品专库或专柜进行保管。GSP 规定，药品验收合格后，对列入国家电子监管《入网药品目录》的药品，企业应当按规定进行扫码和数据采集，并将药品电子监管码数据及时上传药品监督管理部门。对未按《入网药品目录》印刷或加贴电子监管码，或者电子监管码的印刷不符合规定要求的药品，应当拒收。电子监管码信息与药品包装上实际信息不符的，应当及时报告当地药品监督管理部门，同时向供货单位查询，未得到确认之前，不得入库(见表10.2.1)。

表 10.2.1 _____ 医院麻醉药品、精神药品入库登记表

| 日期 | 凭证号 | 通用名 | 剂型 | 规格 | 单位 | 数量 | 有效期 | 生产单位 | 供货单位 | 质量情况 | 验收结论 | 验收者 | 保管者 | 备注 |
|---|---|---|---|---|---|---|---|---|---|---|---|---|---|---|
| | | | | | | | | | | | | | | |

2. 保管

《麻醉药品和精神药品管理条例》规定，麻醉药品药用原植物种植企业、定点生产企业、全国性批发企业和区域性批发企业以及国家设立的麻醉药品储存单位，均应设置储存麻醉药品和第一类精神药品的专库，并严格遵守"五专管理"：

专人负责、专柜加锁、专用账册、专用处方、专用登记(表10.2.2、表10.2.3)。

表 10.2.2　_____ 医院麻醉药品、第一类精神药品逐日消耗专用账册

药品名称_____　剂型_____　规格_____　单位_____
生产厂家_____　价格_____

| 日期 | 入库数量 | 批号 | 有效期 | 消耗数量 | 储存数量 | 登记人 | 复核人 | 交接人 |
|------|---------|------|--------|---------|---------|--------|--------|--------|
|      |         |      |        |         |         |        |        |        |

表 10.2.3　_____ 医院麻醉药品、第一类精神药品进出库专用账册

药品名称_____　剂型_____　规格_____　单位_____
生产厂家_____　价格_____

| 日期 | 凭证号 | 入库数量 | 批号 | 有效期 | 库存数量 | 领用部门 | 出库单号 | 出库数 | 结存数 | 保管人 | 复核人 | 领用人 |
|------|-------|---------|------|--------|---------|---------|---------|--------|--------|--------|--------|--------|
|      |       |         |      |        |         |         |         |        |        |        |        |        |

麻醉药品和第一类精神药品要实行专库、专柜保管，可以放于同一专用库房或专柜内，严格执行双人双锁保管制度，并实行色标管理和效期管理。

进出本仓库的人员须登记姓名、时间和目的。仓库内须有安全措施，如报警器、监控器等，且与当地公安部门联网。应建立麻醉药品和第一类精神药品的专用账册，要进行专人登记，每日盘点与定期盘点相结合，确保账物相符；若发现问题，应立即报告上级和当地药品监督管理部门。《麻醉药品和精神药品管理条例》第四十八条规定，麻醉药品和第一类精神药品专用账册的保存期限应当自药品有效期期满之日起不少于5年。

麻醉药品和第一类精神药品的部分品种，特别是注射剂，如盐酸吗啡等，遇光易变质，所以库房或专柜应采取遮光措施，注意避光。

麻醉药品和第一类精神药品的养护工作须严格执行《仓储保管、养护和出库复核的管理制度》，药品养护人员对麻醉药品和第一类精神药品进行养护时，必须有专职保管人员在场。

3. 出库

麻醉药品和第一类精神药品的出库是储存环节的最后一关，因此在出库过程中，严格执行《仓储保管、养护和出库复核的管理制度》，发货时必须双人复核。必须坚持出库四原则，即出库时要有专人对药品名称、数量、批号、有效期、包

装、质量等进行核查，并由第二人复核，发货人、复核人共同在单据上签字。坚持"四不发"和"四核对"。四不发：质量不明不发、数量不准不发、包装不符合要求不发、标志不清不发。四核对：单据与实物卡片核对、实物与装箱清单核对、实物量与库在量核对、交接货物双方共同复查核对。GSP 规定，对列入国家电子监管《入网药品目录》的药品，应当在出库时通过扫码采集数据，并及时将发货数据上传药品监督管理部门。

4. 其他

由于破损、变质、过期失效等原因而不可供药用的品种，应清点登记，单独妥善保管，并列表上报药品监督部门，听候处理意见。如需销毁的麻醉药品或第一类精神药品，应向所在地药品监督部门提出申请，在药品监督部门的监督下进行销毁，并对销毁情况进行登记（表 10.2.4）。药品监督部门接到医疗机构销毁麻醉药品和第一类精神药品的申请后，应当于 5 日内到场监督医疗机构销毁行为。

表 10.2.4 _____医院麻醉药品、精神药品销毁记录表

编号：

| 药品名称： | 剂型和规格： |
|---|---|
| 单位： | 生产厂家： |
| 销毁数量 | 批号： |
| 销毁原因 | |
| 经办人： | 科主任意见： |
| 院领导意见： | 批准日期： |
| 销毁记录： | |
| 监督销毁人 | 药剂科：<br>医务部：<br>院保卫科：<br>卫生行政部门： |
| 备注： | |

发生麻醉药品和第一类精神药品被盗、被抢、丢失事件或以其他形式流入非

法渠道的情况，案发单位要立即报告所在地的公安机关和药品监督部门。

麻醉药品和第一类精神药品无论每天是否有入库和出库操作，保管员每天都应检查仓库，每周重点对质量进行检查，仓库领导每月进行一次检查，安全保卫部门应在节假日重点进行抽查。

### (二)第二类精神药品的储存保管

《麻醉药品和精神药品管理条例》第四十九条规定：第二类精神药品经营企业应当在药品库房中建立独立的专库或者专柜储存第二类精神药品，并建立专用账册，实行专人管理。专用账册的保存期限应当自药品有效期期满之日起不少于5年。

GSP规定，药品验收合格后，对列入国家电子监管《入网药品目录》的药品，企业应当按规定进行扫码和数据采集，并将药品电子监管码数据及时上传药品监督管理部门。对未按《入网药品目录》印刷或加贴电子监管码，或者电子监管码的印刷不符合规定要求的药品，应当拒收。电子监管码信息与药品包装上实际信息不符的，应当及时报告当地药品监督管理部门，同时向供货单位查询，未得到确认之前，不得入库。

GSP规定，对列入国家电子监管《入网药品目录》的药品，应当在出库时通过扫码采集数据，并及时将发货数据上传药品监督管理部门。

第二类精神药品可按一般药品进行储存，但必须储存在相对独立的储存区域，加强账、货管理。

第二类精神药品的在库养护检查应严格遵守《仓储保管、养护和出库复核的管理制度》，药品养护人员对此类药品进行养护检查时，必须有专职保管人员在场。

第二类精神药品的出库应坚持"四不发"和"四核对"原则，发货时实行双人复核。

## 二、医疗用毒性药品的储存保管

毒性药品必须储存于专用仓库或专柜内，实行"五专管理"，同时实行色标管理和效期管理。仓库内应有安全措施，如报警器、监视器等，并严格实行双人、双锁管理制度。毒性药品应坚持双人验收、双人收货、发货制度，并共同在单据上签名盖章，严防错收、错发。

毒性药品严禁与其他药品混存，应建立毒性药品收支账目，每日盘点与定期盘点相结合，做到账物相符，发现问题应立即报告上级和当地药品监督管理部门。专用账册的保存期限应当自药品有效期期满之日起不少于 5 年。对不可药用的毒性药品，经单位领导审核，报当地有关主管部门批准后方可撤销，并建立销毁档案，包括销毁日期、时间、地点、数量、方法等，销毁批准人、销毁人员、监督人员均应签字盖章。

毒性药品的在库养护检查应严格遵守《仓储保管、养护和出库复核的管理制度》，药品养护人员对此类药品进行养护检查时，必须有专职保管人员在场。

毒性药品的出库应坚持"四不发"和"四核对"原则，发货时实行双人复核。

### 三、放射性药品的储存保管

#### (一)储存保管方法

(1)放射性药品应由专人负责保管。

(2)收到放射性药品时，应认真核对药品名称、产品批号、生产厂家、出厂日期、有效期、特殊标识、批准文号、放射性浓度、总体积、总强度、容器号、溶液的酸碱度及物理性状等，注意液体放射性药品容器有无破损、渗漏，注意发生器是否已做细菌培养、热原检查。应做好放射性药品使用登记，储存放射性药品容器应贴好标签。

(3)建立放射性药品使用登记表或登记册，在使用时认真按要求逐项填写，并作永久性保存。

(4)放射性药品应放在铅罐内，置于储源室的储源柜内，应有专人负责保管，严防丢失。常用放射性药品应按不同品种分类放置在通风橱储源槽内，标识要鲜明，以防发生差错。

(5)发现放射性药品丢失时，应立即追查去向，并报告上级机关。

(6)过期失效不可供药用的药品，不得随便处理，应单独存放，并报告上级管理部门，等候处理。

#### (二)事故处理方法

(1)派出精干人员携"放射性测试仪器"测试辐射量和范围，超过一定范围(0.0387c/kg)，应放置写有"危及生命，禁止进入"警告标示牌；小于 0.0387c/kg 的应放置写有"辐射危险，请勿接近"警告标示牌。

(2)大于 0.0387c/kg 的区域灭火人员不能深入辐射源灭火，小于 0.0387c/kg 的区域可快速使用水枪灭火或用二氧化碳、干粉灭火器扑救。

(3)对燃烧现场包装没有破坏的放射性物品，可在水枪的掩护下佩戴防护装备，设法疏散；无法疏散时应就地冷却保护，防止造成新的破坏。

（4）对已破坏的容器切忌搬动或用水流冲击，以防止放射性污染范围扩大。

# 实训（十一）——特殊管理药品的储存与养护

【任务引入】惠康医药批发企业是专业从事各类医药产品、保健品、医疗器械、中成药、中药材、中药饮片、化学药制剂、化学原料药、抗生素、生化药品、生物制品、麻醉药品、精神药品、医疗用毒性药品等批发经营的大型医药流通企业，拥有现代化的医药物流中心，年营业额数十亿元。现公司采购了三件磷酸可待因糖浆，请各小组按照 GSP 要求，完成这三件货品的入库仓储配送工作。

分组要求安排：10 人一组，每组拟定 2 位售货员，2 位验收员，2 位保管员，2 位复核员，2 位养护员。请明确各自职责，顺利完成药品的入库验收和仓储配送操作。

【分析结果】磷酸可待因糖浆属于特殊药品，所以在入库验收储存的过程中保证双人在场，双人保管，否则无法完成该药品的合法性储存。

磷酸可待因糖浆属于特殊药品中的麻醉药品，且是糖浆剂药品，应储存在糖浆剂区域，储存时应防止倒置，否则容易洒漏。

各小组每个人完成一个操作任务，整个过程注意操作任务的规范性和职责的明确性。

## （一）工作目标

（1）各小组分工明确，每个人应明确所在岗位的工作操作流程和规范。

（2）确保每组的每位成员按照 GSP 要求中对特殊管理药品的规定完成相关操作。

（3）指出各小组在操作中存在的问题以及解决方案。

## （二）工作内容及要求

除遵循一般药品的入库验收、储存、保管、养护程序与工作要求外，根据特殊管理药品的要求，各环节的特殊操作如下：

1. 入库验收

货到即验，双人验收。数量点收时，要双人验收并清点到最小包装。验收记录使用特殊管理药品入库验收记录单，记录内容包括日期、凭证号、品名、剂型、规格、单位、数量、批号、有效期、生产单位、供货单位、质量情况、验收结论、验收和保管人员签字。外包装标识检查，要有麻醉药品标志。

2. 分类储存

按药品特性、剂型、仓储管理要求进行入库分类，在仓库特殊管理药品区域选择麻醉药品且是糖浆剂区域，再根据入库药品数量、包装(如形状、体积、重量、内外包装材料特性)与包装标识(如可堆层数、储藏项下要求遮光、密封、置阴凉处保存等)选择存储位置(阴凉库)，结合储位条件(地面荷重定额及库房高度)确定堆码层数、堆码方式并进行堆码操作(注意符合"五距"要求，底座要稳固，避免过密、过高)或选择货架进行上架操作(注意安全操作)。然后设置货位卡，对货垛或货架堆放药品进行标识，记录入库信息(品名、规格、数量等)。专人保管，库房加锁。

3. 在库保管与养护

根据磷酸可待因的理化特性(光照易变质)及糖浆剂(高温易发酵酸败等)的质量特性，确定储存条件为避光、密闭、阴凉处曝光。在库检查时注意药品有无渗漏、受微生物污染、发酵酸败或光解；储存条件是否符合药品储藏项下要求，调控库房温湿度等储存条件使之符合储存要求；在库药品品种、数量是否与账、卡相符等。

4. 出库复核

按出库单证进行拣单操作，所拣出药品实行双人复核，复核记录内容包括日期、凭证号、收货单位或部门、品名、剂型、规格、单位、数量、批号、有效期、生产单位(或供货单位)、拣单人、复核人等，做到账、物、卡相符。专用账册的保存期限应当自药品有效期满之日起不少于 5 年。

(三)工作流程

(1)首先对三件磷酸可待因糖浆进行入库操作，对药品的外包装进行检查，把好药品仓储管理的第一道关口。做好入库记录，并和验收人员做好交接。

(2)其次是对三件磷酸可待因糖浆的验收，验收人员应按照抽样原则检查到最小包装，确保进入仓库之前的药品没有质量问题，并做好相关验收记录，和仓储保管人员做好交接。

(3)仓库保管人员对三件磷酸可待因糖浆的日常管理，确保药品放在合适的区域并定期对其进行检查，防止药品近效、损伤等。

(4)三件磷酸可待因糖浆在库过程中，质量管理部门的养护人员应定期到仓库对药品进行养护，配合仓库保管人员做好药品在库的管理。

(5)最后是对三件磷酸可待因糖浆的出库复核，药品出库应注意双人复核，如果是拆零药品，应把握拼箱原则，把好药品在库管理的最后一关。

### (四)工作记录

工作记录包括小组成员表、储养操作记录表、初检表、验收记录表、养护检查列表等。

表 10.1　小组成员表

| 项目 | 姓名 | 职务 | 职责 | 联系电话 |
|---|---|---|---|---|
| 组长 | | | | |
| 副组长 | | | | |
| 成员 | | | | |
| 成员 | | | | |
| 成员 | | | | |
| 成员 | | | | |
| … | | | | |

表 10.2　磷酸可待因糖浆储养操作表

| 操作内容 | | 操作地点 | | 任务编号 | |
|---|---|---|---|---|---|
| 参加人员 | | | | | |
| 操作依据 | | | | | |
| 实施情况 | | | | | |
| 实施过程 | | | | | |
| 结果评审 | | | | | |
| 存在问题及改进措施 | | | | | |

**表 10.3　特殊管理药品验收记录表**

| 序号 | 名称 | 型号 | 规格 | 数量 | 生产日期 | 保质期 | 质量标准 | 生产厂家 | 经销商 | 验收结果 | 备注 |
|---|---|---|---|---|---|---|---|---|---|---|---|
|  |  |  |  |  |  |  |  |  |  |  |  |

## （五）工作总结及评价

**表 10.4　磷酸可待因糖浆储养操作工作总结**

| 任务布置者：<br>（教师姓名） | 部门： | | 时间： |
|---|---|---|---|
| 任务承接者：<br>（学生姓名） | 部门 | | |
| 任务总结： | | | |
| 教师点评： | | | |
| 任务编号：20×××××××× | 任务评分： | | |

## 目标检测

**一、单项选择题**

1. 下列属于特殊管理药品的是（　　）。

　A. 丹参片　　　　　　　　　　B. 吗啡

　C. VC 片　　　　　　　　　　D. 葡萄糖注射液

2. 下列属于麻醉药品的是（　　）。

　A. 保济丸　　　　　　　　　　B. VE 胶囊

　C. 阿片　　　　　　　　　　　D. 氧化那注射液

3. 下列属于精神药品的是（　　）。

　A. 安定　　　　　　　　　　　B. 氯霉素滴眼液

　　C. VC 片　　　　　　　　　　　　　D. 复方氨基酸注射液

4. 下列属于毒性药品的是(　　　)。

　　A. 碘酊　　　　　　　　　　　　　B. 生马钱子

　　C. 硼酸软膏　　　　　　　　　　　D. 大黄流浸膏

5. 下列属于放射性药品的是(　　　)。

　　A. 甲硝唑栓　　　　　　　　　　　B. 冰硼散

　　C. 益母草膏　　　　　　　　　　　D. $^{32}P$

6. 原料药盐酸吗啡是白色、有丝光的针状结晶或结晶性粉末，在库储存采用遮光措施维护药品质量，说明药品质量变化的主要影响因素是(　　　)。

　　A. 光　　　　　　　　　　　　　　B. 温度

　　C. 湿度　　　　　　　　　　　　　D. 空气

7. 洋地黄毒苷片在储存期间采取防潮措施，说明此药品质量变化影响的因素是(　　　)。

　　A. 光　　　　　　　　　　　　　　B. 温度

　　C. 湿度　　　　　　　　　　　　　D. 空气

8. 下列不属于毒性中药的是(　　　)。

　　A. 全蝎　　　　　　　　　　　　　B. 生天仙子

　　C. 雪上一枝蒿　　　　　　　　　　D. 生姜

9. 毒性药品的外包装和标签规定印刷图标为(　　　)。

　　A. 红底白字　　　　　　　　　　　B. 黑底白字

　　C. 蓝底白字　　　　　　　　　　　D. 黄底白字

10. 精神类药品按使人体产生依赖和危害人体健康的程度分类为(　　　)。

　　A. 两类　　　　　　　　　　　　　B. 三类

　　C. 四类　　　　　　　　　　　　　D. 五类

11. 杜冷丁属于(　　　)。

　　A. 毒性药品　　　　　　　　　　　B. 精神药品

　　C. 放射药品　　　　　　　　　　　D. 麻醉药品

12. 咖啡因属于(　　　)。

　　A. 第一类精神药品　　　　　　　　B. 第二类精神药品

　　C. 麻醉药品　　　　　　　　　　　D. 毒性药品

13. 下列是放射性药品的是(　　　)。

　　A. $^{131}I$　　　　　　　　　　　　B. 士的宁

　　C. 三唑仑　　　　　　　　　　　　D. 阿桔片

14. 致幻剂属于(　　　)。

　　A. 放射性药品　　　　　　　　　　B. 毒性药品

　　C. 麻醉药品　　　　　　　　　　　D. 精神药品

15. 毒性中药品种有(　　)。

 A. 21 种       B. 11 种

 C. 17 种       D. 27 种

16. 储存养护专用账册要永久保存的是(　　)。

 A. 麻醉药品      B. 毒性药品

 C. 放射性药品     D. 精神药品

17. 特殊管理药品入库验收的人员要求(　　)。

 A. 2 人以上      B. 2 人

 C. 3 人以上      D. 3 人

18. 第一类精神药品和麻醉药品与第二类精神药品不同的是(　　)。

 A. 可以零售      B. 不能零售

 C. 凭职业医师处方销售   D. 可以批发零售

19. 第二类精神药品处方保存(　　)。

 A. 2 年以上      B. 3 年以上

 C. 4 年以上      D. 5 年以上

20. 下列属于毒性重要的是(　　)。

 A. 升汞       B. 白砒

 C. 三氧化二砷     D. 雄黄

21. 放射性药品储存时应放在(　　)。

 A. 铁盒       B. 铅罐

 C. 玻璃瓶      D. 塑料瓶

22. 麻醉药品入库验收时应双人清点到(　　)。

 A. 最大包装      B. 外包装

 C. 内包装      D. 最小包装

23. 毒性药品专用账册的保存期限应当自药品有效期满之日起不少于(　　)。

 A. 3 年       B. 4 年

 C. 5 年       D. 6 年

二、多项选择题

1. 下列药品属于特殊管理药品的是(　　)。

 A. 丹参片      B. 磷酸可待因糖浆

 C. VC 片      D. 葡萄糖注射液

 E. $^{131}$I

2. 下列属于麻醉药品的是(　　)。

 A. 异烟肼片      B. 大麻

 C. VC 片      D. 可卡因

E. 葡萄糖注射液

3. 下列药品属于精神药品的是(　　)。

    A. 单糖浆　　　　　　　　　　　B. 碘酊

    C. 强痛定　　　　　　　　　　　D. 清凉油

    E. 苯巴比妥

4. 下列属于毒性药品的是(　　)

    A. 生半夏　　　　　　　　　　　B. 磷酸可待因糖浆

    C. 阿托品　　　　　　　　　　　D. VE胶丸

    E. 水银

5. 下列药品属于毒品的是(　　)。

    A. 摇头丸　　　　　　　　　　　B. 海洛因

    C. 鸦片　　　　　　　　　　　　D. 葡糖糖注射液

    E. 吗啡

6. 磷酸可待因糖浆遇光易变质，含糖量为65%，在库储存养护应采取的措施是(　　)。

    A. 遮光　　　　　　　　　　　　B. 阴凉处保存

    C. 密封　　　　　　　　　　　　D. 冷库保存

    E. 常温库保存

7. 阿片酊是棕色液体，其主要成分生物碱吗啡易变质，在库储存养护应采取的措施是
   (　　)

    A. 遮光　　　　　　　　　　　　B. 阴凉处保存

    C. 冷库保存　　　　　　　　　　D. 密封

    E. 常温库保存

8. 放射药品的医疗用途分类有(　　)。

    A. 诊断　　　　　　　　　　　　B. 保健

    C. 核素分类　　　　　　　　　　D. 预防

    E. 治疗

9. 可以产生依赖性的药品有(　　)。

    A. 放射性药品　　　　　　　　　B. 第二类精神药品

    C. 麻醉药品　　　　　　　　　　D. 毒性药品

    E. 第一类精神药品

10. 以下属于毒性西药品种的有(　　)。

    A. 三氧化二砷　　　　　　　　　B. 轻粉

    C. 水银　　　　　　　　　　　　D. 升汞

    E. 阿托品

11. 特殊管理的药品需要实施管理方面有(　　)。

A. 生产          B. 经营

C. 储运          D. 调配

E. 实验研究

12. 实行专库专柜储存，专库应当设有防盗设施并安装报警装置，专柜应当使用保险柜的是（   ）。

A. 毒性药品          B. 第一类精神药品

C. 放射性药品          D. 麻醉药品

E. 第二类精神药品

13. 储存养护专用账册的保存期限应当自药品有效期满之日起不少于 5 年的是（   ）。

A. 放射性药品          B. 第一类精神药品

C. 毒性药品          D. 麻醉药品

E. 第二类精神药品

14. 特殊管理药品的储存保管流程包括（   ）。

A. 生产          B. 入库验收

C. 出库复核          D. 调配

E. 储存养护

15. 属于国家管理的药品类易制毒化学药品的是（   ）。

A. 麻黄素          B. 麻黄浸膏粉

C. 去氧麻黄碱          D. 去加麻黄素

E. 伪麻黄素

16. 麻醉药品和第一类精神药品储存时应当（   ）。

A. 设立专库          B. 设立专柜

C. 双人管理          D. 双锁管理

E. 开放陈列

17. 在储存中应该严格实行专柜、双人双锁、转账记录的药品有（   ）。

A. 放射性药品          B. 麻醉药品

C. 精神药品          D. 急救药品

E. 毒性药品

### 三、简答题

1. 简述特殊管理药品的分类类型。

2. 简述特殊管理药品入库验收与一般药品有何不同。

3. 特殊管理药品入库储存与一般药品有何区别？

# 参考文献

［1］阎平，彭卫华．物流成本管理［M］．北京：中国商业出版社，2007.

［2］徐良．中药养护学［M］．北京：科学出版社，2006.

［3］国家药典委员会．中华人民共和国药典．（一部、二部、三部、四部）.2015 年版．北京：
中国医药科技出版社，2015.

［4］国家药典委员会．中华人民共和国药典．（一部、二部、三部、四部）.2020 年版．北京：
中国医药科技出版社，2020.

［5］王世清．中药加工、贮藏与养护［M］．北京：中国中医药出版社，2006.

［6］徐世义．药品储存与养护［M］．北京：人民卫生出版社，2015.

［7］夏鸿林．药品储存与养护技术［M］．北京：中国医药科技出版社，2016.

［8］何东．药品仓储与养护技术［M］．北京：中国医药科技出版社，2009.

［9］李松涛．中药购销员国家职业资格培训教程［M］．北京：中国中医药出版社，2003.

［10］刘毅．仓储作业实务［M］．北京：机械工业出版社，2006.

［11］张明心．中药储存与养护［M］．北京：中国医药科技出版社，1996.

［12］杨世明．药事管理学［M］．北京：中国医药科技出版社，2004.

［13］秦泽平．药品储存与养护技术［M］．北京：中国医药科技出版社，2017.

［14］刘岩．药品储存与养护技术［M］．北京：中国医药科技出版社，2013.